el
valor *para*
levantarse

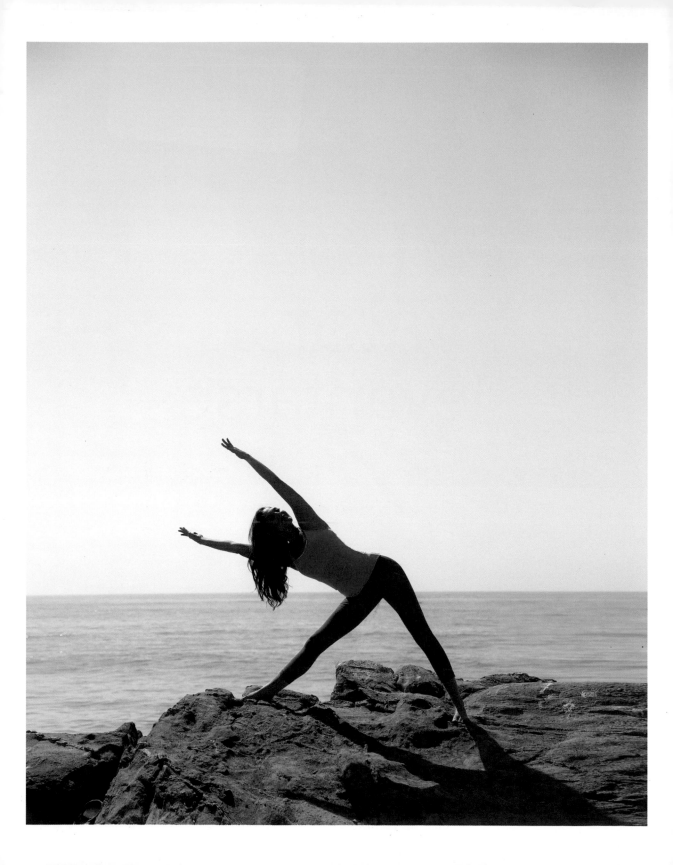

el valor para levantarse

Cómo usar el movimiento, la atención plena y la comida sana para vencer el trauma

LIZ ARCH

HarperCollins *Español*

Este libro contiene consejo e información relacionada a la salud. Deberá ser utilizada como suplemento más que un substituto para los consejos de su médico u otro profesional de salud certificado. Si usted sabe o sospecha que tiene un problema de salud, se recomienda que busque el consejo de su médico antes de comenzar cualquier programa o tratamiento médico. Se ha realizado el mayor esfuerzo para asegurar la precisión de la información que contiene este libro hasta la fecha de publicación. Esta editorial y la autora se deslindan de cualquier responsabilidad por cualquier resultado médico que ocurra como consecuencia de aplicar los métodos sugeridos en este libro.

Los nombres y características que identifican a algunos de los individuos presentados en este libro han sido cambiados para proteger su privacidad.

Editora en Jefe: *Graciela Lelli*
Traducción: *Juan Carlos Martín Cobano*
Adaptación del diseño interior: *S.E.Telee*
Diseño: *Diahann Sturge*
Fotografía de Estilo de vida y movimiento: *Collin Stark*
Fotografía de comidas: *Christina Peters*
Recetas: *Elise Museles*
Diseño de comida: *Nicole Kruzick*
Diseño de utilería: *Aneta Florczyk*

ISBN 978-1-4185-9801-3

19 20 21 22 SCP 9 8 7 6 5 4 3 2 1

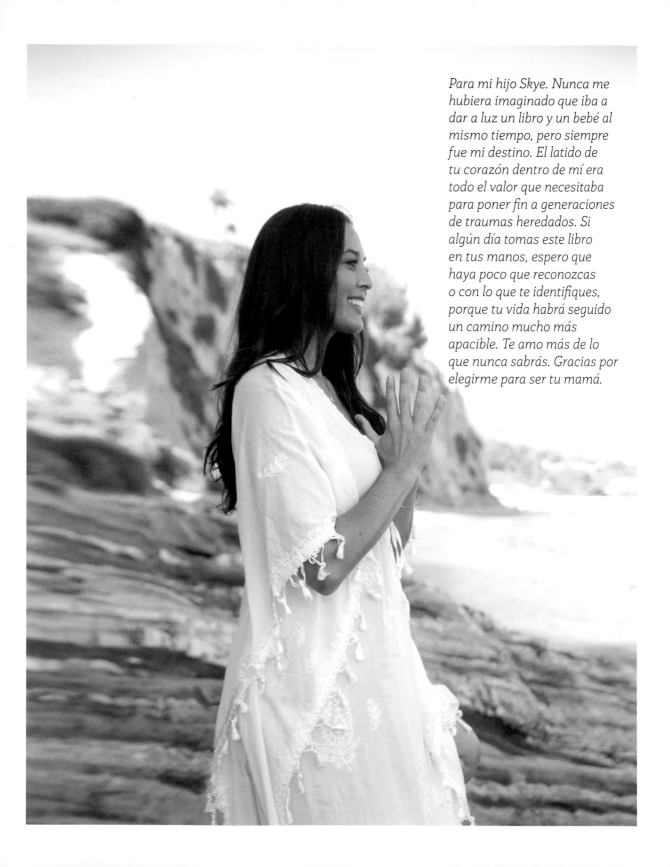

Para mi hijo Skye. Nunca me hubiera imaginado que iba a dar a luz un libro y un bebé al mismo tiempo, pero siempre fue mi destino. El latido de tu corazón dentro de mí era todo el valor que necesitaba para poner fin a generaciones de traumas heredados. Si algún día tomas este libro en tus manos, espero que haya poco que reconozcas o con lo que te identifiques, porque tu vida habrá seguido un camino mucho más apacible. Te amo más de lo que nunca sabrás. Gracias por elegirme para ser tu mamá.

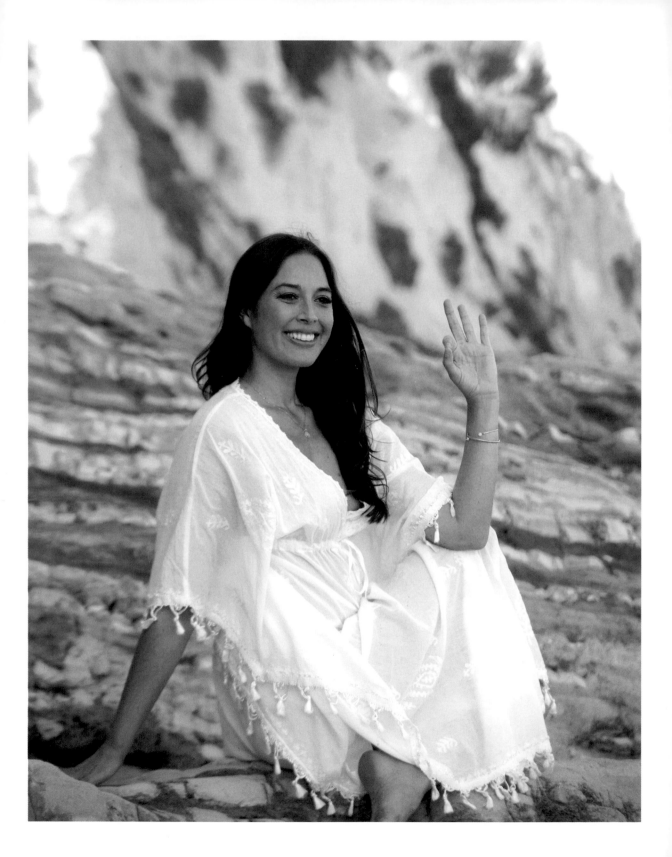

Contenido

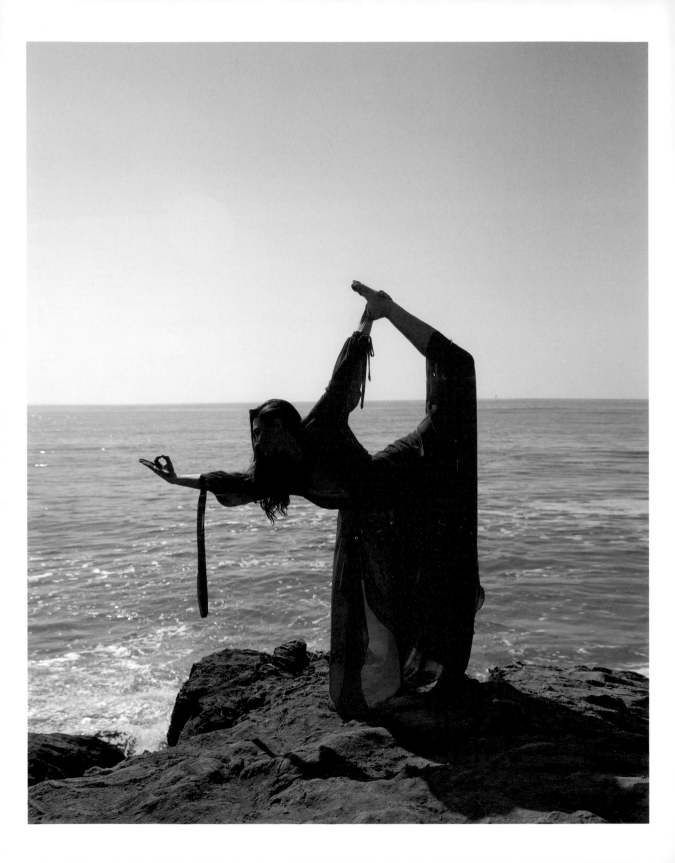

Introducción

Lo que más temes escribir. Eso escribe.
—Nayyirah Waheed, *salt.*

Esta es la verdad: tenía miedo de escribir este libro. Llenar estas páginas con la sabiduría de mis heridas ha sido el acto más expuesto y valiente de mi vida. Aunque he llevado una existencia de ensueño desde muchos puntos de vista: fui criada por padres cariñosos, obtuve un título universitario y siempre he tenido un techo sobre mi cabeza; la historia más íntima de mi vida no es tan brillante. Ha sido oscura, caótica, turbulenta, confusa, aterradora y llena de más vergüenza y contratiempos de los que puedo contar.

Me dieron un año entero para escribir este libro —mucho en el mundo editorial— y me salté todos los plazos en el proceso. Cada vez que me sentaba a escribir, estaba llena de dudas y sentimientos de profunda indignidad. Se me ocurrieron un millón de formas de postergarlo y luego me culpaba de ser perezosa. La verdad es que no fui nada perezosa. Tenía miedo. Terror, de hecho.

Cuando le dije por primera vez a un conocido fuera de mi círculo íntimo de amigos y familiares que tenía un contrato para un libro, dijo incrédulo: «Vaya, ¿cómo conseguis*te* un contrato para un libro? ¡Ni siquiera tienes un doctorado!». Inmediatamente, me sentí como retraída. Él tenía razón. No soy médico, psiquiatra, psicóloga ni terapeuta autorizada. ¿Quién diablos era yo para pensar que estaba lo suficientemente cualificada para abordar la increíblemente compleja cuestión del trauma? ¿En qué demonios estaba pensando? Entonces me di cuenta. No estaba pensando. Estaba *sintiendo*.

Mi experiencia con el trauma viene de sentir la presión de sus garras oscuras alrededor de mi garganta. Viene de tocar fondo y trepar para salir, solo para descubrir que tenía mucho más caída por delante. Conozco el trauma porque se introdujo en mi cuerpo y vivía en la médula de mis huesos. Durante la mayor parte de mi vida, ha nutrido mi miedo, ha alimentado mi enojo, ha saboteado mis relaciones, me ha encerrado y me ha hecho callar de vergüenza.

Hace unos años, subí a un escenario para hablar públicamente sobre mi trauma. Aunque, para ser sincera, el *trauma* no era parte de mi vocabulario en ese entonces, así que lo llamé por el único nombre que conocía: *violencia doméstica*. Mi voz titubeó y las lágrimas cayeron por mi cara mientras mostraba mi alma a las cien personas que había en la sala y al más de medio millón que lo estaba presenciando en directo en línea. Antes había compartido mi historia en espacios más pequeños y seguros, en reuniones de defensa de los derechos de las sobrevivientes de la violencia doméstica y en eventos de caridad en los que todos defendían la misma causa. Siempre salí de esas reuniones sintiéndome empoderada, levantada y más resistente.

Esta vez lo sentí de otra manera. Aunque mi voz llegaba a un público más grande de lo que podría haber imaginado, de alguna manera me sentía infinitamente más pequeña. No hubo oleada de alivio, solo el familiar nudo de miedo. Era la etapa más importante en la que había estado, y sentí la responsabilidad de destilar el capítulo más oscuro de mi vida en algo limpio y ordenado que inspirara a las personas en lugar de hacer que se alejaran. Mirando hacia atrás, sé por qué no había consuelo que encontrar. Hablé solo una parte de mi verdad y mantuve oculto lo que aún no había sanado. Para ser justos, en ese momento no comprendía completamente todas las heridas que todavía tenía. Hacemos lo mejor que podemos con las herramientas que tenemos. Ese día, me paré en el escenario con un martillo, pero sin clavos.

Por fuera, daba una imagen de salud y éxito, pero por dentro me sentía dañada y perdida. Nos gustan las historias con finales felices. Pero el trauma nos roba una narrativa limpia. No sabía cómo dar voz al hecho de que todavía tenía pesadillas todo el tiempo y dormía con un martillo debajo de la cama, y a veces incluso con un cuchillo bajo la almohada. No sabía cómo encontrar palabras para describir mi ansiedad paralizante. No sabía cómo hablar de mis problemas de confianza, celos o rabia explosiva. No sabía que gran parte del trabajo de «sanación» que creía haber hecho era en realidad una forma espiritual de evasión. Y ciertamente no sabía que era posible terminar en otra relación increíblemente tóxica que haría volar por los aires todos los años de progreso que pensé que había hecho y me dejaría sintiéndome como un fracaso y un fraude.

Lo que no entendía en ese momento era que las huellas del trauma se habían grabado mucho antes de que la violencia doméstica formara parte de mi historia. Comenzó a la edad de seis años. Como ahora sé, el trauma infantil puede disponernos para toda una vida de reveses, haciéndonos más propensos al trastorno de estrés postraumático (TEPT), depresión, disociación, abuso de sustancias y una variedad de problemas de salud como adultos.[1] Específicamente, el trauma que ocurre durante la niñez (incluyendo abuso emocional, físico y sexual; negligencia, abuso de sustancias, enfermedad mental, pérdida de uno de los padres, divorcio y violencia o comportamiento criminal en el hogar) ha demostrado tener un impacto de por vida en la salud y la calidad de vida de un individuo, incluyendo un mayor riesgo de obesidad, diabetes, enfermedades de transmisión sexual, enfermedades cardíacas, cáncer y apoplejía.[2]

El trauma no resuelto puede robarnos nuestra salud física y emocional, nuestra conexión con nosotros mismos y con los demás, y nuestra conexión con la vida. Sin embargo, muchas veces, ni siquiera somos conscientes de que hemos sido traumatizados, lo que nos hace ciegos a todas las formas en que el trauma ha moldeado nuestras vidas, relaciones y comportamiento. Yo, como muchos otros, estaba atrapada en un patrón inconsciente de re-crear mi trauma una y otra vez, que duraría hasta que finalmente me rompí, me vine abajo.

Mi momento de colapso vino después de que me paré en ese escenario y me hice un voto sagrado a mí misma y al mundo de no volver a estar en una relación abusiva, solo para encontrarme justo de vuelta donde había empezado. El compañero era diferente, pero el patrón era el mismo, y todos los años de trabajo que había hecho para suturar mi alma se deshicieron en un instante.

Mi suelo firme se derrumbó bajo mis pies cuando recibí una llamada del fundador de la plataforma en línea que albergaba mi discurso, informándome que mi charla había sido retirada del sitio después de una carta de mi abusador, quien alegó calumnia y amenazó con acciones legales, a pesar de que nunca revelé su nombre o identidad en mi charla. Como muchos abusadores, se lanzó en una misión para acosarme, intimidarme y desacreditarme públicamente. Envió cartas a compañías con las que trabajaba, llamándome mentalmente inestable, mentirosa y abusadora disfrazada. Por fortuna, todas las empresas me apoyaron con solidaridad, excepto la que retiró mi discurso. A pesar del apoyo abrumador, la vergüenza que sentía amenazaba con tragarme entera.

El suelo de mi vergüenza estaba en la arraigada creencia de que tal vez él tenía razón y yo era una abusadora disfrazada. En mi trabajo con supervivientes de violencia en la pareja, un rasgo común entre la mayoría es la sensación de culpabilidad. Los abusadores niegan, minimizan y culpan, mientras que las sobrevivientes sienten vergüenza. No te equivoques, cada detalle del abuso que experimenté fue muy real, como lo es para todas las sobrevivientes. Me habían pateado, estrangulado, amenazado de muerte en múltiples ocasiones, abusado verbalmente, controlado financieramente y manipulado psicológicamente. Pero, como tantas sobrevivientes, me culpé a mí misma, no solo por terminar en una situación de abuso, sino también por ser parte del ciclo de violencia. No podía conciliar lo que sabía que era mi propia personalidad con la rabia y las reacciones a veces violentas que estallaban incontrolablemente cuando me atacaban o provocaban, ni podía entender las palabras dañi-nas y las blasfemias escandalosas que salían de mi boca cuando me sentía herida o amena-zada. Fue como la invasión de los ladrones de cuerpos; la persona amable, despreocupada y sin confrontación que sabía que era en todas las demás situaciones desapareció dentro de las paredes de esas relaciones tóxicas. Como explica Bessel van der Kolk, un psiquiatra holandés, renombrado experto en traumas y autor de *El cuerpo lleva la cuenta*:

> El trauma te roba la sensación de ser dueño de ti mismo [...]. El desafío de
> la recuperación es restablecer la propiedad de tu cuerpo y tu mente, de ti mismo.
> Esto significa sentirte libre para saber lo que sabes y sentir lo que sientes sin

sentirte abrumado, enfurecido, avergonzado o colapsado. Para la mayoría de las personas esto implica (1) encontrar una manera de estar calmado y enfocado, (2) aprender a mantener esa respuesta calmada a las imágenes, pensamientos, sonidos o sensaciones físicas que te recuerdan el pasado, (3) encontrar una manera de estar completamente vivo en el presente y comprometido con las personas que te rodean, (4) no tener que guardar secretos para ti mismo, ni siquiera secretos sobre cómo has logrado sobrevivir.[3]

La primera vez que hablé de mi oscuro secreto en voz alta a un terapeuta del trauma, lloré incontrolablemente y me tapé la cara de vergüenza. No se inmutó y me pasó un artículo sobre el Triángulo Dramático Karpman, un modelo desarrollado por el psiquiatra Stephen Karpman a principios de la década de 1970 para comprender las relaciones tóxicas y el ciclo de la violencia doméstica. También me explicó que muchos abusadores son narcisistas y las víctimas (a las que los psicólogos se refieren como personas muy sensibles) a menudo empatizan. Los dos se atraen el uno al otro como imanes y se involucran en un ciclo del que es difícil librarse, que es aún más desafiante por el hecho de que es una táctica común de los narcisistas y abusadores culpar y desacreditar a la víctima. El ciclo de abuso consiste en ejercer poder y control para crear dependencia. Los abusadores usan intimidación financiera, física y psicológica para mantener a sus sobrevivientes calladas. Y funciona. Me amenazaron con violencia y humillación pública si alguna vez hablaba y me decían repetidamente: «Nadie te creerá», «Le diré a todo el mundo que estás loca» y «Es todo culpa tuya».

Se dice que nuestro dolor nos da nuestro propósito. Mi momento decisivo fue cuando me di cuenta de que tenía que elegir. Podría dejar que mi vergüenza y trauma sin resolver me destruyeran o podría aprender todo lo posible sobre mi dolor y transformarlo en mi mayor poder.

El camino del coraje está empedrado de miedo. La curación del trauma no es lineal. A menudo damos un paso adelante, seguido de un gran salto atrás. Los reveses *no* son fracasos. Son una parte necesaria del viaje. Nuestros reveses revelan los puntos ciegos donde el trauma aún no resuelto acecha y nos da la oportunidad de iluminar nuestra sombra. No podemos ver lo que está escondido en la oscuridad ni sanar lo que no nos permitimos sentir. Se necesita fuerza para recuperarse de algo una vez. Se necesita *valor* para recuperarse de algo dos veces. Se necesita un *corazón de león* para recuperarse de algo una tercera, cuarta o quinta vez. Si sostienes este libro en tus manos, estarás entre los de corazón de león.

Puede que no tenga un título de médico colgado en la pared, pero soy experta en mi propio trauma. Escribí este libro para ayudarte a convertirte en experta en tu propio trauma, así que también puedes convertirte en la experta en tu propia curación. No dejes que nadie te diga que el poder de la curación está fuera de ti. Tu más grande sanador vive dentro. Eres guardiana de la luz, y tu trabajo es simplemente recordar eso.

Una introducción adecuada

Ahora que he compartido con ustedes algunos de los detalles más íntimos de mi vida, permítanme presentarme adecuadamente. Soy la fundadora de Primal Yoga, una escuela de yoga y un sistema de fusión de las artes marciales diseñado para aprovechar nuestro potencial innato de sanación. También soy una defensora de la salud mental, *coach* de vida certificada y directora de una organización sin fines de lucro llamada Purple Dot Yoga Project, que utiliza el yoga como herramienta de curación para apoyar y empoderar a las personas afectadas por la violencia doméstica y su trauma. Mi pasión y propósito es darles a las personas las herramientas para superar el trauma y crear salud física y resiliencia emocional a través del yoga, las artes marciales, la atención plena o *mindfulness* y la alimentación curativa.

Trabajo con personas de todas las profesiones y condiciones sociales que luchan contra la ansiedad, la depresión, los cambios de humor, la fatiga, la niebla cerebral, el dolor crónico, los problemas gastrointestinales y una crisis general de bienestar. Aunque una amplia variedad de factores ambientales, genéticos y de estilo de vida pueden jugar un papel en los síntomas de *mal-estar*, lo que me ha sorprendido es lo mucho que estas crisis de salud física y mental se pueden vincular con traumas de alguna naturaleza. A lo que me refiero con *mal-estar* es literalmente a una falta de soltura en la mente, el cuerpo o el espíritu, que no debe confundirse con el *malestar* al que se refiere la enfermedad. Puede sonar como si fuera semántica de la Nueva Era, pero ver nuestra salud a través de la lente del *mal-estar* faculta al individuo para recuperar su estado natural de tranquilidad y bienestar.

El planteamiento de curación a tres bandas

En los capítulos siguientes, comparto un enfoque triple muy efectivo para la sanación de la *totalidad del ser*. Juntos, abordaremos las tres áreas clave donde reside el *mal-estar*: el cuerpo, el cerebro y el intestino. Ofrezco herramientas basadas en la ciencia y respaldadas por la investigación, específicamente en las áreas de yoga y artes marciales (el cuerpo), *mindfulness* y meditación (el cerebro), e intervenciones dietéticas (el intestino). Puedes implementar algunas o todas estas herramientas de forma inmediata para ayudarte a sentirte mejor en tu cuerpo, más tranquila en tu mente y más completa en tu espíritu.

Aunque cada modalidad se sostiene sólidamente por sí sola, estas herramientas son más potentes cuando se usan juntas. El principal escollo en mi propia curación fue tratar cada síntoma por separado, en lugar de buscar la causa de mi enfermedad. Tratar los síntomas en lugar de a las personas es uno de los principales defectos de la medicina occidental hoy en día. Los médicos están capacitados para diagnosticar y tratar los síntomas sin una comprensión más profunda de cómo cada parte afecta al todo. Vemos a especialistas para cuestiones específicas y buscamos una única solución a una pregunta compleja que a menudo tiene más de una respuesta. Este tipo de planteamiento conduce a resultados ineficaces y unidimensionales. Nuestra salud y vitalidad requieren una mejor forma de actuar.

El yoga fue mi primera incursión en la sanación holística. El yoga me hizo consciente de mi cuerpo y de mi respiración en el momento presente. Me dio la base y me permitió *sentir* por fin aquello que antes había mantenido entumecido. El yoga se ha recomendado durante mucho tiempo como una manera eficaz de ayudar a reducir el estrés y la ansiedad, estimular el estado de ánimo y crear una sensación general de equilibrio y bienestar.

Un estudio trascendental de 2014 en el *Journal of Clinical Psychiatry* encontró que el yoga reducía los síntomas de TEPT a un grado comparable al de los equivalentes farmacéuticos y psicoterapéuticos. La conclusión fue que «el yoga puede mejorar el desempeño de las personas traumatizadas ayudándolas a superar las experiencias físicas y sensoriales asociadas con el miedo y la impotencia y a aumentar la conciencia emocional y repercutir en la tolerancia».[1]

Soy profesora de yoga de profesión, y no hay nadie que crea más sinceramente en los beneficios del yoga que yo, pero puedo decir con total transparencia que la práctica física del yoga no es suficiente, o al menos no lo fue para mí. Alivió muchos de mis síntomas, pero no lo curó todo. Afortunadamente, el yoga me llevó a la meditación, que es donde comenzaron a ocurrir aún más cambios que transformaron mi vida.

Al igual que el yoga, el trabajo de respiración y la meditación son reconocidos cada vez más por su capacidad para aliviar la ansiedad y la depresión. Veinte minutos de meditación de *mindfulness* activan nuestra corteza prefrontal, la parte de nuestro cerebro que evita los sentimientos de ansiedad. Cuando, como resultado de esto, *disminuye* nuestra ansiedad, *aumenta* la actividad en nuestra corteza cingular anterior. Esta es una buena noticia, porque es en nuestra corteza cingular anterior donde el pensamiento racional desplaza a la preocupación.

Recientemente, se han realizado un sinnúmero de estudios acerca de cómo la meditación tiene un impacto positivo en la ansiedad, pero el más definitivo fue publicado por *JAMA Internal Medicine* en 2014.[2] Unos investigadores de la Universidad Johns Hopkins llegaron a la conclusión de que la meditación *mindfulness* reduce los síntomas de la ansiedad al contrarrestar nuestra tendencia natural a preocuparnos por las cosas que podrían suceder o a caer en un estado de atonía por el insomnio, lo cual únicamente sirve para aumentar aún más la ansiedad. La atención plena o *mindfulness* lo consigue enseñándonos a mantenernos en el momento, a reconocer los pensamientos por lo que son en el instante en que ocurre, y a evitar que esos pensamientos se intensifiquen. En este estudio, los investigadores encontraron que entre veinte y treinta minutos de meditación diaria podrían servir para aliviar significativamente la ansiedad. Este mismo estudio mostró también que la meditación *mindfulness* era efectiva para tratar la depresión y el dolor físico.

Las técnicas de atención plena o *mindfulness* y la meditación jugaron un papel monumental en ayudarme a eliminar definitivamente mis ataques de pánico, pero todavía experimentaba fatiga crónica, neblina cerebral, depresión leve y problemas digestivos. También empecé a notar que muchos de mis maestros de meditación, aunque estaban completamente tranquilos y contentos, no tenían un cuerpo saludable. Esto me hizo preguntarme: «¿De qué sirve una mente sana sin un cuerpo sano?». Y viceversa. Eso me llevó a la última pieza de mi rompecabezas de la sanación: el intestino, que, por lo que he descubierto, es donde se fabrican tanto mentes sanas como cuerpos sanos.

No hay cantidad de ejercicio o meditación que pueda compensar una dieta pésima y pobre en nutrientes. Incluso me atrevería a decir que ningún factor tiene un impacto tan grande en nuestra salud física y mental como la comida que le damos a nuestro cuerpo. En su libro *Pensar con el estómago*, el doctor Emeran Mayer escribe que los problemas intestinales son más comunes de lo que pensamos. De hecho, casi el 15 % de la población de Estados Unidos sufre de ellos. Los problemas incluyen el síndrome de colon irritable, estreñimiento crónico, indigestión y acidez estomacal, todos los cuales caen dentro de la categoría de trastornos cerebrointestinales. Lo más importante, el doctor Mayer escribe que los nuevos estudios apuntan a la influencia del intestino en nuestras emociones, en nuestra sensibilidad al dolor, en nuestras relaciones e incluso en nuestras decisiones. Escribe: «Por muy increíble que nos pueda parecer, los microbios intestinales son los que más influyen en las emociones, a base de generar y modular las señales que el intestino manda en respuesta al cerebro. Así, lo que empieza como una emoción en el cerebro influye en el aparato digestivo y las señales que generan los microbios, que a su vez se comunican con el cerebro, reforzando así, y a veces incluso prolongando, el estado emocional».[3]

Cuando me diagnosticaron trastorno de pánico, estaba siguiendo una dieta principalmente vegetariana, pero yo era lo que se podría llamar una «vegetariana de comida chatarra». Consumía montones de alimentos inflamatorios, como azúcar procesada, pan, pasta y lácteos. Pronto me enteraría de que muchos de los alimentos que estaba comiendo contribuían a mi ansiedad y a mis problemas generales de salud. Comencé a seguir cursos de nutrición y obtuve mi certificado de nutrición vegetariana en la Universidad de Cornell. También empecé a trabajar con un naturópata, un médico de medicina funcional y un asesor de nutrición. Leí todos los libros y realicé todos los cursos sobre salud intestinal y nutrición que pude encontrar.

Durante mucho tiempo había escuchado que nuestro intestino actúa efectivamente como un segundo cerebro, pero me sorprendió saber que más del 95 % de la serotonina de nuestro cuerpo, un neurotransmisor cerebral crucial y equilibrador del estado de ánimo, se produce realmente en el intestino. Al eliminar los alimentos comunes que promueven la inflamación y que están relacionados con el malestar gastrointestinal, los trastornos del estado de ánimo y un sinnúmero de otros problemas de salud, y al agregar a nuestras dietas alimentos que ayudan a sanar el intestino e incentivan el estado de ánimo, podemos comenzar a controlar nuestra salud mental y nuestro bienestar físico sin tener que tomar un frasco de píldoras.

Cómo usar este libro

He dividido este libro en cuatro partes. La primera, «Entender el trauma», define claramente el trauma, identifica sus causas y síntomas, y expone el impacto físico y emocional que el trauma no resuelto puede tener en nuestras vidas. También proporciona una visión general de las últimas investigaciones en neurociencia procedentes del campo del trauma para ayudarte a comprender cómo funciona el mismo a nivel neurobiológico. Verás cómo el trauma literalmente cambia el cerebro, alterando el equilibrio de nuestro sistema nervioso autónomo y dando forma a nuestro comportamiento, reacciones y relaciones, a menudo con efectos devastadores.

Aunque puede ser tentador saltarse esta información y adentrarse de lleno en el ejercicio, en la atención plena y en las prácticas de nutrición de los capítulos siguientes, te recomiendo encarecidamente que dediques algún tiempo a esta primera sección. Comprender la naturaleza del trauma crea una conciencia crítica que ayuda a sanar la vergüenza, a deshacerse del sentido de culpa propia y a sentar las bases para que se desarrolle la curación.

Uno de los principales obstáculos para curar el trauma es la vergüenza. La vergüenza interfiere con nuestra habilidad de conectar con otros y establecer relaciones saludables y nos impide llevar vidas sanas, significativas y satisfactorias. Para Brené Brown, el autor de *best sellers*, prominente investigador de la vergüenza y uno de mis héroes personales: «La vergüenza corroe la parte de nosotros que cree que somos capaces de cambiar».[4] La vergüenza perpetúa la mentira de que estamos solos en nuestra oscuridad. Nos hace sentir sucios e indignos de pertenencia y conexión. Antes de que podamos realmente empezar a sentirnos sanos y saludables en nuestra mente, cuerpo y espíritu, debemos enfrentarnos a la vergüenza. La primera parte de este libro te ayudará a entender que algunos de tus comportamientos y respuestas emocionales negativos que más te avergüenzan no están bajo tu control consciente.

En la segunda parte del libro profundizamos en lo importante que es nuestro cuerpo físico para el proceso de curación. Esta sección detalla por qué la terapia tradicional de conversación podría haberte fallado en el pasado y explica por qué un mejor método de curación debe comenzar con el cuerpo. Comparto las últimas investigaciones científicas acerca de por qué el yoga en particular (en comparación con otras modalidades de ejercicio) se está utilizando con eficacia en el tratamiento del TEPT y revelan poderosas historias de curación y transformación de clientes con los que he trabajado de primera mano.

Luego comenzamos el trabajo de crear seguridad dentro de tu propio cuerpo mientras doy los ejercicios exactos que ofrezco a mis clientes y en mis entrenamientos terapéuticos, para que puedas empezar a hacerte amiga de tu cuerpo y retomar el control de tu vida. Aprenderás ejercicios para deshacerte de la ansiedad en menos de cinco minutos, favorecer el sueño reparador, reforzar la autoestima, liberar la ira, aumentar la energía para combatir la fatiga crónica y mucho más. Estos ejercicios se realizan de manera más eficaz si se utilizan de forma consistente, pero también se pueden utilizar en función de las necesidades.

Los ejercicios que comparto mezclan la fluidez relajante y la concentración del yoga con elementos potenciadores de técnicas de artes marciales como el taichí y el qigong. La influencia de las artes marciales es un componente exclusivo y crucial de este libro que te brindará un sentido adicional de autoridad, empoderamiento y confianza en ti misma.

En la tercera parte examinamos cómo la atención plena literalmente reconfigura tu cerebro. Demuestro con precisión por qué la meditación es uno de los métodos más eficaces para reducir el estrés y crear un mayor bienestar emocional. Te guío a través de la ciencia de la atención plena o *mindfulness*, compartiendo cómo la meditación literalmente cambia nuestro cerebro para lograr un mayor enfoque, autocontrol y regulación de las emociones y dándote técnicas simples, pero profundamente transformadoras, para comenzar tu propia práctica de meditación en casa. Entre estas técnicas se encuentran meditaciones específicas para una variedad de problemas comunes, como liberar el enojo, entablar amistad con el miedo, aliviar la ansiedad y la depresión y superar el dolor físico y emocional. Esta sección también te ayudará a desarrollar habilidades de atención plena para combatir el estrés, aliviar la ansiedad, eliminar los ataques de pánico y crear la capacidad de autorregularte. Al igual que con la parte de ejercicios de este libro, las prácticas de meditación y *mindfulness* se utilizan de manera más efectiva con regularidad y constancia, pero también puedes recurrir a ellas cuando sea necesario, en el tiempo que tengas disponible.

En la cuarta parte aprendemos por qué toda la salud comienza en el intestino y cómo tus elecciones de alimentos pueden estar saboteando secretamente tu salud física y tu bienestar mental. Comparto una lista de los alimentos comunes que han sido asociados con la inflamación, los trastornos del estado de ánimo y una serie de otros problemas, entre los que se incluyen la hinchazón, la neblina cerebral, la fatiga, el acné, etc., y te presento los alimentos que te hacen sentir bien y los suplementos naturales que han demostrado que aumentan la energía, alivian la ansiedad, regulan el estado de ánimo y estimulan el cuerpo. Finalmente, ofrezco más de veinticinco recetas sencillas, deliciosas y nutritivas, creadas en colaboración con mi querida amiga Elise Museles, experta en nutrición, *coach* certificada en salud holística, *coach* certificada en psicología alimentaria y autora del libro *Whole Food Energy*.

Las herramientas de este libro ponen el poder de la curación en tus propias manos y están pensadas para ayudarte a encontrar alivio *inmediato* de los síntomas de ansiedad, depresión y trauma. Sin embargo, también es importante entender que la información y las prácticas que aquí se presentan no tienen la intención de diagnosticar, tratar o evaluar ningún tipo de afección, trastorno o enfermedad física, mental, emocional o psicológica. Se recomienda terapia profesional o atención psiquiátrica en casos de trauma severo o si se te ha diagnosticado alguna de las siguientes afecciones de salud mental: trastorno bipolar, esquizofrenia, trastorno de personalidad múltiple, TEPT o depresión clínica. Si actualmente estás tomando medicamentos para la depresión, la ansiedad, el trastorno bipolar o cualquier tipo de trastorno de ansiedad, consulta siempre a tu médico, psicoterapeuta o consejero de salud mental antes de hacer cualquier cambio en las dosis o prescripciones. Y entiende que, aunque las prácticas de este libro pueden ayudarte a moverte hacia una vida natural y libre de fármacos, no están diseñadas para reemplazar ni sustituir ningún medicamento que estés tomando.

Con el tiempo, la adopción de estas prácticas en un estilo de vida coherente creará la transformación más espectacular y duradera. Las herramientas de este libro no son una cura mágica de la noche a la mañana para el TEPT, la depresión o la ansiedad, y desde luego no puedo prometerte, ni te prometo, una fecha límite para la resolución de tu trauma personal. La curación del trauma es única para cada individuo, y no hay una cura única para todos. Pero sé por experiencia personal que, cuando estás luchando por levantarte de la cama bajo el peso de la depresión o estás sufriendo un ataque de pánico, el simple hecho de sobrevivir los próximos cinco minutos, y mucho más las próximas veinticuatro horas, puede parecerte como una eternidad.

Por lo tanto, aunque en este libro no hay límites de tiempo, *sí* encontrarás consejos rápidos para todo, desde técnicas de respiración tranquilizante hasta ejercicios de movimiento de cinco minutos para combatir el estrés, pasando por regímenes dietéticos e incluso estrategias olfativas para reducir el estrés *in situ* (¡como oler un limón!) que puedes aplicar siempre que te asalte la ansiedad.

Recuerdo que le di más de doscientos dólares a un terapeuta cognitivo conductual de primera clase cuando estaba en la cúspide de mi trastorno de pánico, solo para que me dijera que necesitaría un mínimo de diez sesiones en un período de unos pocos meses para encontrar el más mínimo alivio. Salí de su oficina llorando. Y añadiría que innecesariamente, porque, como verás, hay sin duda algunos trucos que pueden ofrecer un alivio temporal.

Este libro está diseñado para apoyarte momento a momento cuando más lo necesitas al mismo tiempo que te ayuda a diseñar estrategias a largo plazo para alcanzar tu mejor salud y bienestar. Toma lo que necesites de este libro; usa lo que te funcione y desecha lo que no. Ninguna forma de tratamiento es una solución completa. *El valor de levantarse* adopta un enfoque integrado para darte poder con el conocimiento y las herramientas de una amplia variedad de modalidades de sanación que te permitirán asumir el control de tu propia cura y crear cambios impresionantes en tu energía, estado de ánimo y resistencia.

Comencemos.

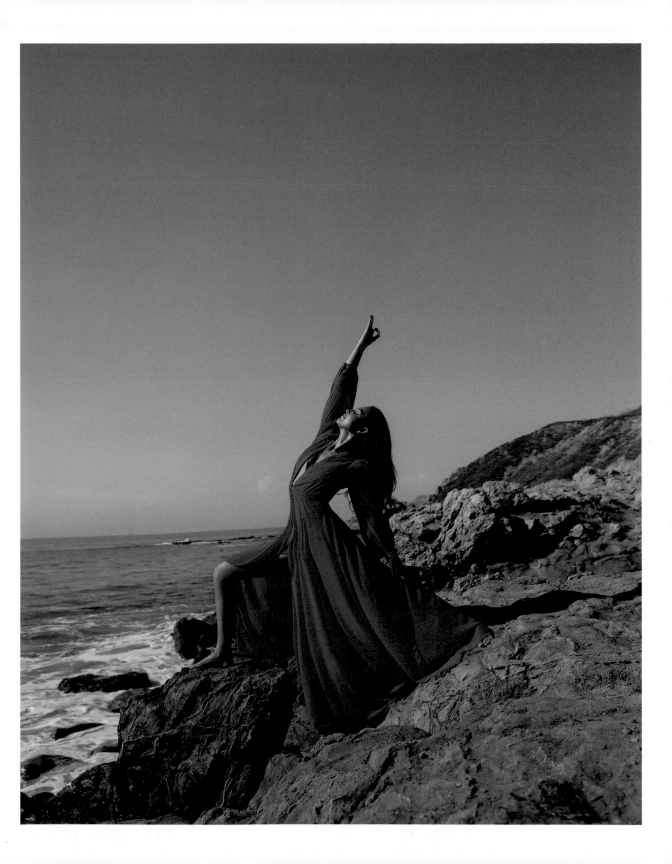

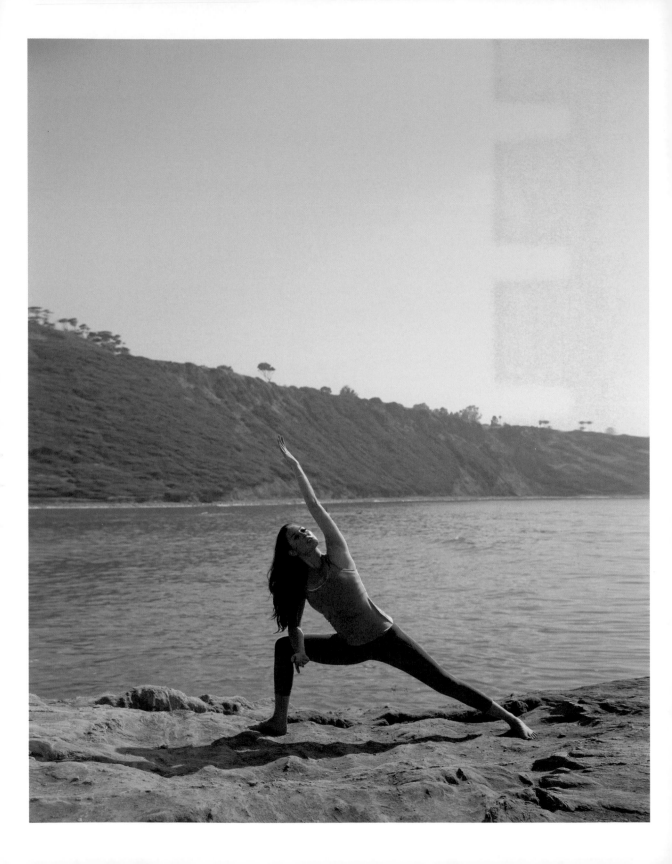

mi ventana. Me volvió a taladrar unos años después, cuando me desperté con un extraño de pie a mi lado, mirándome mientras dormía.

Mi experiencia personal de peligro se vio agravada por la exposición a traumas ajenos en todos los lugares a los que acudía. Afortunadamente, la violencia no fue parte de mi experiencia directa con mi madre y mi padre en mi niñez, pero existió en la periferia de mi árbol genealógico. A una edad muy temprana, me di cuenta de las espantosas maneras en que el mundo no era seguro para la gente que amaba. No tuve que mirar muy lejos para ver los efectos devastadores de la violencia doméstica, el abuso sexual, la adicción y las alteraciones de la salud mental.

«Los animales asustados regresan a casa, no importa si el hogar es seguro o peligroso», escribe Bessel van der Kolk, un destacado investigador del trauma.[1] Una de las características más desconcertantes del trauma es que lleva a las personas de vuelta a hogares abusivos y a situaciones peligrosas, a pesar del inevitable daño que les espera. Sentirme segura me resultaba extraño, así que, al igual que muchas otras personas traumatizadas, busqué inconscientemente lo que me era familiar. En mi vida adulta, esto se manifestó en la elección de hombres maltratadores como pareja. No es de extrañar que mi hogar nunca fuera seguro. Mi vida consistía en una situación inestable tras otra que a menudo desembocaba en violencia sin previo aviso.

El trauma no resuelto puede manifestarse en una variedad de formas físicas, mentales y emocionales, y a menudo los síntomas aparecen años después. Mis síntomas de pequeña consistían en un aumento de la frecuencia cardíaca, sudor en las palmas de las manos, pensamientos acelerados, pesadillas e hipervigilancia. También era demasiado tímida y tenía dificultades para expresar mis emociones. En la edad adulta, después de acumular aún más muescas en mi cinturón del trauma, estos síntomas se manifestaron como ataques de pánico incapacitantes, ansiedad severa, agorafobia, cambios bruscos de humor (llanto incontrolable, enojo y rabia, seguidos de sentimientos de profunda vergüenza y baja autoestima), fatiga y depresión leve.

Nunca relacioné mis cambios de humor volátiles, fatiga crónica, problemas digestivos, ansiedad o pensamientos depresivos con ninguno de mis traumas pasados. Como muchas personas que han experimentado un trauma, no era consciente de las formas insidiosas en que el trauma estaba afectando mi salud y bienestar. En vez de eso, lo interioricé todo y me culpé por ser un absoluto desastre de persona.

La verdad sobre el trauma es que todos lo hemos experimentado. Nadie se salva. Y, aunque puede tener solo efectos menores en algunos, puede tener un impacto devastador en otros. El primer paso para la recuperación de nuestras vidas es reconocer que estamos heridos.

Sanar nuestras heridas

La herida es el lugar por donde la luz entra en ti.
—Rumi

Trauma viene de la palabra griega para «herida». Como todas las heridas, el trauma deja inevitablemente una cicatriz. Cuando el cuerpo experimenta una herida física, incluso algo menor, como un pequeño corte o quemadura, la cicatrización es parte de la respuesta natural de curación del cuerpo. Algunas cicatrices son irregulares, descoloridas, hendidas o en relieve. Otras se decoloran, y algunas no dejan rastro visible alguno. Pero, a pesar de la evidencia física que queda, se produce una reorganización fundamental del tejido en el sitio de la herida. De la forma más pequeña o más profunda, somos cambiados para siempre.

Lo mismo sucede con el trauma. Todos experimentamos traumas en algún momento de la vida. Algunas experiencias traumáticas dejan cicatrices físicas, mientras que otras dejan cicatrices emocionales. Si tenemos suerte, estas cicatrices se desvanecerán en el pasado, actuando como un recordatorio lejano de algo que ocurrió en otro tiempo pero que ya no tiene ningún poder sobre nuestro presente. Pero, para otros, el dolor es como una herida fresca que nunca cicatriza. Si tus heridas aún están abiertas, debes saber esto: las heridas están por naturaleza diseñadas para sanar.

La curación es complicada y no siempre lineal, pero es también lo que nuestros cuerpos hacen mejor. Una vez le dije a un terapeuta que desearía poder regresar en el tiempo a quien era antes de todas las malas decisiones y recuerdos traumáticos. Me dijo que no había vuelta atrás. Solo había que avanzar hacia lo que siempre debí llegar a ser.

Tu trauma te cambiará, pero no tiene por qué definirte. Si lo permites, tu trauma puede conferirte tu mayor valor y revelarte tu fuerza más profunda. Como dijo una de mis admirables y valientes alumnas acerca de su propio viaje de sanación del abuso: «Mis recuerdos no tienen por qué mantenerme prisionera, y existen herramientas que pueden resolver nuestros traumas y mostrar a otros cómo sanar de los suyos. El trauma no es un océano en el que ahogarse, sino una corriente que nos lleva a la orilla».

¿Qué es el trauma?

El trauma se define generalmente como un suceso que pone en peligro la vida o es psicológicamente devastador hasta el punto de que se ve abrumada la capacidad de la persona para sobrellevarlo. Muchos psicoterapeutas se refieren al trauma como «cualquier cosa que resulte excesiva, demasiado prematura o demasiado rápida para que nuestro sistema nervioso la pueda manejar».[2]

El trauma ha existido desde que los seres humanos han pisado la tierra. La supervivencia del más fuerte nos hizo luchar contra los tigres dientes de sable y pelear con los clanes vecinos. Pero el TEPT no se introdujo oficialmente en el *Diagnostic and Statistical Manual of Mental Disorders* (Manual Diagnóstico y Estadístico de Trastornos Mentales; DSM, por sus siglas en inglés) hasta 1980. En su inclusión original, la Asociación Psiquiátrica Americana describió el trauma como algo «fuera del ámbito de la experiencia humana habitual». Sin embargo, la historia de la humanidad y las simples estadísticas revelan que, lamentablemente, el trauma no es raro en absoluto. De hecho, cerca del 60 % de los hombres y el 50 % de las mujeres experimentan al menos un trauma en su vida.[3] Las mujeres son más propensas a experimentar agresión sexual y abuso sexual infantil. Una de cada tres mujeres de Estados Unidos experimenta alguna forma de violencia física por parte de una pareja íntima durante su vida.[4] Unas 24 personas por minuto son víctimas de violación, violencia física o acoso por parte de una pareja íntima en Estados Unidos, y más de 15 millones de niños son testigos de violencia en sus hogares cada año.

Los hombres son más propensos a sufrir accidentes, agresiones físicas, enfrentamientos o desastres, o a presenciar muertes o lesiones. El Centro Nacional para el TEPT informa que, dependiendo de la época de servicio, aproximadamente entre el 11 y el 30 % de los veteranos de combate tendrán TEPT durante su vida.[5] En la población general, siete u ocho de cada cien personas experimentarán TEPT en algún momento de la vida.

Tendemos a pensar que el trauma se produce cuando experimentamos directamente un evento que amenaza la vida o nos atemoriza, pero el trauma también puede ser el resultado de presenciar un evento que les ocurre a otros, de la exposición repetida a situaciones peligrosas o traumáticas (como en el caso de los servicios de emergencia), o de enterarnos de que le ocurrió algo traumático a un familiar o amigo. Además del TEPT, el estrés traumático secundario (ETS) es un fenómeno real que afecta a las personas que están expuestas al trauma de otros. A menudo afecta a quienes ejercen profesiones que se enfrentan al trauma a diario, como consejeros, enfermeras y personal de emergencias, pero también puede afectar a aquellos que tienen amigos o familiares que son víctimas del trauma.

Los efectos del trauma secundario pueden reproducir los síntomas del TEPT, como hipervigilancia, miedo intenso, miedo a los lugares públicos, arrebatos de ira, pesadillas y más. Independientemente de que se expongan al trauma directa o indirectamente, pueden inundar nuestro sistema sentimientos intensos como el miedo, la impotencia, la desesperación, la desconexión, el aislamiento, la rabia y la vergüenza, alterando la percepción de nuestra dignidad, valor y propósito en el mundo.

Causas del trauma

Cuando la mayoría de las personas piensan en el trauma, se les ocurren causas obvias, como la guerra; el abuso emocional, físico o sexual grave; el desamparo, la traición o el abandono durante la infancia; el experimentar o presenciar violencia; la violación o la agresión sexual; y las lesiones o enfermedades graves. Pero el trauma también puede producirse como resultado de eventos aparentemente ordinarios, que conducen a síntomas que pueden alterar en gran medida nuestro sentido de pertenencia al mundo, creando frustración, pérdida de conexión, culpabilidad y vergüenza.

Una de mis clientas de yoga me contó que cuando era niña se mudaba mucho con su familia. Como adulta, se enfrentó a problemas de ataduras y codependencia. Más tarde, un terapeuta la ayudó a darse cuenta de que, cada vez que se mudaba, lo experimentaba como una profunda pérdida. Constantemente dejaba atrás amistades significativas, relaciones, posesiones, lugares y personas.

Cuando la causa raíz no es muy evidente, muchas personas se culpan a sí mismas por su ansiedad, depresión, enojo, miedo o problemas de adicción y determinan que están «locas» o que «algo anda mal» en ellas. Conectar los puntos y normalizar los síntomas que nos hacen sentir inferiores a lo normal como efecto natural del estrés traumático puede ser un momento decisivo para las personas. El trauma nos afecta a nivel neurobiológico y literalmente cambia nuestro cerebro. Se apodera de nuestro sistema nervioso, aumenta las hormonas del estrés, como la adrenalina y el cortisol, y elude nuestro neocórtex (nuestro cerebro de «pensamiento superior»), afectando nuestra capacidad para tomar decisiones claras, crear vínculos saludables y formar relaciones seguras en el mundo. Las estructuras vitales del cerebro se ven alteradas por el trauma, lo que afecta la función de la memoria y crea una incapacidad para distinguir entre el pasado y el presente. Como dice Bessel van der Kolk, «el trauma tiene como resultado la reorganización fundamental de la forma en que la mente y el cerebro manejan las percepciones. Cambia no solo la forma en que pensamos y lo que pensamos, sino también nuestra propia capacidad de pensar».[6]

Es importante entender esta información, porque saber que los síntomas de estrés traumático no son un defecto de carácter ni un signo de debilidad es lo que crea el suelo fértil para que comience la curación.

Capítulo 2

Cómo funciona el trauma

Uno de los mayores obstáculos para sanar el trauma es que
la fuente a menudo no está a la vista. Sin un contexto para
entender nuestros síntomas, es difícil saber qué pasos dar.
Sin embargo, cuando ponemos a la vista un trauma hereditario o de la infancia
temprana, podemos empezar a eliminar los patrones de revivificación.
—Mark Wolynn

Un trauma de cualquier naturaleza puede interferir con la capacidad de un individuo para vivir una vida mejor. El trauma afecta a cada persona de manera diferente. El mismo suceso puede tener un efecto sutil en una persona y un efecto catastrófico en otra. Sin embargo, algunos terapeutas diferencian entre Trauma «de T grande» frente a trauma «de t pequeña».

Trauma de T grande

Según el DSM, el trauma de T grande es un suceso traumático importante que se clasifica como un «factor estresante» en el diagnóstico clínico del TEPT. Entre estos factores estresantes importantes se incluyen la exposición a la muerte, la amenaza de muerte, la lesión grave o amenaza de lesión grave, o la violencia sexual real o amenaza de violencia sexual. Esto puede incluir:

- Agresión física o sexual
- Experimentar el estrés de guerra o combate
- Experimentar o presenciar un acto de terrorismo
- Experimentar o presenciar violación, agresión sexual, agresión física, violencia, asalto o robo violento

- Desastres naturales, como incendios, tornados, huracanes, inundaciones o terremotos
- Accidentes graves, como un accidente automovilístico o aéreo
- Enfermedades o lesiones potencialmente mortales

Trauma de t pequeña

Las causas menos obvias del trauma pueden tener un impacto igualmente devastador en las vidas y el bienestar de las personas que las experimentan. Sin embargo, a menudo se pasan por alto como causa válida de angustia tanto por parte del individuo que ha experimentado el hecho como por parte de los terapeutas profesionales, precisamente porque estos sucesos no parecen fuera de lo común. Algunas de estas causas de trauma leve son:

- Desatención o abandono infantil
- Intimidación
- Traición e infidelidad
- Experimentar traslados y reubicaciones repetidos (como sucede con muchas familias de militares)
- Experimentar la muerte o pérdida de un familiar o amigo
- Experimentar la muerte o pérdida de una mascota
- Desempleo o estrés financiero prolongado

- Divorcio
- Enfermedad crónica
- Hospitalización
- Procedimientos médicos o dentales quirúrgicos o invasivos, que incluyen el uso de anestesia general
- Exposición a temperaturas extremas (por ejemplo, un niño encerrado en un auto caliente o dejado afuera con temperaturas bajo cero)
- Tener o adoptar un hijo
- Estrés prenatal o de parto

Los traumas de t pequeña a menudo tienen un efecto acumulativo. Ya sea que se experimenten múltiples «t» sucesivamente en un corto período de tiempo o que se acumulen a lo largo de la vida, pueden abrumar la capacidad de un individuo para procesar emocionalmente, autorregularse y sobrellevar la situación. Estos tipos de trauma suelen ir acompañados de vergüenza o negación de su importancia y renuencia a buscar ayuda o recibir apoyo.

Desafortunadamente, todo tipo de trauma tiene un estigma asociado. Incluso cuando hemos estado expuestos a traumas considerables, muchas personas se resisten a calificar un evento como «traumático». Es como si pensáramos que experimentar un trauma de alguna manera nos ensucia o debilita. Curiosamente, otros se distancian del trauma porque no sienten que su experiencia haya sido lo suficientemente catastrófica comparada con el trauma de otra persona.

RECONECTAR CON NUESTRA SENSACIÓN SENTIDA

Jenny es una practicante regular de yoga que ejerce como trabajadora social clínica licenciada. Ella completó un programa de Entrenamiento de Profesores de Yoga que yo colideré para complementar su trabajo con sus clientes. A lo largo de este entrenamiento, Jenny desenmascaró su propio trauma.

Yo consideraba el yoga como algo profundamente personal, pero el trauma como algo ajeno a mí. No sabía lo que se sentiría al mezclar los dos. En mi trabajo, soy testigo diario de las dolorosas experiencias de mis clientes, pero nunca he considerado mi propia experiencia traumática. Tengo una relación relativamente saludable con mis padres y me sentí querida y segura durante mi infancia. Nunca he experimentado violencia interpersonal ni síntomas de TEPT. Para mí, eso significaba que me iba bastante bien, y que no tenía derecho a decir que el trauma era cosa mía. Cuando empecé este entrenamiento, me consideraba una extraña que observaba los traumas de los demás.

Durante el entrenamiento, tuvimos la oportunidad de considerar nuestras historias individuales a través de varios ejercicios y sugerencias. No creí que tuviera mucho que compartir. Sin embargo, en el tercer día del entrenamiento, me encontré volviendo al 11 de septiembre. En ese momento, yo estaba en el penúltimo año de la secundaria, a pocas cuadras del World Trade Center. Después de la escuela, mis amigos y yo frecuentábamos el centro comercial de las Torres. Mientras compartía esto con el grupo, me encontré enumerando las maneras en que el 11 de septiembre no fue tan malo para mí como lo fue para algunos de mis amigos.

Mi aula de la primera hora estaba en un piso más bajo, lo que significaba que no vimos por la ventana la caída del primer edificio. Debido a que mi aula estaba en la planta baja, me presté voluntaria para preparar mesas plegables para un centro de evaluación, mientras que otros compañeros de clase fueron evacuados a la West Side Highway. Vieron caer la segunda torre, y yo me salvé.

Debido a estos detalles, siempre me he resistido a considerar el 11 de septiembre como un trauma personal. Sin embargo, mientras compartía esta historia en voz alta con el grupo, sentía —y sigo sintiendo— opresión en la garganta y lágrimas en los ojos. A lo largo del entrenamiento, me di cuenta de que mi cuerpo reaccionaba cuando escuchaba a alguien hablar de ese día; me ponía tensa y mis dedos empezaban a temblar. Este era un trauma que llevaba muy adentro, y, como lo comparaba con las experiencias de otros, me resistía a darle ese nombre.

El ser capaz de identificar esto en mí misma me ha impactado tanto personal como profesionalmente. El entrenamiento me ayudó de verdad a curar algunas de las heridas de mi trauma personal. Dejé de comparar y me sentí parte de una experiencia compartida. Este entrenamiento ha cambiado la manera en que pienso y defino el trauma, y ha aumentado mi empatía y mi comprensión de las diferentes apariencias del trauma. Sé que esto cambiará la forma en que me relaciono con mis clientes.

Jenny pudo sintonizar su «sensación sentida», analizando sus emociones y sensaciones desde su experiencia del 11 de septiembre. El ahondar en nuestra conexión con la sensación sentida nos permite entender dónde radica el trauma en nuestros cuerpos y cómo se manifiesta en síntomas como tensión crónica, disnea o entumecimiento. El trauma puede desconectarnos de nuestra capacidad de sentir. El restablecimiento de nuestra conexión con lo que estamos sintiendo es una de nuestras herramientas más potentes para la sanación.

Identificar nuestros propios traumas

Al leer las listas de posibles traumas de T grande y t pequeña, ¿hubo algo que diera en el blanco? ¿Algo de las listas creó una reacción visceral en tu cuerpo o desencadenó un recuerdo del pasado? Lee las listas de nuevo y presta mucha atención a cualquier reacción fisiológica en tu cuerpo, como una frecuencia cardíaca o respiración elevadas, palmas sudorosas o tensión muscular. Observa cualquier reacción mental, como desestimar cualquiera de las cosas de las listas anteriores por comunes o indignas de una respuesta de estrés traumático.

Un terapeuta con el que trabajé una vez me pidió que escribiera una lista de todos mis traumas desde mi nacimiento hasta la actualidad. Al principio, todo lo que se me ocurrió fue mi caso de violencia por parte de mi pareja. Me pidió que investigara más a fondo. Ni una sola vez consideré cómo tantos otros eventos aparentemente inocuos en mi vida habían ido astillando lentamente mi bienestar físico y emocional. Mi lista terminó ocupando muchas páginas, lo que me proporcionó un esbozo asombrosamente claro de todas las formas en que el trauma había moldeado mi vida, mis relaciones, mis pautas, mis pensamientos y mis acciones.

Si has experimentado uno o más de los puntos mencionados en este capítulo, no significa que tengas TEPT. De hecho, la mayoría de las personas que experimentan un suceso traumático *no* desarrollarán el trastorno.

Antes de continuar, este parece un buen punto para mencionar que no soy particularmente aficionada a la palabra «trastorno», ni tampoco soy fan del uso generalizado de diagnósticos psiquiátricos en los términos definidos por el DSM. Si bien las etiquetas de diagnóstico pueden ser útiles si crean un marco para una empatía más profunda con lo que una persona está experimentando y proporcionan un mapa para guiar más eficazmente la asistencia, también pueden ser muy estigmatizantes y debilitantes porque patologizan los síntomas como enfermedades para las que solo un médico tiene la cura.

La verdad del trauma es que nuestro sufrimiento puede transformarse en sabiduría y fuerza. En muchas culturas tradicionales de todo el mundo, el sufrimiento es un camino que conduce a la iluminación espiritual. Esto no quiere decir que debamos buscar el sufrimiento como un medio necesario para nuestro despertar. Los líderes de las sectas y los narcisistas que se esconden bajo el disfraz de «gurús» se aprovechan de este relato desde hace mucho tiempo. Es más apropiado decir que el sufrimiento es parte de la condición humana. Si podemos dar sentido a nuestro sufrimiento, podemos acceder a un propósito y un poder más profundos. Como escribe el psiquiatra y sobreviviente del Holocausto Viktor Frankl en su libro *El hombre en busca de sentido*: «Porque lo que importa entonces es dar testimonio del potencial singularmente humano en su máximo exponente, que es transformar una tragedia personal en un triunfo, convertir la situación personal en un logro humano».[1] ¿Qué cambios profundos podrían ocurrir si reformuláramos el trauma, no como algo que rompe a las personas, sino como algo que realmente puede forjar a las personas? Pero estoy yéndome por las ramas.

Después de un incidente traumático, hay una ventana normal de tiempo y un conjunto normal de respuestas relacionadas con el estrés que la mayoría de las personas experimentan y, en última instancia, atraviesan. Sin embargo, en el caso de un trauma no resuelto, estas respuestas al estrés pueden convertirse en nuestro mecanismo predeterminado, en lugar de ser estrategias de defensa puntuales que nos ayuden a protegernos del daño. El más pequeño de los factores estresantes puede hacernos sentir que nuestro mundo está colapsando. Cuando nuestras hormonas del estrés llevan la batuta, se vuelve peligrosamente fácil forjarse una creencia de que somos inestables e incapaces de ser una pareja amorosa, un padre responsable o una parte productiva de la sociedad. Un trauma de esta naturaleza no resuelto puede llevar a una gama variada de síntomas que pueden aparecer de inmediato o años después.

Síntomas del TEPT

Hay cuatro categorías principales de síntomas presentes en individuos con TEPT: intrusión, evasión, hiperactivación y cambios negativos en creencias y sentimientos.

Intrusión

Los síntomas de intrusión se refieren a una experiencia visceral de revivir el evento. Los recuerdos ya no se encierran en una caja fuerte llamada «el pasado». En vez de eso, pueden volver a desbordarse en cualquier momento, creando los mismos sentimientos de terror y desesperación que estaban presentes durante el trauma original.

Entre los síntomas comunes de intrusión se incluyen pesadillas o regresiones. Los síntomas de intrusión a menudo pueden desencadenarse por un sonido, una imagen o un olor que hace que la persona reviva un evento del pasado. Por ejemplo, el sonido de los fuegos artificiales del 4 de julio podría desencadenar un recuerdo traumático de volver a estar en una zona de combate activo. Aunque no hay peligro a la vista, el sistema nervioso de un veterano de guerra puede reaccionar con la misma avalancha de hormonas de estrés que si lo estuvieran atacando.

Evasión

La evasión se refiere al acto de evitar ciertas situaciones, lugares o personas que recuerdan una experiencia traumática. Después de salir de mi relación de maltrato, evitaba los parques que mi pareja y yo habíamos frecuentado, los restaurantes donde celebrábamos cumpleaños o aniversarios, e incluso las salas de cine, porque me provocaban recuerdos traumáticos. Las imágenes y sonidos que me eran conocidos inundaban mi cuerpo de intenso miedo, desesperación y vergüenza.

La evasión puede parecer una buena estrategia para mantener a raya los recuerdos traumáticos a corto plazo, pero con el tiempo tu mundo comienza a encogerse a medida que la lista de lugares, personas y actividades que antes disfrutabas se reduce drásticamente. La evasión también puede manifestarse como una reticencia a hablar, pensar o buscar ayuda para una experiencia traumática.

Hiperactivación

Los síntomas de hiperactivación pueden manifestarse como inquietud, sobresalto fácil o nerviosismo permanente. Puede que te sientas irritable, agitada, enojada o agresiva sin previo aviso o sin una provocación importante. La hiperactivación también puede alterar el sueño y afectar la capacidad de concentración y atención en las tareas durante el día.

La hiperactivación fue uno de mis síntomas de trauma principales y más perturbadores. Experimentaba arrebatos incontrolables de rabia que me dejaban con un sentimiento de vergüenza y de «ser mala». A veces, mi ira parecía una experiencia extracorpórea. Me preguntaba: «¿Quién es esta loca que grita a todo pulmón?». También experimentaba ataques importantes de insomnio y me despertaba con cualquier ruidito en medio de la noche, con todo mi cuerpo tenso y listo para luchar contra un agresor imaginario. Mi corazón parecía constantemente que estaba a punto de salirse del pecho, y a veces mi sistema nervioso tardaba horas en calmarse.

Cambios negativos en creencias y sentimientos

La última categoría de síntomas distintivos del TEPT son los cambios negativos en las creencias y sentimientos. El trauma afecta la forma en que vemos el mundo y a nosotros mismos. Distorsiona nuestra capacidad de percibir nuestra propia bondad y valor. Los individuos con TEPT a menudo creen que en esencia son «malos» y desconfían de sí mismos y de los demás. El mundo se ve como un lugar peligroso, y las relaciones no se consideran seguras. La conversación negativa con uno mismo es el relato predominante, y las emociones positivas como la alegría y el amor pueden parecer completamente extrañas. Una mujer que sufrió múltiples abusos y heredó un trauma familiar me lo expresó de esta manera: «No tengo la chispa para levantarme por la mañana. No tengo deseos, no tengo metas, no tengo sensaciones de amor. Soy una cáscara. Y, cuanto más trato de arreglarlo, más vacía me siento».

Otros síntomas del trauma

En mi labor personal, la mayoría, si no todos, los clientes que se acercan a mí en busca de un antídoto holístico para la ansiedad, los ataques de pánico o la depresión tienen un historial de trauma que se revela a lo largo del proceso. El trauma no resuelto puede manifestarse en una variedad de formas físicas, mentales, emocionales y conductuales. A menudo, los síntomas aparecen años después y tienen un impacto devastador en la vida de los afectados. Como señala Peter A. Levine, investigador en traumatología, psicólogo y creador del método de Experimentación Somática:

> El trauma es la pérdida de conexión con nosotros mismos, con nuestros cuerpos, con nuestras familias, con los demás y con el mundo que nos rodea. Esta pérdida de conexión es a menudo difícil de reconocer, porque no ocurre de una sola vez. Puede suceder lentamente, con el tiempo, y a veces nos adaptamos a estos cambios sutiles sin darnos cuenta. Estos son los efectos ocultos del trauma, los que la mayoría de nosotros nos guardamos para nosotros mismos. Podemos simplemente notar que no nos sentimos del todo bien, sin llegar a ser plenamente conscientes de lo que está sucediendo; es decir, el debilitamiento gradual de

nuestra autoestima, de la confianza en nosotros mismos, de los sentimientos de bienestar y de la conexión con la vida.[2]

Síntomas físicos del trauma

El trauma puede darse a conocer mediante la presencia de varios síntomas físicos. A continuación se enumeran algunos de los principales factores que aparecen en el cuerpo para avisarnos de un trauma:

- Dolor crónico
- Fatiga crónica
- Tensión muscular, dolor articular
- Dolores de cabeza, migrañas, dolores de cuello y espalda sin causa conocida
- Trastornos autoinmunes
- Problemas de tiroides
- Afecciones cutáneas
- Problemas digestivos, como hinchazón, síndrome del colon irritable, colon espástico, enfermedad celíaca y ERGE
- Pérdida del apetito
- Trastornos alimenticios
- Insomnio
- Pesadillas, terrores nocturnos

- *Flashbacks*, recuerdos intrusivos
- Ataques de pánico
- Hiperactivación, corazón acelerado, dificultad para respirar, sudoración nerviosa
- Hipervigilancia, estar siempre «al límite» o «en guardia», nerviosa, asustadiza
- Hiperactividad
- Hiperventilación
- Hipersensibilidad al ruido y a la luz
- Falta de sensibilidad física, sensación de entumecimiento
- Pérdida del deseo sexual

Síntomas emocionales y mentales del trauma

El trauma también puede presentarse por medio de una serie de síntomas mentales o emocionales. Los siguientes pueden ser signos de advertencia de la existencia de traumas:

- Te abrumas fácilmente
- Irritabilidad, arrebatos de ira
- Cambios bruscos de humor (llanto, rabia, ira frecuente, desesperación)
- Ansiedad
- Fobias
- Miedo a morir
- Entumecimiento emocional
- Desesperanza, desesperación

- Depresión
- Sentimientos de desapego
- Soledad, aislamiento
- Vergüenza, culpa, sentimientos de baja autoestima
- Culparte a ti misma o culpar a los demás
- Terror, miedo intenso
- Aflicción

- Incapacidad para concentrarse y prestar atención, sensación de «distanciamiento», breve capacidad de atención
- Dificultad para aprender cosas nuevas
- Deterioro de la memoria
- Dificultad para planificar el futuro
- Confusión
- Paranoia; pensamientos aterradores, impulsivos u obsesivos
- Disminución de la capacidad para lidiar con el estrés
- Pensamientos suicidas
- Desconfianza
- Pérdida de fe en la familia, la comunidad, las relaciones o el poder superior

Síntomas conductuales del trauma

Finalmente, el trauma puede colarse por las rendijas de nuestro comportamiento. Los siguientes comportamientos pueden ser síntomas de traumatización:

- Comportamientos autodestructivos
- Abuso de sustancias y conductas adictivas (comer en exceso, beber, fumar)
- Promiscuidad sexual
- Automutilación
- Comportamientos antisociales, aislamiento social
- Comportamiento violento
- Problemas de codependencia
- Evitación de personas, lugares, conversaciones, actividades, objetos o situaciones
- Atracción a situaciones, personas o actividades peligrosas
- Pérdida de interés en actividades de las que antes se disfrutaba
- Disociación, inmovilidad, reacción de parálisis
- Comportamientos obsesivo-compulsivos, controladores

Detectar el trauma

Aunque algunos de estos síntomas pueden presentarse justo después de un suceso traumático, otros pueden tardar años en aparecer. Esta distancia puede crear una desconexión entre la causa original y los efectos a largo plazo, lo que conduce a un diagnóstico erróneo y a un mal tratamiento de los síntomas. Por desgracia, con frecuencia hay diagnósticos erróneos en niños a los que se les diagnostica «problemas de conducta».

El trauma se clasifica típicamente en dos categorías principales: trauma de *shock* y trauma severo. El trauma de *shock* se refiere a un solo evento inesperado que desborda el sistema nervioso y los mecanismos habituales del cuerpo para hacer frente a la situación, desencadenando sentimientos de miedo intenso, sensación de impotencia y pérdida de control. Algunos ejemplos de trauma de *shock* son los traumas de T grande, como la agresión sexual, los crímenes violentos, los desastres naturales y los accidentes automovilísticos.

El trauma severo, por otro lado, se caracteriza por la experiencia y exposición a eventos traumáticos múltiples, crónicos y prolongados, a menudo de naturaleza interpersonal, como el abuso o la desatención severa. El trauma severo a menudo comienza a una edad temprana dentro del marco de los cuidadores fundamentales del niño e interfiere con la capacidad del niño para formar relaciones de apego seguras, perjudicando su sano desarrollo cognitivo, emocional, físico y social.

Trauma infantil y el estudio ACE

Desde 1995 hasta 1997, Kaiser Permanente y los Centros para el Control y la Prevención de Enfermedades encuestaron a más de 17.000 adultos en uno de los estudios de investigación científica más grandes de su tipo para comprender la relación entre el trauma infantil y el riesgo de enfermedades físicas y problemas de salud mental en la edad adulta. El estudio, conocido como Experiencias Adversas en la Infancia (ACE, por sus siglas en inglés), identificó diez «ACE» o áreas de trauma infantil:

1. Abuso psicológico
2. Abuso físico
3. Abuso sexual
4. Descuido emocional
5. Descuido físico
6. Pérdida de uno de los padres (por cualquier razón)
7. Madre tratada con violencia
8. Abuso de sustancias
9. Enfermedad mental
10. Comportamiento criminal en el hogar

El estudio determinó que las ACE están estrechamente relacionados con el desarrollo de factores de riesgo de enfermedad, problemas de adicción, problemas de salud mental y comportamiento de riesgo. Incluso son un predictor de muerte prematura. Cuanto mayor es el número de ACE a las que un niño está expuesto, mayor es el riesgo de las siguientes conductas y crisis de salud física y mental:

- Obesidad severa
- Diabetes
- Depresión
- Intentos de suicidio
- Enfermedades de transmisión sexual
- Enfermedad del corazón
- Enfermedad hepática
- Cáncer
- Accidente cerebrovascular
- Huesos rotos

- Fumar
- Alcoholismo y abuso de alcohol
- Rendimiento deficiente en el trabajo y pérdida del mismo
- Estrés financiero
- Riesgo de violencia en la pareja sentimental

- Múltiples parejas sexuales
- Embarazos no deseados
- Inicio temprano de la actividad sexual
- Embarazo en la adolescencia
- Riesgo de violencia sexual
- Bajo rendimiento académico

El estudio mostró que casi dos tercios de los participantes reportaron al menos un ACE, y más de uno de cada cinco reportó tres o más ACE, lo que demuestra que el trauma infantil está mucho más extendido de lo que nunca se había imaginado. Las personas con seis o más ACE murieron casi veinte años antes, en promedio, que las que no sufrieron ningún trauma infantil.[3]

El estudio de ACE sirve como un ejemplo de advertencia sobre el impacto devastador que un trauma infantil no resuelto puede tener en la trayectoria de vida de un individuo. También puede servir de impulso para crear una mayor comprensión social y una red de apoyo para los sobrevivientes de traumas, de manera que puedan encontrar sanación y recuperar sus vidas.

Capítulo 3

El ciclo del trauma

La verdad es que es más probable que nuestros mejores momentos
tengan lugar cuando nos sentimos profundamente incómodos, infelices o
insatisfechos. Porque es solo en esos momentos, impulsados por nuestra
incomodidad, cuando es probable que salgamos de nuestras rutinas y
comencemos a buscar caminos diferentes o respuestas más auténticas.
—M. Scott Peck

Existe un estigma en torno al trauma que lo mantiene envuelto en secreto y del que se habla en susurros. Las personas que experimentan un trauma a menudo se sienten demasiado avergonzadas o temerosas como para sacarlo a la luz. Para el observador circunstancial, por desgracia, el trauma es un tema que mejor no se toca; una vez que se menciona en voz alta, el observador debe tomar una decisión. Judith Herman trata este asunto en su libro de referencia *Trauma y recuperación: cómo superar las consecuencias de la violencia*:

> Estudiar el trauma psicológico es enfrentarse cara a cara tanto con la vulnerabilidad humana en el mundo natural como con la capacidad del mal en la naturaleza humana [...]. Cuando los sucesos son desastres naturales o «actos de Dios», los testigos se identifican fácilmente con la víctima. Pero, cuando los hechos traumáticos son de designio humano, los testigos se encuentran atrapados en el conflicto entre la víctima y el perpetrador.
>
> Es moralmente imposible mantenerse neutral en este conflicto. El espectador se ve obligado a tomar partido. Es muy tentador ponerse del lado del causante. Todo lo que el agresor pide es que el espectador no haga nada. Apela al deseo universal de no ver, oír ni decir nada malo. La víctima, por el contrario, pide al observador que comparta la carga del dolor. La víctima exige acción, compromiso y recuerdo.[1]

Como seres humanos, preferimos olvidar las cosas que nos hacen tambalearnos. O peor aún, ensalzamos al agresor y culpamos y desacreditamos a la víctima, para no tener que compartir el sufrimiento de la víctima. Trágicamente, en muchos casos de abuso sexual infantil o incesto, uno de los padres se pone del lado del otro y culpa al niño por mentir e inventar historias. Si la relación se disuelve, el padre puede incluso culpar al hijo por «hacer» que su pareja se vaya. Asignar la responsabilidad a la víctima suprime la responsabilidad de actuar. Desde el punto de vista psicológico, culpar a la víctima también ayuda a las personas a sentirse más seguras en el mundo. Si podemos convencernos de que alguien ha sido agredido sexualmente porque «se lo ha buscado», entonces podemos mantenernos en una bendita ignorancia, con la creencia de que esas cosas nunca nos sucederán.

Hacer la vista gorda ante el trauma, especialmente cuando es de naturaleza interpersonal, tiene consecuencias trágicas, no solo para la víctima, sino también para la sociedad en general. El trauma, el abuso y el abandono en la infancia están relacionados con un mayor riesgo de criminalidad, incluyendo el encarcelamiento por delitos violentos.[2] Según las estadísticas, un asombroso 75 % de los perpetradores de abuso sexual infantil reportaron haber sido víctimas de abuso sexual durante la niñez.[3] Un estudio realizado por la Oficina de Estadísticas de Justicia reveló que entre los internos de las prisiones estatales, el 61 % de los reclusos varones y el 34 % de las reclusas con antecedentes de abuso en la niñez o en la edad adulta cumplían una sentencia por un delito violento.[4] Otros estudios han demostrado que entre el 77 y el 90 % de las mujeres encarceladas han reportado antecedentes extensos de abuso emocional, físico y sexual.[5] Los datos son claros: el trauma en la niñez es un factor de predicción de la criminalidad en todos los ámbitos. Múltiples estudios han revelado también que el trauma infantil está relacionado con un mayor riesgo de problemas de salud mental como depresión y ansiedad, alcoholismo, abuso de drogas y conductas antisociales en la edad adulta.

DE SUPERVIVIENTE A VENCEDORA

En 2017 conocí a Sheri Poe, una empresaria, oradora, activista, y una mujer con una fuerza fuera de lo común. Sheri fundó Ryka, el primer y único calzado deportivo diseñado exclusivamente para mujeres, tiene varios doctorados *honoris causa*, ha aparecido en *Today* y en *The Oprah Winfrey Show*, y ha salido en *Newsweek*, *The Wall Street Journal*, *The New York Times*, y otros medios. Conectamos instantáneamente gracias a nuestra pasión compartida por ayudar a las personas a superar el trauma y a pasar de ser sobrevivientes a ser vencedoras.

Sheri es la personificación de una «vencedora», pero ha tenido que superar un trauma enorme para llegar a donde está hoy. Comparte su historia con sus propias palabras:

Hace cuarenta y cinco años, era yo una estudiante floreciente de primer año en la universidad cuando un desconocido me retuvo a punta de pistola durante varias horas. El incidente culminó con una agresión sexual contra mí. No solo estaba traumatizada por la violación, sino también aterrorizada ante mi vida. Cuando la policía del campus apareció en mi dormitorio, yo estaba en estado de *shock*. Sin embargo, me interrogaron de una manera que me transmitía que dudaban de mi experiencia, y se rieron entre ellos mientras yo relataba mi terrible vivencia. En la sala de interrogatorios de la comisaría me lanzaron la ropa interior y me dijeron que tenía que haber hecho algo para que el agresor me eligiera para atacarme. En resumen, el incidente fue por mi culpa.

En el hospital, la enfermera y el doctor se indignaron conmigo y me dijeron que me lo había «buscado». El médico se negó a examinarme e incluso a tocarme.

La única persona que yo estaba segura de que me apoyaría y entendería era mi terapeuta. Por desgracia, cuando le conté mi terrible experiencia, también insinuó que yo debía de haber hecho algo para provocar ese ataque.

Me traumaticé aún más como resultado de la culpabilización como víctima. Me sentí avergonzada, abochornada, sucia y asquerosa. Tomé la decisión de no contarle a nadie lo que me había pasado, ni siquiera a mis padres, ni a mi familia, ni a mis amigos. Durante muchos años, las únicas personas en mi vida que lo supieron fueron mi compañera de cuarto en la universidad y mi hermano. Decidí vivir en la negación de la experiencia, la disequé emocionalmente y no busqué ayuda durante muchos años. Como resultado de mi negación y secretismo, sufrí de bulimia severa, TEPT, y trauma crónico y adopté comportamientos sexuales impulsivos. Me quedé totalmente agotada en lo físico y, como resultado, a mis veinte años me hospitalizaron durante dos meses.

Después de dejar la universidad, decidí profundizar en mi espiritualidad y viví en centros de meditación por seis años. Encontré que estos centros son un entorno muy enriquecedor y estable. Descubrí cómo el yoga curativo y el ejercicio me conectaban con mi cuerpo. Estas prácticas diarias me ayudaron a encontrar algo de paz en medio de mi complicado estado emocional. La meditación, la práctica del *mindfulness* y el ejercicio diario han sido herramientas curativas muy útiles para mí. Estas prácticas nos conectan con nuestros cuerpos, nuestras emociones y nuestra espiritualidad. En 1991 empecé a hablar públicamente sobre mi experiencia con la agresión sexual y sus consecuencias. Ha sido un cambio de vida, sumamente intenso y sanador. El proceso de compartir con otros y animarlos a tener esperanza y obtener la ayuda que necesitan ha llegado a convertirse en el trabajo de mi vida.

En mi recuperación del trauma, descubrí el poder de nuestras palabras y pensamientos. Cada pensamiento va acompañado de un sentimiento. Noté que la palabra «superviviente» parecía sombría, aterradora y dura, y no quería sentirme así una y otra vez. Por otro lado, la palabra «vencedora» parece muy feliz, luminosa y saludable. Tenemos que tomar la decisión de recuperar nuestro poder y vivir como vencedoras. Hoy en día, me identifico más con una vencedora que con una superviviente.

Sanar la vergüenza

Como ilustra la historia de Sheri, la vergüenza es uno de los mayores obstáculos para sanar el trauma. El trauma es tan destructivo porque nos hace sentir marginados de la sociedad.

La sanación tiene lugar cuando somos capaces de expresar lo indecible. Hablar requiere un espacio seguro para alojar nuestra vergüenza. Como dice Brené Brown, orador, escritor e investigador de la vergüenza: «Nuestras historias no son para todos. Escucharlas es un privilegio, y siempre debemos preguntarnos esto antes de compartirlas: "¿Quién se ha ganado el derecho a escuchar mi historia?". Si tenemos una o dos personas en nuestras vidas que pueden sentarse con nosotros y reservar espacio para nuestras historias de vergüenza, y amarnos por nuestras fortalezas y luchas, somos increíblemente afortunados».[6]

A menudo no es fácil encontrar a alguien de confianza con quien compartir nuestra vergüenza y, si la compartes con la persona equivocada, el dolor puede ser peor que el trauma original. Nunca olvidaré el día en que mi hermana mayor, a la que quiero más que a nada, pero con la que no siempre he tenido la relación más fluida, dijo sin rodeos: «Nunca entenderé por qué hay personas que no se separan sin más». Ella se refería, por supuesto, al abuso que yo había experimentado en mis relaciones anteriores. Luego retorció el dedo en la llaga con tres sencillas palabras que, hasta el día de hoy, siguen grabadas en mi alma: «Siempre te juzgaré».

Por si no fuera suficientemente difícil encontrar un lugar seguro en el que refugiar nuestra vergüenza, también está el tema de los consejos de autoayuda desencaminados y erróneos que, cuando son malinterpretados, pueden perpetuar peligrosamente la autoculpabilidad. Mi abusador se llamaba a sí mismo mi «maestro», y cada vez que infligía daño físico o emocional me decía que era simplemente el «espejo» que reflejaba mis peores cualidades. Siempre era culpa mía mirarme al espejo.

Durante uno de los momentos más oscuros de mi vida, pasé la noche en la cárcel acusada de violencia doméstica. Mi compañero y yo habíamos tenido un altercado la noche anterior que terminó cuando él me estranguló y amenazó con matarme. Ya me harté y llamé a la policía. Cuando llegaron, me asusté. En mi cabeza de repente no importaba que yo apenas pudiera tragar por la fuerza de sus manos en mi garganta o que me hubiera arrancado brutalmente la ropa mientras yo trataba de escapar. Lo que importaba era que yo había participado en la violencia, y la única persona a la que podía culpar era a mí misma. La policía nos separó y nos esposó a los dos para interrogarnos. Mi compañero no admitió nada, mientras que yo inocentemente le dije a la policía que debió de ser mi culpa porque él era simplemente mi espejo. Las palabras «espirituales» nunca han sido tan tóxicas.

Reconocer a las personas y situaciones de nuestra vida que son «espejos» es un concepto fundamental en muchos programas de autoayuda. Y, a veces, es increíblemente útil. Puede ayudar a revelar patrones malsanos y nos ofrece una herramienta de toma de consciencia para liberarnos. Pero, cuando a las personas que han pasado por un trauma se les dice que cada situación es un espejo y que «atraemos» nuestra propia realidad, esto puede reforzar la vergüenza y la creencia de que merecemos todo el dolor que se nos inflige. Permítete descartarlo como una idiotez ahora mismo. *Tú no eres la causa de tu propio cáncer.* Nadie pide sufrir una agresión en un callejón oscuro ni un abuso por parte de su progenitor en casa. Usa tu espejo para ver tus puntos ciegos, pero, por favor, no lo uses como un arma de autoinculpación.

Debes comprender también que, si los espejos reflejan nuestra oscuridad, entonces es lógico que también reflejen nuestra luz. ¿Cuán impactante sería si empezáramos a ver nuestra luz por todas partes? Ahoga las voces que susurran que eres mala, rota, no amada e indigna. Escucha en cambio la voz que dice que eres capaz, amada, digna y completa. En la filosofía yóguica, nuestra alma o verdadero yo (conocido como «Atman») es eternamente completo. Recuperarse del trauma significa reconectarse con nuestra naturaleza trascendente. No tenemos que «arreglarnos», porque nunca estuvimos rotas.

Reproducción del trauma

Uno de los síntomas más intrigantes del trauma, que a menudo también contribuye a la vergüenza, es lo que Peter A. Levine llama la «compulsión de repetir». Las víctimas de trauma suelen terminar recreando su trauma original a lo largo de su vida de diversas maneras tanto obvias como no tan obvias. Por ejemplo, tal vez no sorprenda que muchas mujeres y hombres que han sido agredidos sexualmente acaben teniendo comportamientos sexuales de riesgo e impulsivos. Un escenario de repetición aún más obvio y trágicamente común es el de una joven que es violada y de mayor se convierte en prostituta. Bessel van der Kolk explica: «La repetición compulsiva del trauma suele ser un proceso inconsciente que, aunque puede proporcionar una sensación temporal de dominio o incluso placer, en última instancia perpetúa sentimientos crónicos de impotencia y una sensación subjetiva de estar mal y fuera de control».[7]

Ha habido mucho debate en el campo de investigación del trauma acerca de por qué las víctimas repiten el mismo. Freud se interesó particularmente en el tema, postulando que la repetición era, en última instancia, una forma en que las personas obtenían el dominio sobre su herida original. Muchos pensadores modernos no están de acuerdo, y argumentan que la recreación a menudo termina no en dominio, sino en retraumatización. Las investigaciones sobre la neurobiología del trauma también apuntan a cambios muy reales en el cerebro de la persona traumatizada, lo que altera su percepción de seguridad y peligro.

Hay una estructura en nuestro cerebro llamada hipocampo, que es la principal responsable de dar forma, almacenar y recuperar la memoria, junto con la orientación espacial. El hipocampo codifica la memoria y desempeña un papel importante en su consolidación a corto y a largo plazo. Se puede pensar en el hipocampo como un sello de fecha y hora para tus recuerdos y experiencias.

Digamos, por ejemplo, que te atacó un perro grande cuando eras niña. El hipocampo almacena para su uso posterior la información de que los perros grandes son peligrosos. Cuando seas adulta, sales a dar un paseo vespertino y de repente un perro grande viene corriendo hacia ti. Tu hipocampo recupera el recuerdo archivado de la infancia, y, en un esfuerzo coordinado con tu sistema nervioso autónomo, crea tu reacción al animal que se acerca, lo que muy probablemente implica huir o adoptar una posición defensiva para protegerte de un posible ataque.

Si, por otro lado, en el pasado tuviste experiencias muy positivas con perros, tu reacción sería muy diferente. Tal vez te arrodillarías para acariciar al perro en lugar de tensar todos tus músculos para prepararte para luchar. Esencialmente, el hipocampo nos permite reconocer situaciones, eventos, objetos o personas que hemos enfrentado previamente para que podamos explorar nuestro entorno en busca de señales de seguridad o peligro.

Se ha demostrado que el trauma afecta al hipocampo. La tecnología de diagnóstico por imágenes del cerebro (resonancia magnética y tomografía por emisión de positrones) realizada en personas con TEPT demuestra que el volumen del hipocampo puede realmente reducir su tamaño en personas traumatizadas. Cuando nuestro hipocampo se encoge, también puede hacerlo nuestra capacidad de reconocer el peligro. Esta puede ser una de las razones por las que las personas con traumas se encuentran repetidamente en situaciones inseguras.

Las repeticiones no se limitan a reproducir el trauma original. Como Peter A. Levine señala, las recreaciones de trauma pueden aparecer en una variedad de formas; por ejemplo, accidentes recurrentes, como lesiones corporales o caídas repetidas, e incluso trastornos psicosomáticos. Las repeticiones también pueden tener lugar en fechas o aniversarios destacados de una experiencia traumática.

Cuando mi terapeuta me pidió que hiciera una lista de todos mis traumas pasados desde la infancia hasta el presente, me sorprendió no solo el número de sucesos traumáticos que había sufrido en mi vida, sino también el hecho de que muchos de ellos ocurrieron en o alrededor de la misma fecha, con años de diferencia. Resulta que no fue casual que muchos de mis traumas, grandes y pequeños, se produjeran en el aniversario de la inundación que describí en el primer capítulo.

Una clienta con la que trabajé expuso su experiencia de violencia doméstica durante el período de sus tres embarazos. El abuso emocional era una constante dentro de la relación, pero el abuso físico era raro. Ahora tiene tres hijos hermosos y sanos; sin embargo, exactamente cuatro meses después de cada embarazo, su (ahora ex) esposo se portaba violentamente con ella. Cuanto más me ocupo de personas que han sufrido traumas, más patrones de repetición salen a la luz.

¿Qué hay de ti?

¿Hay sucesos o desgracias aparentemente aleatorios que siguen apareciendo en tu vida? ¿Tienes una reacción emocional fuerte a ocasiones especiales o fechas específicas, como tu cumpleaños o ciertos días festivos? ¿Te sientes más deprimida, ansiosa, enojada o enferma en cierto momento del año? Si bien es cierto que en la vida hay lugar para las coincidencias, cuando se trata de traumas, muy pocas lo son.

Si sospechas que tienes un trauma no resuelto del pasado, no eres la única. Las herramientas y ejercicios de las páginas siguientes te proporcionarán una hoja de ruta para la sanación. El trauma puede resolverse y los patrones nocivos pueden desaparecer. Darme cuenta de que el aniversario de la inundación era para mí un reproductor del trauma me ayudó a entender por qué me inundaba de sentimientos de miedo y tristeza, aparentemente sin motivo, casi cada Nochevieja. Había archivado la inundación como algo sin importancia, pero mi cuerpo recordaba su significado. Darnos cuenta de ello nos permite cambiar el patrón con éxito. Esto no quiere decir que ya no me sienta nerviosa, ansiosa o triste cuando un año da paso al siguiente. A veces me ocurre. Pero ahora tengo las herramientas para enfrentarme a mis emociones para que no sean ellas las que estén al mando. Me conecto con mi sensación sentida. Me reviso de forma activa y me pregunto qué y dónde lo siento en mi cuerpo. Me recuerdo a mí misma que, aunque mi cuerpo y mi mente han sido diseñados para reaccionar de cierta manera, puedo tomar una decisión diferente. Es habitual citar a Viktor E. Frankl, psiquiatra y sobreviviente del Holocausto, que dice: «Entre el estímulo y la respuesta hay un espacio. En ese espacio está nuestro poder para elegir nuestra respuesta. En nuestra respuesta está nuestro crecimiento y nuestra libertad».

ENCUENTRA TU RECURSO INTERIOR

Un recurso interior es cualquier cosa que te crea mentalmente una sensación de comodidad y apoyo. Para encontrar tu recurso interior, piensa en algo real o imaginario que te haga sentir a gusto. Puede ser un lugar especial en la naturaleza, como un lago tranquilo, una habitación predilecta, una persona o mascota que te guste, un recuerdo muy preciado, una actividad que disfrutes, un color o cualquier imagen que te haga sentir feliz, tranquila o centrada. Pinta mentalmente la escena de tu recurso interior con tanto detalle como sea posible: ¿qué aspecto tiene, a qué suena, a qué huele, a qué sabe y cómo lo sientes? Úsalo como ancla antes de practicar las secuencias de movimiento o las técnicas de atención plena* de este libro. Vuelve a tu recurso interior cada vez que te sientas abrumada o desarraigada.

---

* Nota del Traductor. Tal como habrá notado el lector, en este libro se emplean indistintamente los términos «atención plena» y «mindfulness» para verter el original en inglés *mindfulness*. La razón de ello es promover el uso de la expresión en castellano más aceptada por los expertos («atención plena»), pero al mismo tiempo facilitar la identificación del concepto a quienes están habituados a leer libros y artículos sobre este tema, en los que se suele emplear el término en inglés.

Capítulo 4

El trauma y tu cerebro

Cuando una persona se enfrenta continuamente al peligro, es incapaz de vencerlo, su última línea de defensa es, al final, intentar no sentir el peligro.
—Rollo May

Hay una razón por la que no podemos sencillamente «superar» el trauma. El trauma cambia de forma radical nuestro cerebro, afectando a la adaptación de la memoria, a la regulación emocional y a nuestras respuestas al estrés y al miedo.

Nuestros tres cerebros

Para entender el trauma, primero debemos familiarizarnos con este órgano asombrosamente complejo que es responsable del pensamiento, la emoción, el movimiento, la sensación y la comunicación: el cerebro humano. En 1990, el médico y neurocientífico Paul D. MacLean sugirió que tenemos tres cerebros en uno: el cerebro reptiliano, el cerebro mamífero y el neocórtex. Su teoría se conoce ahora como el modelo del cerebro trino y es una forma simplificada de ver el funcionamiento tan complejo del cerebro humano.

Esta información es importante para nuestros propósitos porque la tarea de resolver el trauma debe dirigirse a los tres cerebros, así como a nuestro cuerpo físico, que en última instancia se convierte en el campo de batalla donde se produce el trauma.

El cerebro reptiliano

El cerebro se desarrolla de abajo hacia arriba, empezando por el cerebro de reptil o «lagarto». Esta parte del cerebro asegura nuestra supervivencia. El cerebro reptiliano es la parte más antigua y primitiva de nuestro cerebro.

Se compone del tronco encefálico y el cerebelo y es el responsable de nuestros instintos de supervivencia, entre los que se incluye nuestra reacción de lucha o huida. Gestiona procesos automáticos e involuntarios en los que no tenemos que pensar, como el sueño, la digestión, la circulación, la respiración, los latidos del corazón y la excitación sexual. Gobierna los instintos y reflejos y toma decisiones automáticas e instintivas de supervivencia.

El cerebro mamífero

El cerebro de mamífero —denominado así porque todos los mamíferos lo tienen— se encuentra justo encima del cerebro de reptil y funciona como nuestro centro emocional. Alberga el afecto, la motivación, el comportamiento, la memoria, el sentido del olfato y cómo vemos y percibimos el mundo.

También conocido como sistema límbico, nuestro cerebro mamífero actúa como nuestra caja fuerte de la memoria, recordando y codificando experiencias agradables y desagradables. Desempeña un papel fundamental en la detección y percepción de amenazas externas mediante la comparación de nuestras experiencias pasadas y presentes. Toma decisiones concebidas para nuestra supervivencia sobre la base de la historia almacenada, en lugar de basarse en el análisis lógico.

El cerebro racional

Finalmente, tenemos el neocórtex, también conocido como nuestro cerebro «racional» o «cognitivo». El neocórtex es la parte más joven del cerebro y es responsable de las funciones cognitivas superiores, como el lenguaje, el razonamiento, la planificación, el pensamiento abstracto y el movimiento voluntario. El neocórtex se desarrolla en último lugar porque es la parte menos esencial de nuestro cerebro desde un punto de vista puramente primario de supervivencia. La capacidad para el pensamiento abstracto tiene poco valor si nuestras funciones involuntarias básicas de supervivencia, como la respiración, el latido del corazón y la digestión, están apagadas.

En condiciones normales y cotidianas, el neocórtex ayuda a manejar el cerebro reptiliano más instintivo y el sistema límbico emocional, aplicando el pensamiento racional y el razonamiento a la toma de decisiones. Sin embargo, cuando estamos en peligro o nos enfrentamos a una amenaza, nuestro neocórtex cede las riendas del sistema límbico, que trabaja en tándem con el cerebro reptiliano para activar lo que se conoce como nuestra reacción de lucha o huida.

Cómo responde nuestro cerebro ante las amenazas

La reacción de lucha o huida es un mecanismo evolutivo diseñado para la supervivencia primitiva. En tiempos de amenaza real o aparente, nuestro sistema nervioso se inunda con hormonas del estrés, que nos ponen en acción para huir de un ataque o combatirlo. En el modo de lucha o huida, el neocórtex se desconecta, permitiéndonos actuar primero y pensar después. Consideremos el ejemplo de Emily, que de repente se encuentra con una serpiente mientras camina por su patio trasero. Da un salto hacia atrás instintivamente, solo para darse cuenta momentos después de que se trata de una manguera de jardín.

Esta vertiginosa cadena de reacciones provocadas por el sistema límbico y el cerebro reptiliano es algo parecido a esto: al ver a la serpiente, el tálamo sensorial —una estructura localizada en el sistema límbico que actúa como un núcleo central de información para todos nuestros sentidos excepto para el olfato— alerta a la amígdala de la forma de una serpiente. La amígdala, una estructura en forma de almendra ubicada en el sistema límbico y que desempeña un papel clave en el procesamiento del miedo, actúa como «timbre de alarma» cuando se detecta un peligro. En este caso, la amígdala procesa la información sensorial entrante como una amenaza y envía un mensaje de inmediato al hipotálamo y al tronco encefálico, con el fin de movilizar el sistema hormonal del estrés y el sistema nervioso autónomo (SNA) para que el cuerpo se aleje del peligro.

El neurocientífico Joseph LeDoux llama a este trayecto casi instantáneo a la amígdala el «camino bajo». El camino bajo evita por completo el neocórtex y envía información directamente del tálamo a la amígdala, incitándonos a actuar. También tenemos otro camino llamado el «camino alto». Este dirige la misma información sensorial al córtex prefrontal medio (MPFC, por sus siglas en inglés); una vez que el cerebro del pensamiento superior ha evaluado la información, transmite el mensaje apropiado de vuelta a la amígdala.

La diferencia entre el camino bajo y el alto radica en que el camino alto tarda unas ocho veces más que el bajo. Aunque esta diferencia de tiempo puede medirse en milisegundos, en una situación peligrosa puede significar la diferencia entre la vida y la muerte. Para cuando el neocórtex se activa, nuestro cuerpo ya ha respondido a la amenaza saltando.

El trauma se desarrolla principalmente a lo largo del «camino bajo» del sistema límbico. Se ha demostrado que el TEPT afecta estructuras críticas del sistema límbico, entre ellas la amígdala, el hipocampo y el hipotálamo. El trauma también afecta una parte del neocórtex llamada córtex prefrontal medio.

El tálamo

El tálamo es como un operador telefónico internacional, que dirige las llamadas a donde se espera que vayan. El tálamo proporciona a la amígdala una entrada sensorial, que la amígdala interpreta para determinar si la información entrante representa una amenaza para nuestras vidas.

La amígdala

Si el tálamo es un operador telefónico, la amígdala es como el traductor, que interpreta el contenido de cada llamada. La amígdala desempeña un papel principal en la detección del peligro.

Nuestro cerebro está equipado con una predisposición a la negatividad, lo que significa que está constantemente explorando en busca de amenazas y detecta la información negativa más rápido que la positiva para garantizar nuestra supervivencia. Si se detecta peligro, la amígdala alerta instantáneamente al sistema nervioso simpático para que nos movilice para luchar o huir.

El hipocampo

Como recordarás, el hipocampo es el responsable de la memoria. Cuando la amígdala hace sonar la alarma, el hipocampo escanea nuestra memoria para relacionar cualquier experiencia pasada con lo que está sucediendo en este momento.

Recuerda, también, que el hipocampo puede reducirse en aquellos que sufren de depresión y TEPT, afectando así la forma en que procesan y perciben la seguridad y el peligro.

El hipotálamo

El papel principal del hipotálamo es regular las hormonas. Cuando la amígdala y el hipocampo están de acuerdo en que existe peligro, el hipotálamo se pone en marcha e indica a la hipófisis, la tiroides y las glándulas suprarrenales que liberen hormonas del estrés, como el cortisol y la adrenalina.

El hipotálamo recibe información no solo del cerebro, sino también del corazón, el nervio vago, el sistema digestivo y la piel. Aunque el hipotálamo controla la liberación de hormonas, no posee la capacidad de determinar si un factor estresante representa una amenaza real para nuestra supervivencia o no. El hipotálamo puede liberar la misma oleada de hormonas del estrés en respuesta a que alguien nos toque la bocina en el tráfico y un auto nos golpee y cause un accidente. Un evento es potencialmente mortal, el otro no lo es; no es trabajo del hipotálamo establecer la diferencia entre los dos.

El córtex prefrontal medio

Aunque el trauma se manifiesta en gran medida en el sistema límbico, el mal funcionamiento de ciertas regiones del neocórtex también contribuye al desarrollo del TEPT. En el cerebro traumatizado, se ve afectada una región del neocórtex, el MPFC. Las técnicas de neuroimagen realizadas en pacientes con TEPT muestran una disminución de la activación dentro del MPFC cuando los pacientes se exponen a estímulos relacionados con el trauma, mientras en la amígdala se eleva la activación.[1]

En un cerebro no traumatizado, el MPFC tiene la capacidad de ayudar a regular la actividad de la amígdala y amortiguar las emociones angustiosas como el miedo y la ansiedad. Sin embargo, en el cerebro traumatizado, el MPFC es incapaz de mantener controlada a la amígdala, lo que resulta en una importante angustia emocional y psicológica. Esencialmente, el cerebro bajo la influencia del trauma pierde su capacidad de pensar de modo racional, lo que nos deja operando puramente desde nuestros instintos animales.

Consejo rápido:
domar la amígdala con golpecitos

Si una persona puede quedar traumatizada en treinta segundos, ¿por qué no puede curarse en un día, una hora, un minuto?
—Rick Wilkes, experto en la Técnica de la Libertad Emocional
(EFT, por sus siglas en inglés)

La EFT, también conocida como *tapping*, combina la antigua sabiduría de la acupresión china con la psicología moderna para reconfigurar el cerebro, calmar el sistema nervioso y ayudar con el TEPT, los trastornos de ansiedad, las fobias y los patrones de pensamiento negativos.

Mientras que en la sección de ejercicios de este libro cubrimos una variedad de técnicas de *tapping* basadas en principios de la medicina china, la EFT emplea una secuencia de *tapping* muy específica basada en nueve puntos de digitopresión diferentes, localizados en nuestras manos, cabeza y parte superior del torso. Los seguidores de la EFT afirman que el *tapping* actúa «desactivando» la amígdala, lo que atenúa nuestra respuesta al estrés.

Para empezar a hacer *tapping* ahora mismo, visita www.thetappingsolution.com/tapping-101 y haz clic en «Introduction to the Tapping Points» para obtener un vídeo gratuito de cuatro minutos que te guiará a través de los nueve puntos básicos de la secuencia de *tapping*. Si estás interesada en aprender más sobre el *tapping*, te recomiendo que leas *La solución tapping*, de Nick Ortner.

Escanear en busca de peligro

Cada segundo de cada día recibimos una cantidad increíble de información sensorial del mundo exterior. Mientras lees este libro, tu tálamo está procesando la temperatura del aire en tu piel, el brillo de las luces en la sala, el peso y la textura de este libro en tus manos, etc.

Si la temperatura de la habitación en la que te encuentras es relativamente suave, tu tálamo probablemente archivará esa información como irrelevante. Sin embargo, si la temperatura se vuelve ardiente de pronto, tu tálamo enviará una señal a tu amígdala para alertarla del potencial peligro. Sin ningún pensamiento consciente, la amígdala te ayudará a ponerte en acción casi instantáneamente.

En las personas con TEPT, la amígdala parece ser hiperactiva, ya que constantemente está explorando en busca de peligro donde no existe ninguno. A este respecto, es importante señalar que la amígdala no puede discernir entre el pasado y el presente; ese trabajo está reservado para el hipocampo. Debido a que la amígdala no procesa el tiempo, el peligro puede parecer siempre presente, lo que hace que las personas traumatizadas queden atrapadas en un estado de hiperestimulación y sobreestimulación crónicas. La trampa del trauma es que se percibe como si no tuviera principio ni fin.

En el trastorno de pánico, que afecta a muchas personas que han sufrido un trauma, el hipotálamo desencadena la liberación de hormonas del estrés de forma constante, por lo que el peligro se siente como si acechara a la vuelta de cada esquina. Este flujo constante de hormonas del estrés puede llevar a la fatiga suprarrenal porque estas glándulas están haciendo horas extras sin descanso. Nuestro sistema de alarma interna nunca se calla, y el resultado es un completo agotamiento físico y mental.

En la época cumbre de mi trastorno de pánico, estaba tan fatigada que apenas podía funcionar; sin embargo, mi sistema nervioso se negaba a desactivar la alarma. Mi cuerpo anhelaba desesperadamente dormir, pero estaba demasiado nerviosa y solo podía dormir una o dos horas cada noche, si tenía suerte. Durante esas noches de insomnio, me sentía plagada de fuertes temores de morir. Pensaba que si cerraba los ojos no volvería a despertar. Durante un episodio particularmente intenso, me mantuve despierta por cuarenta y ocho horas, pensando que preferiría terminar mi vida antes que seguir viviendo con miedo y pánico por el resto de mi vida. En los próximos capítulos, aprenderemos técnicas de movimiento que reentrenan nuestro cuerpo y nuestra mente para reconocer el hecho de que las sensaciones de miedo y las experiencias incómodas tienen un comienzo, un punto medio y un final concretos. Esto nos libera del miedo de que nuestro sufrimiento dure para siempre.

El sistema nervioso autónomo

Un factor clave en nuestra reacción de lucha o huida es el sistema nervioso autónomo, que es como el interruptor de encendido/apagado para la respuesta del cuerpo al peligro. Se divide en dos ramas: el sistema nervioso simpático y el sistema nervioso parasimpático.

El sistema nervioso simpático prepara nuestro cuerpo para entrar en acción. Activa nuestra reacción de lucha o huida y produce sustancias químicas como la adrenalina y el cortisol que nos movilizan para enfrentarnos a un atacante o huir del peligro.

El sistema parasimpático es nuestra reacción de reposo, asimilación y parálisis, que regula las funciones básicas del cuerpo, como la digestión, la cicatrización de heridas, el sueño y los ciclos de sueño. Cuando estamos en modo de activación simpática o de lucha o huida, nuestro cuerpo frena las funciones corporales normales que el sistema nervioso autónomo considera no esenciales para concentrarse en la tarea actual de salvar la vida. Nuestro ritmo cardíaco aumenta, nuestra respiración se acelera, nuestras pupilas se dilatan para dejar entrar más luz y mejorar la visión, nuestra percepción del dolor disminuye, nuestros músculos se tensan, y nuestra digestión se ralentiza en un intento de preservar la energía y desviar la sangre a las extremidades y músculos que más lo necesitan para luchar o huir con éxito.

Las personas que están estresadas crónicamente se quejan a menudo de problemas digestivos porque su sistema digestivo básicamente se interrumpe en la activación simpática. Discutiremos la importancia del intestino y su papel en la depresión, la ansiedad, la fatiga y la enfermedad en general en el cuerpo y presentaremos un protocolo para la curación del intestino en la parte IV. Por ahora, es importante saber que la reacción de lucha o huida fue diseñada biológicamente pensando en nuestra supervivencia, y que se produce de forma automática sin nuestro pensamiento consciente.

Cuando estamos en situación de dominio parasimpático, nuestros latidos cardíacos se ralentizan, nuestras pupilas se contraen, y se estimula la actividad en el estómago y aumenta la producción de saliva para ayudar a facilitar la digestión.

Ambas ramas del sistema nervioso están también involucradas en la excitación sexual y el orgasmo. Puede sonar contraintuitivo, pero en realidad es el sistema nervioso parasimpático el que promueve la excitación sexual y la erección, lo que explica por qué cuando estamos estresados o ansiosos podemos tener dificultades para ponernos «a tono». Sin embargo, durante el orgasmo en sí, el sistema nervioso simpático se activa momentáneamente para ayudar a facilitar la eyaculación y la contracción vaginal. Después de eso, nuestros cuerpos se acomodan de nuevo en el dominio parasimpático, razón por la cual a menudo tenemos sueño después del sexo. Este ritmo natural entre la excitación y la calma crea un estado de equilibrio para que nuestros cuerpos y mentes se desarrollen. Permanecer en un estado crónico de estrés y activación simpática puede conducir a disfunciones sexuales como la eyaculación precoz y la impotencia, lo que crea sentimientos de bochorno, vergüenza e insuficiencia. Si estás lidiando con una disfunción sexual relacionada con el estrés o el trauma, las herramientas de este libro pueden ayudar a aliviar estos síntomas conforme se trata y se libera el trauma subyacente guardado en el cuerpo.

En un individuo sano, existe un equilibrio funcional entre los sistemas nervioso simpático y parasimpático. Incluso durante los momentos de estrés, un sistema nervioso equilibrado hará que la activación simpática continúe con una calma parasimpática, creando un ciclo natural de carga (activación simpática), seguido de secreción (liberación parasimpática). Este ritmo de carga y descarga crea homeostasis en el cuerpo y la mente. Un sistema nervioso autónomo equilibrado nos da la capacidad de procesar y evaluar ciertas experiencias, situaciones y emociones, y de reaccionar apropiadamente a la vez que mantenemos nuestra salud y bienestar. Sin embargo, en los sujetos con TEPT, los sistemas nerviosos simpático y parasimpático pueden desequilibrarse mucho, dejando a las personas atrapadas en la posición de «encendido» o «apagado».

No son solo las personas con TEPT las que sufren en su sistema nervioso. Las que trabajan o viven en ambientes de alto estrés (¡hola a casi todos!) también se ven afectadas. Aunque nuestra reacción de lucha o huida era útil cuando teníamos que reunir todas nuestras fuerzas para luchar contra los animales salvajes cuando éramos cavernícolas, en el mundo moderno se ha vuelto contraproducente y, para ser francos, destructiva. Nos inundan las mismas hormonas del estrés cuando nos llaman a la oficina del jefe en el trabajo que cuando nuestras vidas se veían amenazadas en épocas más primitivas. Esto es un problema porque los niveles elevados de cortisol a largo plazo pueden debilitar el sistema inmunológico, crear problemas gastrointestinales, como la mala absorción de nutrientes y la hinchazón, aumentar el riesgo de enfermedades cardíacas y provocar aumento de peso y otros problemas perjudiciales como insomnio, fatiga crónica, depresión y más.

Lucha, huida o parálisis

Gran parte de lo que sabemos sobre cómo el cuerpo almacena y libera el trauma hoy en día procede de la observación de animales salvajes. Todos los animales, incluyendo los humanos, responden a las amenazas con el mismo conjunto de estrategias de defensa programadas evolutivamente: lucha, huida o parálisis. Huir es usualmente la primera línea de defensa. Si no podemos dejar atrás a un depredador, recurriremos a nuestra segunda línea de defensa y lucharemos. Si carecemos de la capacidad física para luchar o sabemos que no venceremos, podemos instintivamente invocar la respuesta de parálisis como último recurso.

La respuesta de parálisis se da en circunstancias muy extremas, cuando nuestro cerebro determina que no podemos escapar ni combatir una amenaza. Desde una perspectiva evolutiva, el estado de parálisis es benigno porque adormece el cuerpo física y mentalmente de forma temporal ante el dolor en caso de muerte inminente.

Muchos sobrevivientes de agresión sexual y supervivientes de incesto relatan haber entrado en un estado de parálisis o disociación mientras sus cuerpos sufrían agresiones. Este estado disociativo ayuda a mitigar el dolor físico y emocional de la violación. Una sobreviviente de una agresión sexual infantil con la que hablé recordó cómo abusaron sexualmente de ella múltiples hombres en su propia casa entre los cuatro y los dieciséis años. Nos describe su experiencia de disociación: «Aprendí a abandonar mi cuerpo. Simplemente lo dejaba y me iba». A continuación explicó que «irse» fue lo que le permitió sobrevivir y soportar.

Se cree que la respuesta de disociación o entrar en parálisis durante un evento traumático es uno de los principales factores de predicción del desarrollo de TEPT en el futuro, ya que el trauma nunca tuvo la oportunidad de ser completamente liberado de su sistema. Un objetivo principal de la curación del trauma es liberar o descargar la energía que pudiera quedar atrapada en el cuerpo en ese momento.

Los investigadores del trauma y los terapeutas somáticos creen que las reacciones traumáticas se producen cuando los intentos de un individuo de pelear o huir son infructuosos, lo que suele suceder en los accidentes automovilísticos, el conflicto armado, la violación, el abuso y otros delitos violentos en los que un individuo se ve abrumado o dominado, o simplemente no tiene tiempo suficiente para huir o luchar porque todo sucede muy rápido.

La reacción de lucha o huida genera una cantidad enorme de energía, y nuestros cuerpos naturalmente quieren que esta reacción se lleve a cabo con éxito. Esa es parte de la razón por la cual los ejercicios físicos y las prácticas de respiración son tan importantes en este libro. Pueden ayudarte a completar reacciones interrumpidas de lucha o huida descargando la energía atascada que se ha quedado congelada en tu sistema nervioso. Una descarga con éxito sienta las bases para que se desarrolle una curación más profunda.

Instintos animales

Los investigadores han observado que los animales que viven en su hábitat natural están expuestos a traumas a diario. A pesar de ello, no vemos leones que anden por la sabana mostrando signos de TEPT. Esto se debe a que los animales descargan de forma natural su estrés traumático sacudiéndose involuntariamente de la cabeza a los pies. Las imágenes de video utilizadas a menudo para demostrar esta descarga nos muestran un impala completamente paralizado e inmóvil bajo las mandíbulas de un guepardo. Antes de que el guepardo pueda morder, un combativo babuino entra en el escenario, distrayendo al guepardo. El guepardo se levanta y deja ileso al impala congelado. Una vez que el guepardo ha dejado la escena, el impala sale de su estado de parálisis y se sacude todo el cuerpo. Los investigadores han señalado este estremecimiento de todo el cuerpo como algo que los animales hacen instintivamente para liberar de manera eficaz el estrés traumático de su sistema nervioso después de escapar de un ataque. Tras unos momentos de temblores, el impala vuelve a la vida y sigue su camino feliz, después de haber superado con éxito el trauma.

Otro ejemplo de video clásico es uno de 1997 de *National Geographic* que muestra a un oso polar huyendo de unos investigadores de la vida salvaje armados con pistolas tranquilizantes. El oso polar es alcanzado con un sedante y se queda completamente inmóvil. Cuando sale de su estado inmovilizado, se estremece de cuerpo entero. La ralentización de las imágenes revela que el temblor no es aleatorio. El oso polar rechina sus dientes (respuesta de lucha) y sus piernas se mueven como si estuviera corriendo (respuesta de vuelo), completando así la reacción interrumpida del sistema nervioso autónomo. Después de que el temblor disminuye, el oso polar comienza a inhalar involuntariamente, liberando así el estrés restante para que su sistema nervioso pueda regresar a la homeostasis.

Por desgracia, nosotros, los humanos, a menudo interrumpimos nuestros propios instintos naturales de descarga de traumas, lo que nos lleva al TEPT, los trastornos de ansiedad, la hipervigilancia, las regresiones, la depresión y mucho más. El libro de Peter A. Levine *En una voz no hablada: cómo el cuerpo libera el trauma y restaura el bienestar*, relata la experiencia traumática del autor de haber sido atropellado por un auto mientras cruzaba la calle. En la ambulancia, Levine pudo controlar sus sensaciones corporales y permitió que su cuerpo se sacudiera y temblara naturalmente, lo cual «reajustó» su sistema nervioso, dándole una mayor probabilidad de evitar el TEPT después del accidente.

Levine continúa diciendo que el público en general no suele tener tanta suerte de vivir esta experiencia. La mayoría de los paramédicos están entrenados para evitar que la gente tiemble sujetándolos con correas o sedándolos con drogas. Este tipo de intervención puede interferir con la respuesta natural de lucha o huida del cuerpo, lo que mantiene a los pacientes paralizados o atrapados en su propio trauma. Levine resume: «Mi observación me dice que una condición previa para el desarrollo del trastorno de estrés postraumático es que una persona esté asustada y perciba que está atrapada. La interacción del miedo intenso y la inmovilidad es fundamental en la formación del trauma, en su mantenimiento y en su desarticulación, resolución y transformación».[2]

La buena noticia es que nuestro cuerpo es increíblemente resistente y nuestro cerebro posee la capacidad de reconfigurarse a sí mismo. Lo que una vez estuvo atrapado puede ser liberado.

LIBERARSE DEL TRAUMA RETENIDO

Una de las experiencias más conmovedoras y profundas de la liberación del trauma físico que he tenido el privilegio de presenciar y ayudar a facilitar fue con Tori, una joven radiante que tomó un curso de capacitación para maestros en trauma de Purple Dot Yoga Project en el que yo enseñaba. Tori, que sufrió abusos en el pasado, describe su experiencia de experimentar una de nuestras técnicas de respiración de liberación del trauma:

Estaba realmente fascinada por el ejercicio de respiración. Me imaginaba una reacción emocional, quizás acompañada de recuerdos que resurgían y lágrimas, pero los resultados han transformado profundamente mis reacciones a mis traumas pasados. Cuando comencé con la respiración, casi de inmediato sentí emociones intensas que se me subían al pecho, parecido al preludio de un ataque de pánico. Recuerdos muy fuertes comenzaron a surgir a través de mi cuerpo. No estoy segura de cuánto tiempo pasó antes de que me volviera consciente de lo que me rodeaba físicamente y consciente de que mi cuerpo se movía hacia arriba sobre mi estera.

Mis piernas, independientes de mi control consciente, se sacudían con fuerza hacia arriba y hacia abajo en mis flexores de cadera, mi espalda se arqueaba y se apartaba de la estera. Mis brazos estaban doblados en ángulo recto en los codos, con los puños cerrados y agitándose salvajemente, no estoy segura de si fue una reacción innata de lucha o de ayuda a mi huida, pero la reacción física fue asombrosa. Estaba corriendo. En el transcurso de esta regresión, me estaba moviendo a través de las acciones que me fueron negadas en el momento de mi trauma. Había leído sobre este fenómeno, pero me sorprendió experimentarlo yo misma. Poco a poco sentí mis piernas más lentas a medida que mis emociones reprimidas comenzaron a disiparse.

Luego recibimos instrucciones para comenzar a respirar con calma y mis instintos tomaron el control una vez más. Esta vez, mientras nos enfriábamos, completé la acción que no había podido realizar en el momento de mi trauma. En mi mente, caminé hacia mi yo pasado y la abracé. La guie suavemente fuera de la casa donde había vivido con su abusador y nos fuimos. Me fui. Después de años de inútil angustia por un pasado que no podía cambiar, mi cuerpo completó el movimiento que no pudo hacer antes.

La libertad y ligereza que sentía en mi cuerpo eran indescriptibles. Esta experiencia —esta experiencia hermosa, maravillosa y milagrosa que mi cuerpo me ha regalado— ha cambiado completamente mis reacciones tanto hacia mi maltratador como hacia mí misma. Los recuerdos permanecen, pero ya no van acompañados de ataques de pánico e invasiones de asfixia. Mi trauma había sido resuelto, y recibí una nueva esperanza de que la herida podía ser sanada.

Capítulo 5

Crear un camino de sanación

El alma humana no quiere ser aconsejada, ni arreglada ni salvada.
Simplemente quiere ser presenciada: ser vista, escuchada y acompañada
exactamente como es. Cuando rendimos esa clase de profunda reverencia
al alma de una persona que sufre, nuestro respeto refuerza los recursos
curativos del alma, los únicos recursos que pueden ayudarla a salir adelante.
—Parker J. Palmer, *The Gifts of Presence, the Perils of Advice*

Hay dos enfoques principales para tratar el trauma: de arriba hacia abajo o de abajo hacia arriba. De arriba hacia abajo se refiere a tratar el trauma del neocórtex hacia abajo. Se le llama así porque el neocórtex es la parte más joven de nuestro cerebro y la última en desarrollarse. De abajo hacia arriba se refiere a tratar el trauma desde la parte más antigua de nuestro cerebro, el cerebro reptiliano, y avanzar desde esa parte hacia arriba.

Curación de arriba hacia abajo y de abajo hacia arriba

La terapia conversacional tradicional es un enfoque de arriba hacia abajo. Se requiere que el paciente acceda al lenguaje, que se encuentra en el neocórtex, para hablar de eventos y experiencias traumáticas. Debe señalarse, sin embargo, que algunos críticos de la terapia conversacional argumentan que hablar de eventos traumáticos una y otra vez es como revivirlos y que en realidad puede ser traumático.

En la actualidad está surgiendo una sólida investigación en el sentido de que un planteamiento de abajo hacia arriba puede ser un método más eficaz para curar el trauma, porque las personas traumatizadas necesitan sentirse seguras en sus cuerpos y bien reguladas en su sistema nervioso autónomo antes de que puedan empezar a acceder a sus experiencias y a comprenderlas de arriba hacia abajo. Un enfoque de abajo hacia arriba utiliza técnicas orientadas al cuerpo y puede incluir varias formas de terapia de movimiento (yoga, danza, artes marciales), sensibilidad corporal, *tapping*, respiración y otras intervenciones especializadas basadas en el cuerpo, tales como Experimentación Somática (creada por el doctor Peter A. Levine) y Tensión, Estrés y Liberación de Trauma, o TRE, por sus siglas en inglés (creada por el doctor David Berceli).

Recuerda que cuando nuestro cuerpo está en modo de lucha o huida, nuestro cerebro de pensamiento superior suelta el volante y permite que los dos cerebros inferiores conduzcan. Muchos individuos traumatizados simplemente no tienen todavía las palabras para describir lo que están sintiendo porque el cerebro superior, en realidad, ha sido desconectado.

Creo que la terapia conversacional puede ser una herramienta sumamente curativa que nos permite tomar conciencia de cómo se desarrollan nuestros patrones y nos brinda el espacio para procesar los sentimientos de vergüenza en un ambiente seguro. Dar voz a los aterradores pensamientos y sensaciones que nos mantienen cautivos nos permite comenzar a devolver el cuerpo y la mente a su estado original de plenitud. Sin embargo, para llegar a ese punto, primero tenemos que *sentirnos* dentro de nuestro cuerpo. Esta es la razón por la cual la terapia de conversación puede utilizarse mejor en combinación con un planteamiento basado en el cuerpo, de abajo hacia arriba, o bien puede introducirse más adelante una vez que el individuo haya resuelto primero cualquier trauma retenido en el cuerpo. Aunque cabe señalar que, si un individuo ha sido diagnosticado con esquizofrenia, trastorno de personalidad múltiple, trastorno bipolar, trastorno límite de la personalidad o depresión clínica, o está experimentando pensamientos o conductas suicidas, el primer paso siempre debe ser procurar ayuda psiquiátrica profesional. Y, por supuesto, en cualquier caso, siempre debe consultar con un profesional cualificado de la salud mental, un psicoterapeuta o un médico antes de iniciar este o cualquier otro tipo de programa.

Este libro emplea un planteamiento de arriba hacia abajo y de abajo hacia arriba que integra el movimiento, trabajo con la respiración, la atención y la nutrición para ayudar a resolver el trauma y restaurar la vitalidad y el bienestar del cuerpo, la mente y el espíritu.

En la segunda parte nos adentramos en la ciencia del ejercicio físico (un enfoque de abajo hacia arriba) y en las prácticas específicas de movimiento del Primal Yoga que se basan en la sabiduría antigua del yoga y las artes marciales. Los ejercicios físicos y las posturas que se indican subrayan una conexión con la sensación sentida en la conciencia del presente. Cuando el trauma queda atrapado en el cuerpo, puede parecer que existe en el ahora presente, en lugar de ser algo que ocurrió en el pasado. Existen varias posturas y movimientos de yoga que te ayudarán gradualmente a tomar conciencia de tu cuerpo y de las sensaciones fluctuantes que hay en él, lo que te permitirá cambiar tu percepción del tiempo y aprender a separar el pasado del presente.

El yoga también requiere una profunda concientización y conexión con la respiración. El trabajo respiratorio es otro planteamiento de abajo hacia arriba que funciona con las partes más primitivas de nuestro cerebro instintivo. Cuando se realiza con atención y se practica con cuidado, el trabajo respiratorio puede ser una de las herramientas más poderosas y profundamente curativas para la liberación del estrés traumático. Las prácticas de respiración nos permiten activar y aliviar el sistema nervioso autónomo y, a través de ejercicios de respiración específicos, las personas con trauma pueden descargar el estrés traumático y aprender a autorregularse.

La tercera parte de este libro utiliza algunas herramientas de curación de arriba hacia abajo, introduciendo una variedad de técnicas simples y efectivas de atención plena (o *mindfulness*) y meditación. La atención plena fortalece la capacidad de nuestro córtex prefrontal medio para controlar las sensaciones de nuestro cuerpo. Cuando se practica de forma consistente a lo largo del tiempo, la meditación puede cambiar nuestro cerebro, aumentando la materia gris y el grosor cortical en varias estructuras clave del mismo. Se ha relacionado el aumento del volumen cerebral en áreas específicas con una mayor regulación emocional, un mejor aprendizaje, memoria, concentración e incluso una mayor compasión y empatía. También se ha demostrado que el *mindfulness* disminuye el tamaño de la amígdala, la cual, como recordarás, es responsable de hacer sonar la alarma que activa nuestra reacción de lucha o huida.

Por último, en la cuarta parte volvemos al cuerpo, analizando por qué los alimentos que ingerimos tienen un impacto tan radical, y a menudo pasado por alto, en nuestra salud y bienestar físico, emocional y mental. En cierto modo, estoy más entusiasmada con esta parte del libro porque el componente nutricional de la sanación cambia las cosas. Nadie me dijo que los síntomas del trauma que sufría —como la ansiedad, la depresión y la fatiga— estaban siendo magnificados y perpetuados por el estado de mi intestino. Es mi misión decirte lo que nadie me dijo, y ofrecerte medicamentos, no de la farmacia, sino del refrigerador, que te ayudarán a juntar todas las piezas de la recuperación del trauma.

El problema del modelo médico actual

El tema de la salud mental y de la decisión muy personal de tomar o no medicamentos psiquiátricos como una forma de controlar los síntomas conlleva un estigma y a menudo va acompañado de juicio o vergüenza. Los medicamentos psiquiátricos han ayudado a muchos de mis amigos y seres queridos a tratar síntomas muy reales de depresión y ansiedad. Es inútil y, francamente, perjudicial juzgar a cualquier persona que haya usado o se haya beneficiado de medicamentos recetados.

Si actualmente estás bajo medicación para cualquier diagnóstico psiquiátrico, tales como esquizofrenia, trastorno de personalidad múltiple, trastorno bipolar, trastorno de personalidad límite, depresión severa, trastornos de ansiedad o TEPT, *nunca* suspendas el tratamiento médico ni cambies tu dosis sin la guía de un profesional de salud mental cualificado. Los ejercicios físicos, las técnicas de *mindfulness* y las pautas nutricionales de este libro pueden ser útiles como tratamientos suplementarios, pero nunca deben usarse como sustitutos de los medicamentos.

Si has tenido el valor de buscar ayuda profesional y te han dado una receta, te recomiendo que seas proactiva con tu salud. Sin embargo, voy a señalar algunos de los defectos de la industria farmacéutica actual y a proporcionar pruebas respaldadas por la investigación acerca de los riesgos y efectos secundarios a largo plazo de los antidepresivos y los ansiolíticos.

El problema con las grandes farmacéuticas

Las grandes farmacéuticas son una industria multimillonaria. En 2015, la cantidad de dinero gastada en medicamentos recetados en Estados Unidos alcanzó un máximo histórico de 424.800 millones de dólares. Con estos altísimos costes de tratamiento, sería razonable pensar que los índices de depresión y suicidio disminuirían por igual. Pero la realidad es que la depresión y los índices de suicidio están en *aumento*.

Los Centros para el Control y la Prevención de Enfermedades (CDC, por sus siglas en inglés) publicaron un informe en enero de 2017 que mostraba que el índice de suicidios había aumentado de 11,3 suicidios por cada 100.000 personas en 2007 a 12,6 suicidios por cada 100.000 personas en 2013. El informe también reveló que el índice de depresión entre los adolescentes ha aumentado de 8,3 % en 2008 a 10,7 % en 2013.[1] Irónicamente, una posible razón de este aumento podría ser la sobreprescripción y el uso indebido de medicamentos. Aunque los medicamentos recetados pueden ayudar a tratar y controlar los síntomas de depresión y ansiedad, están lejos de ser una cura. Los antidepresivos y los ansiolíticos traen consigo una larga lista de efectos secundarios, entre los que se incluyen la depresión, la ansiedad y los pensamientos suicidas, es decir, las cosas que deben tratar.

Los fármacos psiquiátricos operan ajustando artificialmente la química cerebral. La visión comúnmente aceptada de la depresión en el campo biomédico es que se debe a niveles insuficientes de serotonina en el cerebro. Medicamentos como el Prozac y otros inhibidores selectivos de la recaptación de serotonina (ISRS) aumentan los niveles de serotonina en el cerebro al bloquear su reabsorción.

El problema es que las evidencias que apoyan la hipótesis de la serotonina son, como mucho, circunstanciales. Hasta la fecha, no ha habido estudios en humanos que demuestren definitivamente que una serotonina baja cause depresión. De hecho, nuevas investigaciones revelan que podríamos verlo todo al revés. Según un artículo de 2015 publicado en *Neuroscience & Behavioral Reviews*, los investigadores encontraron que la depresión en realidad podría estar relacionada con niveles *elevados*, y no reducidos, de serotonina. El autor Paul Andrews, profesor asistente de Psicología, Neurociencia y Comportamiento en la Universidad McMaster en

Canadá, señala el hecho de que, aunque los antidepresivos incrementan la serotonina en cuestión de minutos a horas después de su ingestión, la efectividad de estos medicamentos tarda mucho más en hacer efecto. «Uno pensaría que, si la hipótesis de una baja serotonina fuera cierta, los medicamentos antidepresivos también funcionarían rápidamente —escribe—. Pero no es así, tardan de tres a cuatro semanas en hacer efecto para reducir los síntomas. Así que siempre ha existido esta desconexión entre la aparición de los efectos farmacológicos de los antidepresivos y sus efectos terapéuticos».[2]

Para sembrar más dudas sobre la hipótesis de la serotonina baja, hay un antidepresivo en el mercado hoy en día llamado tianeptina, que se utiliza con los nombres comerciales de Coaxil y Stablon. La tianeptina en realidad funciona reduciendo la serotonina. Este medicamento ha demostrado ser tan eficaz como el Prozac, lo que plantea la pregunta: ¿cuánto sabemos realmente sobre la reacción química de la serotonina en nuestro cerebro? Como Irving Kirsch, director asociado del Programa de Estudios Placebo de la Facultad de Medicina de Harvard y autor del libro *The Emperor's New Drugs: exploding the antidepressant myth* (Las nuevas drogas del emperador: explotar el mito del antidepresivo), dice: «Si la depresión puede ser afectada de igual manera por los medicamentos que aumentan la serotonina y por los medicamentos que la reducen, es difícil imaginar que los beneficios puedan deberse a su actividad química».[3]

Todos los indicios apuntan a la verdad de que la depresión no puede atribuirse tan fácilmente a una sustancia química aislada. Los seres humanos son increíblemente complejos, y el modelo biomédico actual no toma en cuenta la miríada de factores de estilo de vida, ambientales, sociales y de desarrollo que pueden desempeñar un papel en la depresión. Las dietas con deficiencia de nutrientes que son altas en alimentos procesados, los estilos de vida sedentarios, las toxinas ambientales y químicas, los antecedentes de trauma, el estrés crónico y la falta de un sistema de apoyo social sólido pueden contribuir de forma significativa a que se presente la depresión.

Como dice Mark Hyman, médico especialista en medicina funcional y autor del éxito de ventas de la lista del *New York Times*: «La depresión no es una deficiencia de Prozac, al igual que los problemas de colesterol no son una deficiencia de estatinas. Hay una causa fundamental y, aunque un medicamento puede salvar vidas como selección a corto plazo, no tiene nada que ver con la causa fundamental».[4]

Entonces, ¿cómo nos convertimos en una nación tan pastillera? En parte porque nos han vendido la idea de que el Prozac, el Paxil, el Zoloft y demás son la cura simple de un problema complejo. Un análisis del gasto presupuestario de diez de las mayores compañías farmacéuticas del mundo reveló que nueve de cada diez gastan más en mercadeo que en investigación.[5]

La conclusión es que las farmacéuticas quieren vender tantos medicamentos como sea posible. Como resultado, hay una gran falta de transparencia en cuanto a la forma en que la industria farmacéutica informa sobre los hallazgos de los estudios sobre fármacos, por no mencionar los enormes y a menudo ocultos conflictos de intereses. Las compañías farmacéuticas no están obligadas por ley a publicar los resultados de cada estudio que realizan. Por tanto, tenemos un número selectivamente alto de estudios con resultados positivos que apoyan la estrategia de las compañías farmacéuticas y un número muy bajo de estudios que revelan resultados negativos. En un estudio de 2008 publicado en el *New England Journal of Medicine*, los investigadores examinaron con ojo crítico los informes de la industria farmacéutica para descubrir posibles sesgos. Analizaron setenta y cuatro estudios registrados por la FDA sobre doce antidepresivos diferentes en los que participaron más de doce mil personas y encontraron que se publicaron treinta y siete de los treinta y ocho estudios que la FDA consideraba que tenían resultados positivos, mientras que solo se publicaron catorce de los treinta y seis estudios que la FDA consideraba que tenían resultados negativos o cuestionables. Los investigadores también hallaron que, según la literatura publicada, parecía que el 94 % de los ensayos realizados eran positivos, aunque el análisis completo de la FDA mostró que solo el 51 % resultó positivo.[6]

Una de las razones por las que las compañías farmacéuticas son selectivas a la hora de publicar todos los hallazgos es que muchos estudios muestran que, en los casos de depresión leve o moderada, los ISRS no son más efectivos que los placebos y, en algunos casos, ¡los placebos son en realidad más efectivos que el medicamento en sí mismo! En 2010, un metaanálisis de seis grandes estudios publicados en el *Journal of the American Medical Association* (*JAMA*) asestó un duro golpe a la industria de los antidepresivos. El documento concluyó: «La ventaja de la medicación antidepresiva en comparación con el placebo puede ser mínima o inexistente, en promedio, en pacientes con síntomas leves o moderados».[7]

Aunque el artículo del *JAMA* mostró que los antidepresivos tenían una ligera ventaja en efectividad sobre los placebos en casos de depresión grave (cerca del 13 % de los casos), la principal conclusión, según Steven Hollon, investigador en psicología de la Universidad de Vanderbilt y coautor del artículo del *JAMA*, fue: «La mayoría de la gente no necesita una droga activa. Para muchas personas, les va a ir tan bien con una pastilla de azúcar o con conversaciones con sus médicos como con la medicación».[8]

Irving Kirsch va un paso más allá, y dice que no solo la mayoría, cuando no todos, los beneficios de los antidepresivos se deben al efecto placebo, sino que «en lugar de curar la depresión, los antidepresivos populares pueden inducir una vulnerabilidad biológica, haciendo que las personas sean más propensas a deprimirse en el futuro».[9] Kelly Brogan, psiquiatra holística de salud femenina y autora de éxitos de librería del *New York Times*, coincide. En su libro *Tu mente es tuya: la verdad sobre la depresión femenina, ¿enfermedad o síntoma?*, escribe: «A pesar de lo que te han hecho creer, los antidepresivos han demostrado una y otra vez en estudios científicos a largo plazo que empeoran el desarrollo de las enfermedades mentales, por no hablar de los riesgos de daño hepático, sangrado anormal, aumento de peso, disfunción sexual y reducción de la función cognitiva que conllevan. El secretito más sucio de todos es el hecho de que los antidepresivos están entre las drogas más difíciles de dejar, más que el alcohol y los opiáceos».[10]

Si te estás planteando los antidepresivos como un plan de tratamiento a corto plazo para ayudarte a superar un momento difícil, considera el riesgo de que es posible que te estés suscribiendo a un plan de recetas muy a largo plazo. Muchas personas que toman antidepresivos alegan la reaparición de síntomas negativos que experimentan cuando tratan de dejar de tomar sus medicamentos como evidencia de la efectividad de los mismos. Sin embargo, la investigación actual está desacreditando esto. En su libro, Brogan señala el trabajo del doctor Paul Andrews del Virginia Institute for Psychiatric and Behavioral Genetics. El doctor Andrews sugiere que los síntomas que las personas sienten al dejar de tomar un antidepresivo no son un retorno de la enfermedad mental original, sino un síndrome de abstinencia del fármaco en sí. No solo eso, sino que los pacientes que optan por la medicación pueden en realidad prolongar la duración de sus síntomas. Brogan cita la explicación de Andrews de un artículo publicado en 2011 en *Frontiers in Psychology*: «Los pacientes no medicados tienen episodios mucho más cortos y mejores perspectivas a largo plazo que los pacientes medicados [...]. La duración promedio de un episodio de depresión mayor sin tratar es de doce a trece semanas».[11]

Quiero reiterar que ninguna de las informaciones presentadas aquí tienen la intención de demonizar los antidepresivos ni de restarle importancia a su papel tan importante para salvar numerosas vidas. Se trata tan solo de ayudarte a sopesar los riesgos y estar mejor informada sobre lo que es mejor para ti.

A veces lo correcto es tomar los medicamentos. Una amiga me describió así su decisión de tomar la medicación: «Cuando me ahogo en la depresión, los antidepresivos me ayudan a nadar de vuelta a la superficie. Pero al menos ya no estoy en el fondo del océano». Nadar siempre es mejor que hundirse. No hay por qué avergonzarse de hacer lo que sea para mantenerse a flote.

Pero si los medicamentos no te parecen adecuados o tienes la meta de reducirlos, debes saber lo siguiente: nuestros cuerpos son increíblemente resistentes y están hechos para la autocuración. Cuando tenemos un corte, nuestra piel se repara naturalmente. Del mismo modo, los estados de ánimo bajos e incluso los ataques de ansiedad y depresión también pueden resolverse de manera natural con el tiempo. Aunque algunos casos pueden requerir intervención médica, una cantidad cada vez mayor de investigaciones confirma que ciertos cambios en el estilo de vida, como el ejercicio, la reducción del estrés mediante prácticas de *mindfulness* y los cambios en la dieta, incluyendo la suplementación natural, pueden ser igualmente eficaces y tienen la ventaja de contar con muchos menos efectos secundarios. Cuando comenzamos a tratar nuestro cuerpo como un todo, en lugar de tratar partes y síntomas individuales, creamos un camino apasionante hacia la salud y el bienestar a largo plazo.

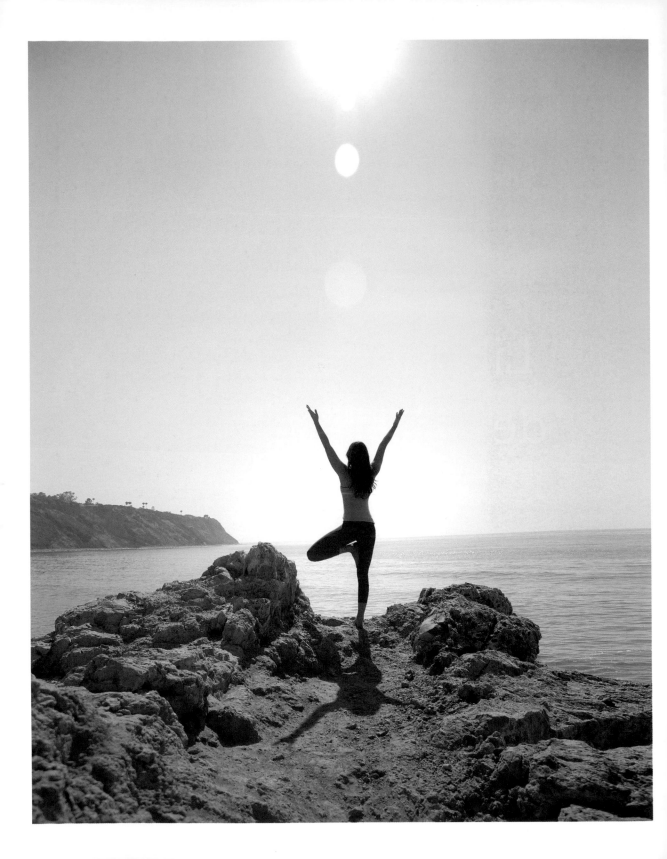

Parte *II*

Liberar el trauma de nuestro cuerpo

Capítulo 6

El movimiento es medicina

Hay más sabiduría en tu cuerpo que en tu filosofía más profunda.
—Friedrich Nietzsche

¿Y si ya existe una receta natural para la ansiedad y la depresión dentro de cada uno de nosotros y, además, está codificada en nuestra propia biología? ¿Y si todo lo que tuviéramos que hacer para empezar a aprovecharla fuera levantarnos del sofá y empezar a movernos? Tal vez suene demasiado bueno para ser verdad, ¡pero no es así!

Décadas de investigación científica han confirmado que el ejercicio es una de las herramientas más eficaces y asequibles de que disponemos para combatir las enfermedades físicas y mentales. Más allá de los beneficios físicos de un aumento de la fuerza, la resistencia, la flexibilidad, el equilibrio y la coordinación, el ejercicio también es un antídoto potente contra el estrés. Favorece un sueño más reparador y eleva la autoestima y el bienestar emocional. El ejercicio también mejora la memoria y el aprendizaje, disminuye el riesgo de demencia y enfermedades relacionadas con la edad, apoya la salud cerebral, estimula el estado de ánimo y, sí, incluso puede ayudar a prevenir la depresión y la ansiedad.

La cultura occidental tiende a ver el cuerpo y el cerebro como dos entidades separadas. Esta desconexión crítica entre la mente y el cuerpo nos falla una y otra vez porque aplica una perspectiva estrecha sobre el alivio de los síntomas aislados, en lugar de la curación holística. La mente está inextricablemente unida al cuerpo. Lo que sucede en una afecta al otro. No podemos optimizar nuestro cerebro sin optimizar igualmente nuestro cuerpo.

La conexión cuerpo-cerebro

Dice Rodolfo Llinás, neurofisiólogo y autor de *El cerebro y el mito del yo*: «Lo que llamamos pensamiento es la internalización evolutiva del movimiento». Para ilustrar este punto, describe a una criatura primitiva llamada tunicado marino. En su vida larvaria, el chorro de mar tiene la capacidad de moverse a través del agua, hasta que termina adhiriéndose a un objeto fijo, donde pasa su vida adulta inmóvil, como una planta posada sobre un pedazo de coral. Una vez situado, el tunicado marino pasa sus días alimentándose de su propio cerebro. ¡Delicioso! Sin la necesidad de movimiento, el cerebro del chorro de mar ya no es necesario.[1]

Nuestros cuerpos fueron diseñados para moverse. Sin actividad física, no solo comienza a descomponerse nuestro cuerpo, sino que nuestra mente también se deteriora. En ausencia de movimiento, nuestro cerebro literalmente se marchita. Los escáneres cerebrales de personas con estilos de vida sedentarios revelan una reducción física de partes clave del cerebro, incluyendo el hipocampo y el *gyrus cinguli*. Recordemos que el hipocampo es también una de las estructuras clave que es sabido que se encoge en los cerebros de las personas con depresión y TEPT.

Los estudios sobre animales han demostrado que el ejercicio puede aumentar el tamaño del hipocampo al estimular el crecimiento de nuevas neuronas a la vez que estimula la supervivencia celular, lo que mejora el aprendizaje y la memoria. Muchos de los «trastornos» mentales diagnosticados que atribuimos tradicionalmente al cerebro están en realidad muy ligados a nuestro cuerpo físico. Las personas que sufren de depresión, ansiedad, fatiga crónica, niebla cerebral, problemas digestivos y un sinnúmero de otras enfermedades podrían ser mejor atendidas con ejercicio, en lugar de píldoras, como primera línea de defensa.

El ejercicio regula los neurotransmisores críticos que equilibran el estado de ánimo, como la serotonina, la dopamina y la norepinefrina, los tres pertenecen a un grupo conocido como monoaminas. Como ya hemos discutido, la serotonina ha ocupado un lugar destacado en el debate sobre la causa y el tratamiento de la depresión. Aunque hay información contradictoria y todavía queda mucho por aprender sobre cómo funciona la serotonina en el cuerpo, una cosa en la que los investigadores están de acuerdo es que la serotonina es un agente clave en la regulación del estado de ánimo. También desempeña un papel en el sueño, la libido, el comportamiento social, la memoria, el apetito y la digestión.

La dopamina, otro importante neurotransmisor que regula el estado de ánimo, está ligada a nuestro «sistema del placer» y desempeña un papel en la motivación, la atención, la adicción, la recompensa y el deseo. A diferencia de la dopamina y la serotonina, que son aclamadas como los «héroes de la felicidad», la norepinefrina se considera a menudo como una hormona del estrés y se pasa por alto su papel en la salud cerebral. Junto con la epinefrina (más comúnmente conocida como adrenalina), la norepinefrina es liberada por las glándulas suprarrenales en el sistema nervioso simpático como parte de la reacción de lucha o huida. En un sistema nervioso equilibrado, se activa cuando una situación de emergencia así lo exige y luego se desactiva. Su trabajo es hacernos más conscientes, despiertos, concentrados y alertas cuando respondemos al estrés.

Cuando el estrés se vuelve crónico, nuestras glándulas suprarrenales trabajan horas extras para producir estas hormonas del estrés, pero no pueden aguantar esto a largo plazo. Con el tiempo, se queman. Esto se conoce comúnmente como fatiga suprarrenal. Cuando estamos en las fases iniciales de «alarma» de la fatiga suprarrenal, nuestros cuerpos sobre-producen hormonas como la norepinefrina y el cortisol, que hacen que nuestro corazón se acelere, que nos suden las palmas de las manos y que nuestro cuerpo y nuestro cerebro estén alerta y preparados para la lucha o huida. Sin embargo, cuando estas hormonas permanecen en nuestro sistema más tiempo del necesario, pueden contribuir a la ansiedad, el insomnio, la irritabilidad y los estados de ánimo inestables. Una vez que llegamos a la fase de agotamiento, estamos operando con déficit. Los niveles bajos de norepinefrina pueden contribuir a la fatiga, la niebla cerebral, la depresión y el desinterés por la vida y por las actividades que en otro tiempo producían alegría y emoción.

También se ha relacionado el desequilibrio de la norepinefrina con el trastorno por déficit de atención con hiperactividad (TDAH). La prescripción común para el TDAH son medicamentos como Ritalin o Adderall, pero el doctor John Ratey, profesor clínico de Psiquiatría de la Facultad de Medicina de Harvard y autor del exitoso libro *Spark: The Revolutionary New Science of Exercise and the Brain*, ha descubierto que el ejercicio regular puede moderar el TDAH al aumentar instantáneamente los niveles de referencia tanto de dopamina como de norepinefrina. Aunque el doctor Ratey no recomienda que las personas con TDAH desechen su Ritalin y lo reemplacen por completo con ejercicio, ha descubierto que, para muchos de sus pacientes, el ejercicio diario brinda otra herramienta muy eficaz para controlar sus síntomas e incluso reducir su dosis de medicamentos.

Nadie, ni siquiera los médicos ni los investigadores, comprende plenamente la complejidad de la forma en que estos tres neurotransmisores funcionan e interactúan en el cuerpo. *Pero en lo único en lo que todos los expertos están de acuerdo es en que el ejercicio beneficia a todos.*

Nunca se insistirá lo suficiente en el impacto del ejercicio en nuestra salud mental. No es coincidencia que los antidepresivos se dirijan exactamente a las mismas sustancias químicas que el ejercicio aumenta de manera natural. En un estudio de referencia, los investigadores de la Universidad de Duke encontraron que el ejercicio era tan efectivo como los antidepresivos para aliviar los síntomas de los pacientes con trastorno depresivo grave. En lo que ahora se conoce como el estudio SMILE (siglas en inglés de Intervención Médica Estándar versus Ejercicio a Largo plazo), James Blumenthal y sus colegas dividieron aleatoriamente a un grupo de 156 adultos mayores en tres grupos: un grupo de solo ejercicio, un grupo de solo medicación (que usó el antidepresivo Zoloft), y un grupo que combinó los dos, ejercicio y medicación.

El grupo de ejercicio hacía treinta minutos de ejercicio aeróbico (ya sea caminando o trotando) tres veces a la semana. Después de dieciséis semanas, los tres grupos presentaron una disminución significativa de los síntomas depresivos, sin diferencias importantes entre ellos. Esto indica que el ejercicio es tan efectivo como los antidepresivos.

Sin embargo, *se observó* una diferencia significativa en los participantes en un seguimiento de diez meses del estudio. Los pacientes del grupo de solo ejercicio mostraron tasas notablemente más bajas de recaída en la depresión en comparación con los grupos de medicación y de combinación de ambos. Los participantes que continuaron haciendo ejercicio con regularidad durante el período de seguimiento también tuvieron más del 50 % menos de propensión a estar deprimidos en su evaluación de diez meses en comparación con los que no hicieron ejercicio.

Deja que se asiente esto un momento. Aunque es muy alentador confirmar que el ejercicio, de hecho, posee un importante beneficio terapéutico, también es alarmante descubrir que el efecto antidepresivo natural del ejercicio puede debilitarse con el tiempo cuando se combina con el uso de antidepresivos a largo plazo. *En otras palabras, los antidepresivos en realidad pueden bloquear algunos de los beneficios más importantes del ejercicio para estimular el estado de ánimo.*

El ejercicio como prevención

Todos lo hemos escuchado antes: la mejor medicina es la preventiva. Aunque el ejercicio ofrece beneficios importantes cuando surgen problemas de salud, es más efectivo como medida preventiva. Es mucho más fácil salir de una pequeña zanja que salir de un hoyo profundo y oscuro. ¡No esperes hasta necesitar una escalera! El ejercicio puede ayudar a detener los síntomas antes de que comiencen.

Pero, si ya estás en el hoyo, concéntrate en dar un pequeño paso tras otro. Comienza donde sea que estés, incluso si eso implica simplemente sentarte en el sofá en lugar de acostarte. Sube por las escaleras en lugar de usar el ascensor. Pasea a tu perro media cuadra más lejos de lo normal. Y, lo más importante, sé amable contigo misma y practica la paciencia por el camino.

¿Qué tipo de ejercicio es mejor?

Ciertos tipos de ejercicio son mejores que otros cuando se trata de aumentar la fuerza muscular y la densidad ósea; otros son excelentes para aumentar la salud cardiovascular o reducir el dolor crónico; mientras que otros son mejores para mejorar el equilibrio, la coordinación y la flexibilidad. Sin embargo, cuando se trata de la salud cerebral, las investigaciones más recientes sugieren que la actividad aeróbica podría ser mejor que otras formas de ejercicio, como el entrenamiento con pesas y el entrenamiento a intervalos de alta intensidad (HIIT, por sus siglas en inglés).

Un estudio publicado en el *Journal of Physiology* de febrero de 2017 observó el crecimiento de nuevas células cerebrales en ratas basándose en tres tipos diferentes de ejercicios: correr, entrenamiento con pesas y HIIT. Los investigadores de la Universidad de Jyväskylä de Finlandia separaron a las ratas en grupos, dándole a cada uno un régimen de ejercicio diferente durante un período de siete semanas, y luego midieron la creación de nuevas células cerebrales (un proceso conocido como neurogénesis) en su región del hipocampo (clave para el aprendizaje y la memoria). A partir de ahí, los investigadores determinaron qué tipo de ejercicio produjo el cerebro más desarrollado. Encontraron que las ratas que se ejercitaban aeróbicamente corriendo sobre ruedas mostraban el mayor número de neuronas nuevas en su hipocampo. Cuanto mayor era la distancia que recorrían en el transcurso de las siete semanas, más células nuevas podían detectarse.

El grupo de HIIT tuvo niveles más altos que el grupo de control sedentario, pero muchas menos neuronas nuevas que el grupo en movimiento. El grupo de entrenamiento con pesas, aunque físicamente más fuerte, no tenía más capacidad cerebral al final del experimento. De hecho, su tejido hipocámpico era comparable al de las ratas sedentarias.[2]

A pesar de estos resultados, la doctora Miriam Nokia, directora del estudio, señaló que no se deben descartar los beneficios del entrenamiento con pesas y el entrenamiento de alta intensidad. Estos tipos de ejercicios probablemente benefician al cerebro de otras maneras, aunque no son tan efectivos para crear cambios en el hipocampo. Esta falta de impacto positivo en el hipocampo probablemente tiene que ver con el hecho de que los entrenamientos más intensos como el HIIT son estresantes para el organismo, y «el estrés tiende a disminuir la neurogénesis del hipocampo adulto».[3]

Para una función cerebral óptima, la mayoría de los expertos recomiendan alguna forma de actividad aeróbica diaria durante cuarenta y cinco minutos a una hora. Ya sea que se trate de bailar, correr, caminar, marcha intensa, montar en bicicleta o cualquier otra cosa, aumentar el ritmo cardíaco durante períodos más largos tiene beneficios que estimulan el cerebro.

Dicho esto, cuando se trata del trauma y de los síntomas que lo acompañan, como la depresión y la fatiga crónica, decirle a alguien que corra durante una hora todos los días no siempre es realista. El hecho de simplemente levantarse de la cama puede ser un gran desafío, por lo que las posibilidades de que se llegue a esa clase de baile de alta energía son, en el mejor de los casos, poco probables.

También debe reconocerse que no todo el mundo tiene la capacidad de hacer ejercicio físico, y mucho menos de correr. Si estás en una silla de ruedas o vives con una discapacidad, puede parecer increíblemente insensible y exasperante que alguien te hable de cómo curarte a través del ejercicio aeróbico. Una de las muchas razones por las que me sentí atraída por el yoga y las artes marciales internas como el taichí y el qigong es que se encuentran entre las formas más antiguas e inclusivas de ejercicio que hay. El término «internas» se refiere a un enfoque en el flujo de energía más sutil y el desarrollo del qi frente a la fuerza física y el poder externo, que se consideran estilos «externos» (como el kungfú). No solo eso, sino que un creciente cúmulo de investigaciones está confirmando la efectividad de algunos de estos estilos internos para tratar la ansiedad, la depresión, el dolor crónico y el TEPT.

Si tienes movilidad reducida, debes saber que aun así puedes beneficiarte de muchas de las herramientas presentadas en esta sección. Cada secuencia de movimiento de este libro está emparejada con una técnica de respiración. Por lo menos, empieza con tu respiración. Nuestra respiración sienta las bases de nuestra salud física y mental. Los yoguis y los practicantes de artes marciales están entrenados para desarrollar una profunda percepción de sus patrones respiratorios. No importa cuán fuerte o flexible seas; si no estás respirando con intención consciente, no estás haciendo yoga.

Nuestra respiración es realmente una de las maneras más efectivas de sanar de adentro hacia afuera. Si lo único que haces es aprender a respirar correctamente, ya has hecho suficiente. Hay también un número de actitudes restaurativas diferentes que se ilustran aquí y que se pueden hacer sentadas o acostadas, así como una secuencia de silla que se puede hacer en una silla de ruedas. Usa lo que te funciona de cada secuencia y deja lo que no. Y que sepas que hay muchos otros recursos maravillosos que están diseñados para ayudar a las personas con discapacidades físicas a crear una conexión más profunda con su cuerpo. Uno de mis favoritos es Warriors at Ease, una organización sin fines de lucro que utiliza el yoga y la meditación para contribuir a la salud y la recuperación de militares, veteranos y sus familias. Han ayudado a miles de soldados en sillas de ruedas y con amputaciones a utilizar el yoga como parte de su rehabilitación. Puedes encontrar más información sobre sus programas en warriorsatease.org.

Dicho esto, ¿qué tipo de ejercicio es mejor? Mi respuesta más simple y honesta es: el mejor tipo de ejercicio es el que harás y al que te mantendrás fiel. Personalmente, a mí lo que me ha gustado es el yoga y las artes marciales. Estas dos prácticas ancestrales han sido mi cuerda de salvación durante algunos de los momentos más oscuros de mi vida. En palabras de uno de mis clientes particulares que usó el yoga como herramienta de recuperación para superar la adicción: «El yoga me salvó la vida».

Si eres nueva en cualquiera de las dos prácticas, te animo a que mantengas una mente abierta. Tal vez no sientas un flechazo al hacer el árbol (ese es el nombre de una postura de yoga, por cierto), pero una vez que experimentes los beneficios tangibles en tu propio cuerpo y mente, lo que una vez te pareció desafiante e incómodo puede que pronto te parezca familiar. Todavía recuerdo la primera clase de yoga en la que entré. *No* era mi ambiente. A mi alrededor, la gente se retorcía con formas extrañas, gritaba los nombres de las posturas en un idioma que no entendía y respiraba un poco demasiado fuerte para mi gusto. Me reí con incomodidad durante todo el proceso y lo descarté de plano como algo que no volvería a hacer. Desde luego, nunca me hubiera imaginado que, más de quince años después, el yoga se hubiera convertido en mi mejor maestro y amigo.

Yoga

El titular de un artículo reciente en la revista *Time* proclama: «Es oficial: el yoga ayuda a la depresión». El artículo cita un estudio publicado en el *Journal of Alternative and Complementary Medicine*, que reunió a un grupo de treinta personas con depresión clínica de entre dieciocho y sesenta y cuatro años de edad y las dividió en dos grupos. A un grupo se le prescribió una clase de yoga de noventa minutos tres veces por semana, así como cuatro sesiones de treinta minutos por semana en casa. El segundo grupo completó dos clases de yoga de noventa minutos y tres sesiones de treinta minutos en casa por semana.

Los participantes seleccionados no estaban tomando ningún medicamento antidepresivo ni habían recibido una dosis regular durante al menos tres meses, lo que significa que cualquier alivio de los síntomas depresivos se podía atribuir a las clases de yoga en lugar de a los antidepresivos. Después de tres meses, a los participantes se les dio un cuestionario de evaluación de la depresión. La mayoría de los miembros de ambos grupos bajaron sus puntajes por lo menos en un cincuenta por ciento, y el grupo que hizo más yoga bajó sus puntajes de depresión aún más que los que hicieron menos yoga.[4]

Un volumen cada vez mayor de evidencias confirma lo que los antiguos yoguis sabían por intuición: el yoga cura. Y lo hace sin ninguno de los efectos secundarios nocivos que acompañan a los productos farmacéuticos. He aquí solo una muestra de los beneficios físicos, mentales y emocionales que el yoga ha demostrado científicamente que ofrece:

- Se reconoce cada vez más como una modalidad de tratamiento eficaz para reducir los síntomas del TEPT.[5]
- El hatha yoga aumenta significativamente la variabilidad de la frecuencia cardíaca (VFC), que es una medida importante de nuestra salud cardíaca y de la capacidad

de nuestro cuerpo para adaptarse al estrés.[6] La VFC baja está relacionada con el predominio del sistema nervioso simpático (lucha o huida), que puede estar asociado con el estrés y la inflamación. Una VFC alta, por otro lado, indica un aumento del tono parasimpático, lo que puede afectar positivamente nuestro sueño, recuperación, digestión y capacidad para controlar el estrés.

- Gracias al yoga, en un estudio del 2013, un grupo de participantes con TEPT mostró una reducción significativa en sus síntomas según las mediciones de la Clinician Administered PTSD Scale, una herramienta clínica de evaluación del TEPT.[7]

- Un estudio piloto en el Centro Médico Walter Reed encontró que el yoga nidra, una forma de relajación profunda, dio como resultado una reducción en la severidad de los síntomas del TEPT, como insomnio, depresión, ansiedad y temor.[8]

El yoga es para todos

A pesar de lo que algunos puedan decirte, el yoga no tiene nada que ver con creencias religiosas, intervención divina ni propiedades místicas. Si has dudado a la hora de probarlo porque crees que tendrás que adorar a los dioses hindúes, vestirte de blanco o retorcerte como un *pretzel*, tengo buenas noticias para ti: nada de eso es cierto. El yoga es una práctica respaldada científicamente que encauza su poder curativo a partir de una combinación de movimiento y técnicas de respiración que han demostrado ser de ayuda para nuestro sistema nervioso autónomo a la hora de restablecer el equilibrio. Donde otros métodos tradicionales de atención a la salud mental han fracasado, la investigación más reciente está demostrando que el cuerpo puede muy bien proporcionar la mejor vía hacia el éxito sostenible y holístico.

Artes marciales

A lo largo de los años, muchos de mis estudiantes de Primal Yoga han comentado que mi combinación de yoga y artes marciales los ha empoderado de maneras en que ninguna otra modalidad física lo había hecho. Comencé a practicar artes marciales cuando era pequeña y me he entrenado en muchos estilos diferentes a través de los años. Puedo dar fe de que no hay nada más catártico que poder dar patadas, golpear, rugir y gritar en un ambiente seguro y controlado.

Si el trauma es energía paralizada que queda en nuestro cuerpo por un intento fallido de lucha o huida, no se me ocurre mejor manera de completar nuestros instintos de supervivencia más primarios que las artes marciales. Es una manera poderosa de liberar el enojo y la frustración, y de restablecer un sentido de fortaleza, autonomía, control y autodisciplina.

Sin embargo, si en tu trauma hubo algún tipo de ataque físico o agresión a tu cuerpo, es comprensible que te muestres renuente a asistir a una clase de artes marciales. Durante mucho tiempo después del abuso físico que sufrí, tuve que dejar las artes marciales porque me parecía demasiado peligroso tener patadas y puñetazos volando hacia mí. Me desbordaría emocionalmente si alguien se me acercara a la nuca o a la garganta. Una vez un amigo, jugando, me dio un golpecito en la cabeza y me invadió al instante una rabia ciega seguida de un profundo dolor. Mi primer instinto fue devolverle el puñetazo, pero en vez de eso me puse a llorar. Mi pobre amigo se quedó allí sentado y totalmente desconcertado; por supuesto, no tenía idea de que había despertado la herida más profunda dentro de mí.

Afortunadamente, mi amor por las artes marciales superó a mi miedo y empecé a entrenar de nuevo en una academia en la que confiaba y a la que respetaba. Dentro de este lugar seguro, pude respirar de nuevo y empecé a liberar mi miedo y vergüenza.

Unos años después de haber retomado mi entrenamiento, tuve una profunda convicción durante una de mis clases de *jiu-jitsu*. Acababa de terminar tres rondas de combate de cinco minutos con tres hombres diferentes y físicamente imponentes. En cada una de estas rondas, me colocaron en una posición de estrangulamiento, y todas las veces encontré tranquilamente la salida sin pánico ni ansiedad. Pude conservar la frialdad bajo presión y, lo que es más importante, ¡me estaba divirtiendo! Fue durante esta experiencia cuando una increíble constatación me golpeó como un rayo: ¡ya no tenía miedo! Al contrario, me sentía poderosa. Mi reacción de lucha o huida ya no era la que mandaba.

Artes marciales internas (qigong y taichí)

La belleza de las artes marciales es que pueden ser tanto duras como suaves. Si las patadas, los puñetazos o el forcejeo en el suelo te afectan, deberías plantearte las modalidades internas más delicadas de artes marciales, como el taichí y el qigong. Ambas modalidades tienen sus raíces en las artes de la lucha, pero han sido adaptadas a lo largo de los siglos con el fin de alcanzar la autocuración profunda.

El qigong (o *chi kung*) es una antigua práctica oriental que se desarrolló como una forma de ejercitar conscientemente el propio *qi* (también conocido como *chi*, o flujo vital de energía). El qigong es un pilar importante de la medicina tradicional china. Se basa en la premisa de que la naturaleza es nuestra medicina más poderosa, y nuestros cuerpos poseen una sabiduría innata y capacidad de autocuración. Mediante el cultivo consciente de nuestro qi, se cree que podemos prevenir enfermedades y mejorar nuestra salud y bienestar. Hay estudios que respaldan estas afirmaciones. Se ha demostrado que la práctica del qigong reduce la presión arterial, aumenta la vitalidad y la resistencia, reduce los niveles de estrés, mejora la función del sistema inmunológico, mejora la función cardiovascular, respiratoria, circulatoria, linfática y digestiva, y favorece el equilibrio.

El qigong suele implicar una rutina lenta y fácil de seguir (también conocida como «forma»), una serie de posturas o movimientos suaves que se realizan en conexión con una respiración controlada. Hay miles de estilos diferentes de qigong, desde el médico hasta el meditativo.

El taichí (o *taiji*, que se traduce como «supremo absoluto» o «armonía universal») es una forma de meditación en movimiento. Hoy en día, muchos lo conocen más como ejercicio relajante, casi a cámara lenta, que se practica en grupos en los parques. Sin embargo, puede que no sepas que fue originalmente ideado como una explicación para la formación del universo y el fundamento de la vida humana. El taichí representa todo lo que es yin (femenino) combinándose con todo lo que es yang (masculino), para crear dos aspectos equilibrados del «Uno». Seguramente lo habrás visto expresado de forma simbólica a través del símbolo circular blanco y negro del taichí (más comúnmente conocido como símbolo del yin y el yang).

La práctica del taichí y del qigong tiene como objetivo crear armonía en el cuerpo, la cual se logra cuando alcanzamos un equilibrio entre el yin y el yang. Todo en el universo, incluyéndonos a nosotros mismos, tiene un aspecto yin y un aspecto yang. Yin es el más femenino, la energía del agua. Es estático, relajante e intuitivo, y se corresponde con la tierra. Yang es el más masculino, la energía del fuego. Es dinámico, estimulante y lógico, y se corresponde con los cielos. Los diversos órganos de nuestro cuerpo también son considerados como yin o yang. Cuando el yin y el yang están en equilibrio, prevalece la salud.

El yin y el yang proporcionan un marco para el universo que está hecho de fuerzas opuestas pero complementarias. La Teoría de los Cinco Elementos o de las Cinco Fases amplía esta visión del universo mediante la descripción de cinco etapas de transformación representadas por los cinco elementos distintos: madera, fuego, tierra, metal y agua. En la filosofía china, estos cinco elementos se corresponden con diversos aspectos de la naturaleza, las estaciones, los alimentos, los sentidos, los planetas y la vida misma. Cada elemento también está emparejado con un sistema de órganos en el cuerpo, así como con cualidades mentales y emociones. Muchos acupuntores usan los cinco elementos para diagnosticar y tratar afecciones físicas, emocionales y de salud mental. Varios estilos de qigong también se inspiran en los cinco elementos para armonizar el cuerpo.

Uno de los aspectos más sanadores del qigong es que puede practicarlo cualquier persona, en cualquier lugar. No se necesita equipo, no se requieren condiciones atléticas previas, y muchas modalidades son lo suficientemente suaves como para realizarlas sentado o acostada, utilizando técnicas de respiración y visualización en lugar de movimientos físicos para mover el qi.

Capítulo 7

El poder sanador de la respiración

No actúes hacia afuera, sino hacia adentro. Cuando aparezca
el desencadenante, localiza el lugar donde te sientas incómodo
en tu cuerpo. Pon tu mano ahí. Trae tu respiración allí. Dile
a esa parte joven y fragmentada de ti: «Ya te tengo. No voy a
dejarte. Voy a respirar contigo hasta que estés en paz».
—Mark Wolynn

Para aquellos de ustedes que sufren de fatiga crónica, un trastorno autoinmune o una enfermedad grave; que están físicamente limitados por una lesión; que viven con una discapacidad; o que simplemente están demasiado exhaustos por el peso emocional de la depresión o la ansiedad como para pensar en iniciar un programa de ejercicios, sepan que pueden empezar poco a poco. Pueden empezar con su respiración. La respiración es movimiento. Y es una de las mejores herramientas que tenemos, como humanos, para mover nuestros cuerpos e influir en nuestra autosanación.

Respiración consciente

La respiración es una función involuntaria y desde que nacemos la realizamos sin intervención del pensamiento consciente. Entonces, ¿cuál es la diferencia entre respirar para mantenerse vivo y respirar con consciencia? La respiración consciente nos permite desarrollar la capacidad de controlar y regular nuestra respiración para lograr un efecto deseado, como calmar nuestra ansiedad cuando estamos estresados o energizar nuestro cuerpo y mente cuando nos sentimos aletargados. Los antiguos yoguis desarrollaron un sofisticado y poderoso sistema de prácticas respiratorias conocido como *pranayama* para controlar y aprovechar el poder curativo de la respiración. *Prana* significa «fuerza vital», y *ayama* significa «extenderse o expandirse». Los yoguis sabían intuitivamente que, controlando nuestra respiración, no solo podíamos entrenar nuestra mente, sino también transformar el estado de nuestra salud y fortalecer nuestra energía de la fuerza vital.

Existen dos categorías principales de prácticas respiratorias: relajantes y energizantes. Las prácticas de relajación activan nuestro sistema nervioso parasimpático para calmar, refrescar y relajar nuestro cuerpo y nuestra mente. Las prácticas energizantes activan nuestro sistema nervioso simpático para despertarnos y generar más energía vital en el cuerpo. Las técnicas de respiración relajante son como tomar un Valium, mientras que las técnicas energizantes son como una inyección de expreso, pero sin ninguno de sus desagradables efectos secundarios. Por lo general, las prácticas de respiración relajante se pueden hacer con seguridad durante períodos de tiempo más largos (desde veinte minutos hasta una hora), varias veces al día.

Por lo general, las prácticas de energización deben practicarse durante períodos mucho más cortos (de uno a cinco minutos como máximo). Las prácticas energizantes tampoco deben ser realizadas por personas con hipertensión, epilepsia o antecedentes de convulsiones, hernia, aneurisma, cirugía reciente, glaucoma, desprendimiento de retina, asma, diabetes o afecciones psiquiátricas como trastorno bipolar, psicosis o paranoia. Las prácticas respiratorias estimulantes pueden causar síntomas maníacos, agitación o irritabilidad en personas con estas afecciones psiquiátricas.

Descargar el estrés traumático con la respiración

Mientras que muchas clases de yoga con información sobre traumas son cautelosas a la hora de introducir prácticas de respiración energizantes o de evitarlas por completo, yo personalmente he experimentado el poderoso efecto que estas técnicas estimulantes de respiración pueden tener para liberar las heridas traumáticas más profundas. Ser testigo de las transformaciones por las que atraviesan las personas durante una sesión de trabajo de respiración ha sido uno de mis mayores y más sagrados honores como maestra. El trabajo de respiración estimulante también me ha ayudado personalmente a liberar mi propio dolor profundo y mi ira tóxica. He temblado, he llorado, he reído y he gritado. En cada ocasión, salgo con humildad y asombro ante el nivel de catarsis que me ha dado el trabajo de respiración.

Aunque siempre es mejor practicar cualquier tipo de respiración estimulante con un maestro cualificado que te apoye y guíe, creo que estaría haciendo más daño que bien si ocultara algunas de las técnicas más fáciles de aprender a aquellos que más se pueden beneficiar.

Las técnicas de respiración estimulante son tan efectivas para liberar el trauma porque activan nuestro sistema nervioso simpático, donde queda atrapada nuestra reacción de lucha o huida en casos de trauma no resuelto. Quizá estés pensando: «Espera un momento. ¿Por qué demonios iba a querer activar intencionadamente mi sistema de lucha o huida? ¿No creará más ansiedad?». La respuesta es: depende. Si te acabas de chocar con tu auto por detrás y ya estás en un estado de lucha o huida, generar respiración estimulante adicional puede, de hecho, crear más ansiedad. Te vendría mejor unas cuantas respiraciones profundas del vientre o algún otro tipo de práctica para calmarte, como la respiración por fosas nasales alternas.

Sin embargo, si estás deprimida, apagada o con frecuencia te sientes desconectada, las técnicas de respiración estimulantes, cuando se practican en un ambiente seguro, pueden ayudarte a liberar cualquier energía de lucha o huida bloqueada en tu sistema nervioso. Cuando nos hallamos en un estado de parálisis o colapso, nuestro complejo vagal dorsal es el que lleva la batuta. Para salir de este estado depresivo, adormecido y de parálisis, debemos cambiar por un momento a nuestro sistema nervioso simpático, donde nuestra energía opera por naturaleza a una frecuencia más alta. La clave está en no sobreestimular el cuerpo hasta el punto en que nos volvamos a paralizar, sino mantenerlo a un nivel seguro en el que nuestro sistema nervioso se active lo suficiente como para liberar cualquier estrés traumático. Una vez que nuestro cuerpo ha liberado esa energía, la cual puede manifestarse en forma de hormigueo, temblor, estremecimientos, sacudidas, agitación, puñetazos o patadas, se presenta una respiración muy relajante para restablecer el equilibrio del sistema nervioso autónomo.

El concepto de liberar el estrés traumático del cuerpo de una manera controlable sin saturar el sistema nervioso se llama «titración». La titración crea una sensación de seguridad en el cuerpo, haciéndole saber que está en condiciones de comenzar a descargar y liberar la energía bloqueada a la vez que se mantiene dentro de un margen seguro de tolerancia. Una sensación de seguridad en nuestro propio cuerpo es clave para pasar a nuestro sistema de relaciones sociales, donde se desarrolla la salud y el bienestar.

TODO COMIENZA CON LA RESPIRACIÓN

Conocí a Kristin cuando se inscribió en uno de mis cursos de entrenamiento para maestros de yoga en 2014. Es una madre soltera con un trastorno sanguíneo poco común llamado PTI (trombocitopenia inmunitaria). Debido a esto, su sistema inmunológico destruye sus propias plaquetas y ataca su médula ósea. El primer día de entrenamiento, estaba exhausta y visiblemente fatigada. Ella advirtió al grupo que podría tener que tomarse las cosas un poco más despacio que los demás.

Siempre que me encuentro con alguien que padece un trastorno autoinmune, la mayoría de las veces hay un vínculo con un trauma personal pasado. Kristin poseía una fuerza interior y un coraje reservado que solo tienen los más valientes de todos. Es una cualidad asombrosamente bella que observo una y otra vez en personas que han sufrido traumas. Existe el gran error de pensar que el trauma crea personas rotas. Nada más lejos de la realidad. El trauma crea guerreros entre aquellos de nosotros que hemos afrontado las batallas de la vida con una resistencia inquebrantable. Resulta que Kristin había padecido una larga historia de trauma y abuso. Fue su espíritu guerrero el que la llevó a esta capacitación para maestros en particular.

El primer día de formación para maestros, sentía mucho dolor. Estaba sangrando mucho, hasta el punto de que la sangre me empapó la ropa y manchó la alfombra. Estaba muy vulnerable. Sabía que había salido del infierno y que asistir a este entrenamiento era la primera luz que podía ver al final del túnel. Sabía que mi vida iba a cambiar a partir de ahí. La mera idea de liberarme me provocaba ansiedad y ataques de pánico. Y mi alma dijo: «Adelante. Ya has muerto, no hay nada que perder. Reinvéntate».

Esta reinvención comenzó tomando cinco minutos para respirar antes de comenzar mi día. Sabía que solo tenía eso. Mi cuerpo estaba roto y mis esperanzas también, pero mi instinto de supervivencia me decía: «Empieza con la respiración».

A partir de ahí, el yoga se convirtió pronto en una historia de amor. Quería volver a estar conmigo misma. A través del yoga, había vuelto a encontrar mi hogar. Con el movimiento y la respiración, tomé conciencia de todas las pequeñas partes de mí: mis dedos, mis manos, los pliegues de mis caderas en una postura determinada. Ahí estaba yo. Empecé a escuchar a mi cuerpo, sintiéndolo todo en lugar de encogerme ante el dolor y las dificultades. El yoga me llevó a la apacibilidad, y esa apacibilidad se convirtió en fuerza.

Hoy, Kristin es una profesora de yoga certificada que comparte su luz y sus dones con otros impartiendo clases de yoga con información sobre el trauma como embajadora del Purple Dot Yoga Project. Su historia es una potente muestra de cómo algo tan pequeño y aparentemente insignificante como tomarse unos momentos al día para respirar conscientemente puede, en última instancia, cambiar tu vida.

Respiración con propósito

Haz una pausa por un momento y respira profundamente. Inhala por la nariz y exhala por la boca. ¿Has notado cómo tu cuerpo se ha movido sutilmente? ¿Quizás has sentido que tu vientre se inflaba o que tu pecho se expandía? Nuestra respiración mueve nuestro cuerpo de adentro hacia afuera. Tiene el poder de detener la ansiedad en seco, reducir el dolor crónico, ayudar a calmar la depresión, aliviar el insomnio, liberar la ira, mejorar la digestión, mejorar el rendimiento atlético y aumentar el placer, y eso es solo la punta del iceberg.

Si te quedas una sola cosa de este libro e ignoras todo lo demás, que sea comenzar a concentrarte en tu respiración. Piénsalo. Los seres humanos pueden sobrevivir durante semanas sin comida, días sin agua, pero solo minutos (aproximadamente tres, para ser exactos) sin aire. El oxígeno provee nutrición vital a cada célula de nuestro cuerpo, y sin él literalmente no podríamos sobrevivir. Piensa en cuánto dinero gastas en comestibles cada semana para llenar de combustible tu cuerpo y cuánto gastas en gasolina para llenar el tanque de tu auto. Ahora pregúntate cuánto tiempo y atención dedicas a alimentar tus células con su fuente de energía más importante: el oxígeno. Por supuesto, todos respiramos de manera natural para mantener la vida, pero hay una diferencia entre respirar para sobrevivir y respirar intencionalmente y con propósito.

¿Nunca has notado que cuando está ansiosa, estresada, nerviosa o con pánico, te cambia la respiración? Tu ritmo cardíaco aumenta y tu respiración se vuelve superficial y rápida a la vez que se desplaza hacia la parte superior de tu pecho. Esta es nuestra reacción de lucha o huida en acción. Cuando estamos en peligro, nuestro cuerpo necesita un acceso rápido a más oxígeno para que podamos responder rápidamente a una amenaza. Para desgracia de muchos de nosotros, la respiración en la parte superior del pecho se convierte en la norma y no solo en una respuesta de emergencia.

La respiración funcional comienza con el diafragma y debe originarse en el abdomen y no en el pecho. El diafragma es un músculo fino en forma de cúpula que se encuentra justo debajo de nuestros pulmones y es nuestro principal músculo respiratorio. Este potente músculo se contrae y se aplana hacia abajo cuando inhalamos, permitiendo que el aire entre en nuestros pulmones a medida que se expanden. A medida que la cúpula tira hacia abajo, comprime nuestros órganos abdominales, que se mueven hacia abajo y hacia afuera, expandiendo nuestro vientre como un globo. El diafragma luego se relaja de nuevo hacia su forma de cúpula a medida que exhalamos y nuestro vientre se retrae suavemente. La respiración diafragmática lenta y profunda (también conocida como respiración abdominal) puede disminuir la frecuencia cardíaca, reducir la presión arterial, aliviar la ansiedad y calmar la mente.

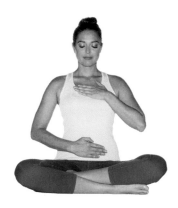

Respirar es una de esas cosas que hacemos en piloto automático, así que tomemos un par de minutos para darnos cuenta de cómo estamos respirando.

Busca una posición cómoda sentada o acuéstate boca arriba. Coloca una mano sobre tu vientre y la otra sobre tu pecho. Toma una inhalación completa y profunda por la nariz y fíjate en qué mano se mueve más. ¿Es la que tienes en el vientre o la que tienes en el pecho?

Mantén las manos sobre tu cuerpo y observa el movimiento de tu pecho y abdomen mientras exhalas.

Si estás respirando adecuadamente desde el diafragma, tu vientre debe inflarse al inhalar y retraerse al exhalar.

Si sucede lo contrario, y tu vientre se infla con tu exhalación, entonces estás atrapada en un patrón llamado «respiración inversa». Hará falta algo de tiempo y paciencia para volver a entrenar tu cuerpo para respirar de forma más funcional. Puede ser frustrante al principio, como aprender a darse palmaditas en la cabeza y frotarse el vientre al mismo tiempo. ¡Pero dominarás el truco pronto!

Por último, si tu abdomen no se movió en absoluto, pero tu pecho se elevó, entonces estás usando la «respiración torácica». Los ejercicios de respiración de este libro te serán de gran ayuda y te sorprenderás al ver lo rápido que se transforman tu estado de ánimo y tu energía en cuanto empiezas a desplazar la respiración desde la parte superior del pecho hacia el abdomen.

La respiración y nuestro estado emocional

Nuestro estado emocional puede cambiar nuestro estado fisiológico en un instante. Suena el teléfono y ves que es un ex con el que no has hablado en años. Antes de escuchar el sonido de su voz o lo que tenga que decir, tu sistema nervioso simpático ya se ha activado y tu respiración es una de las primeras cosas afectadas.

Ya hemos discutido la rápida reacción en cadena de las respuestas fisiológicas que se producen en el cuerpo cuando sentimos una emoción intensa como el miedo. ¿Pero sabías que no es una calle de sentido único? De la misma manera que tu estado emocional puede cambiar tu respiración, tu respiración puede cambiar tu estado emocional. Cuando estamos estresados, respiramos de manera más superficial; cuando nuestra respiración es superficial, sentimos más estrés.

El aliento y el estrés son como la gallina y el huevo. La ansiedad y la respiración torácica son un círculo vicioso y, cuanto más te arrastran al bucle, más difícil es distinguir cuál fue la primera. Los patrones disfuncionales y superficiales de respiración torácica pueden generar y agudizar una gran cantidad de problemas, como ataques de pánico, ansiedad, depresión, problemas de concentración, problemas de memoria, problemas digestivos, dolor muscular e hipertensión arterial. En su libro *Anatomía del hatha yoga*, David Coulter escribe: «La respiración torácica habitual no solo refleja los problemas físicos y mentales, sino que los crea. Sobreestimula de manera leve pero crónica el sistema nervioso simpático, manteniendo la frecuencia cardíaca y la presión arterial demasiado altas, lo que causa problemas de digestión y evacuación, y hace que las manos y los pies estén fríos y húmedos».[1]

El diafragma separa la cavidad abdominal de la cavidad torácica. El corazón se encuentra en la parte superior del diafragma, mientras que nuestros órganos abdominales, como el hígado, el estómago y el bazo, están debajo. El movimiento rítmico del diafragma masajea nuestros órganos internos y ayuda a estimular el movimiento ondulatorio del intestino (conocido como peristalsis), que es vital para una digestión saludable y la evacuación de desechos. Tómate un momento para hacer una revisión intestinal rápida. ¿Cuándo fue la última vez que tuviste una gran deposición? Sí, te estoy preguntando por tus cacas. Si tus conductos internos parecen estar obstruidos, tu respiración puede tener parte de la culpa. La respiración diafragmática profunda puede ayudar a que las cosas vuelvan a funcionar, ayudando a aliviar el estreñimiento, la hinchazón, los gases y el síndrome de colon irritable.

Nuestros músculos respiratorios, como cualquier otro músculo de nuestro cuerpo, pueden debilitarse y tensarse crónicamente. El diafragma se adhiere a nuestras costillas y vértebras lumbares y además tiene conexiones fasciales con nuestro músculo del psoas (nuestro principal flexor de cadera y nuestro principal músculo de lucha o huida) y nuestro *quadratus lumborum* (QL), un músculo que tiene la importante función de estabilizar y dar movimiento a nuestra columna vertebral y nuestra pelvis.

Debido a estas conexiones cruciales, la respiración disfuncional es a menudo responsable del dolor en la parte baja de la espalda. La respiración disfuncional también se manifiesta como tensión muscular y dolor de cabeza, cuello, hombros, pecho y parte superior de la espalda. Cuando el diafragma no funciona correctamente, otros músculos de la parte superior del pecho y del cuello, como los escalenos, el esternocleidomastoideo, el trapecio y el pectoral menor, intervienen para ayudar. A pesar de sus valientes esfuerzos, estos músculos secundarios no fueron diseñados para levantar con fuerza el diafragma. Con el tiempo, estos músculos sobrecargados se desgastan, lo que provoca dolor y tensión crónicos.

Si respiras con el pecho, lo más probable es que también tengas un poco de dolor y tensión innecesarios en el cuello y los hombros. Aunque tomar una aspirina puede ayudar a corto plazo, la solución a largo plazo es cambiar la forma en que respiras.

Consejo rápido: tararea por tu salud y felicidad

¿Te sientes deprimida? ¡Tararear una melodía alegre puede ayudarte! En un estudio de 2011, los investigadores descubrieron que cantar *om*, una sílaba sánscrita sagrada comúnmente usada en el yoga y la meditación que termina con una vibración zumbante, estimula el nervio vago y desactiva la amígdala y otras áreas clave del cerebro asociadas con la depresión.[2]

Busca un asiento cómodo. Cierra los ojos si eso te parece cómodo. Toma una inhalación completa y profunda. En tu exhalación, canta, «Om». Arrastra el sonido «mmmmm» tanto tiempo como puedas, manteniendo los labios cerrados mientras lo haces. Repítelo tres veces.

Siéntate en silencio y observa cualquier sensación de tu cuerpo, con atención a cómo te sientes. ¿No te gusta *om*? Entonces, intenta tararear tu canción favorita.

Capítulo 8

Técnicas de respiración

Quien pueda aguantar la respiración como la tortuga o
detenerla y hacerla circular como el tigre o dirigirla y ajustarla
como el dragón vivirá una vida larga y saludable.
—Maestro Ge Heng, alquimista, China, siglo II

Antes de empezar a profundizar en técnicas de respiración concretas, dedica unos minutos a preparar tu espacio. Busca un lugar tranquilo y apaga cualquier distracción, como el televisor o el teléfono.

Tradicionalmente, muchas de estas prácticas de respiración se realizan en posición sentada, con los ojos cerrados. Si no te sientes cómoda sentada, puedes recostarte o apoyarte en almohadas.

Si no te sientes segura o cómoda cerrando los ojos, no hay problema en mantenerlos abiertos. Algunas de estas prácticas de respiración utilizan lo que se conoce como respiración de resistencia. La respiración de resistencia crea una resistencia deliberada de las vías respiratorias en la garganta para inducir una respuesta parasimpática que produce un profundo alivio. Piensa en un gato ronroneando mientras se acurruca en tu pecho. La vibración producida por el ronroneo de tu felino tiene un efecto calmante tanto para ti como para tu mascota. Ciertos estudios han demostrado que los gatos ayudan a sus dueños a aliviar el estrés y a reducir la presión arterial más que ninguna otra mascota, y el ronroneo puede ser una parte importante de ello.

Abordaremos técnicas de respiración de resistencia, como la respiración oceánica y la respiración con labios fruncidos. Estas técnicas de respiración crean un sonido audible que puede ser un factor desencadenante para alguien que ha experimentado un trauma sexual. Si alguno de los sonidos en las prácticas de respiración desencadena una reacción, detén la técnica de respiración.

Comenzaremos aprendiendo la respiración abdominal. No pases a ninguna de las otras técnicas hasta que te sientas cómoda y segura respirando por el diafragma con el abdomen. Luego, familiarízate con el resto de las técnicas de relajación antes de pasar a las técnicas energizantes. Si te sientes mareada o aturdida durante cualquiera de los ejercicios, déjalo inmediatamente. Acuérdate de no practicar las técnicas de respiración estimulante si tienes alguna de las patologías enumeradas en el capítulo anterior (ver página 57).

Técnicas de respiración relajante

Respiración abdominal

La respiración abdominal, también conocida como respiración diafragmática, es una respiración profundamente relajante que activa el sistema nervioso parasimpático. En la respiración abdominal, el diafragma se contrae y se desplaza hacia abajo, atrayendo aire hacia la parte inferior de los pulmones, lo que aumenta la beneficiosa oxigenación de las células de todo el cuerpo. Cuando el aire baja a la parte inferior de los pulmones, nuestro abdomen se infla suavemente. En la exhalación, el diafragma se libera hacia arriba y nuestro vientre regresa hacia la columna vertebral. La respiración profunda y lenta del abdomen también estimula el nervio vago, que tiene un efecto calmante en el cuerpo y la mente.

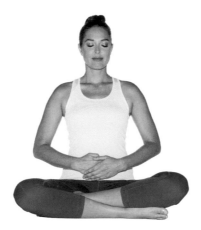

CÓMO HACERLO:

- Si esta es la primera vez que practicas la respiración abdominal, puede ser de ayuda que te acuestes para lograr una expansión completa del abdomen. Una vez que puedas sentir la elevación y caída de tu abdomen sobre tu espalda, practica esta técnica de respiración relajante sentada. Es un método seguro de usar en cualquier posición y situación durante todo el día (sentados en el escritorio, haciendo cola en el supermercado o tumbados antes de ir a la cama). Dondequiera que estés, crea una superficie cómoda donde te sientas respaldada. Si te sientes cómoda, cierra los ojos.

- Cierra la boca y comienza a inhalar y exhalar lentamente por la nariz.

- Coloca una mano suavemente sobre tu estómago y siente que tu abdomen sube levemente al inhalar y baja al exhalar. Relaja los músculos de tu abdomen e imagina que se infla como un globo en la inhalación y se desinfla de forma natural en la exhalación. Sé delicada contigo misma. No hay necesidad de empujar el abdomen hacia afuera con fuerza. En vez de eso, deja que tu respiración se eleve y descienda dentro de ti. Si tienes problemas para sentir la expansión del abdomen, coloca un objeto pequeño como un libro delgado, una baraja de cartas o una almohada pequeña sobre el abdomen.

- Realiza algunos ciclos hondos de respiración abdominal y anima a tu cuerpo para liberar cualquier tensión muscular a la vez que inhalas y exhalas lentamente a través de la nariz.

- A medida que te sientas más cómoda con la respiración abdominal, ve si puedes alargar la respiración a solo 5 ciclos completos de respiración por minuto

- Concluye tu práctica sentándote en silencio por unos momentos. Observa cómo te sientes. Fíjate en si algún pensamiento o sensación ha cambiado. Agradécete el dedicar unos momentos del día para practicar el cuidado de ti misma.

USA LA RESPIRACIÓN ABDOMINAL PARA:

- calmar la ansiedad y aliviar el estrés
- mantener los pies en tierra durante los episodios de disociación
- anclarse en el momento presente
- ayudar a aliviar el dolor crónico y liberar la tensión muscular
- favorecer un sueño profundo y reparador

Respiración con los labios fruncidos

Es una variante de la respiración diafragmática en la que se inhala por la nariz y se exhala por la boca con los labios fruncidos. Esta posición de los labios crea un poco de resistencia, lo que ayuda a ralentizar la respiración. Es como dejar salir poco a poco el aire de un neumático a través de un pequeño agujero. Al igual que con la respiración abdominal, la respiración con los labios fruncidos activa el sistema nervioso parasimpático, estimula el nervio vago y es muy relajante para el cuerpo y la mente.

CÓMO HACERLO:

- Busca una posición cómoda sentada, con la columna vertebral erguida y los hombros ligeramente caídos por debajo de las orejas.

- Inhala lentamente por la nariz y siente cómo tu abdomen se eleva suavemente mientras el aire llena tus pulmones. Relaja los músculos de tu abdomen e imagina que tu vientre se infla como un globo. Recuerda, no hay necesidad de empujar el abdomen hacia afuera con fuerza.

- Expulsa el aire por la boca, juntando los labios para crear una abertura más pequeña de modo que el aire pueda liberarse a un ritmo más lento, como si estuvieras desinflando lentamente un globo. La exhalación nunca debe ser tan fuerte como para que experimentes tensión. Siente cómo tu abdomen se introduce suavemente mientras exhalas por la boca.

- Haz de 5 a 10 ciclos de respiración con los labios fruncidos, animando a tu cuerpo a liberar cualquier tensión muscular mientras respiras.

- A medida que te sientas más cómoda con la respiración con los labios fruncidos, observa si puedes extenderla a solo 5 ciclos completos de respiración por minuto.

- Termina tu práctica sentándote en silencio por unos momentos. A ver cómo te sientes. Fíjate en si ha cambiado algún pensamiento o sensación.

USA LA RESPIRACIÓN DE LABIOS FRUNCIDOS PARA:

- calmar la ansiedad y aliviar el estrés
- prevenir los ataques de pánico
- conectarte a tierra y anclarte en el momento presente durante los episodios de disociación
- ayudar a aliviar el dolor crónico y liberar la tensión muscular
- favorecer un sueño profundo y reparador
- aliviar las náuseas durante el embarazo o la quimioterapia

Respiración abdominal con palmas abiertas/cerradas

Este ejercicio respiratorio combina la respiración abdominal con el sencillo movimiento de abrir y cerrar las manos. Si no has prestado mucha atención a la forma en que respiras durante la mayor parte de tu vida, aprender a respirar adecuadamente puede resultar un poco incómodo al principio. Es natural confundirse sobre cuándo el abdomen debe expandirse y cuándo debe desinflarse. Esta práctica de conexión a tierra utiliza el simple movimiento de abrir la palma de la mano y luego poner el puño apretado para ayudarlo a conectarse físicamente con la sensación de expansión cuando inhala y de contracción cuando exhala.

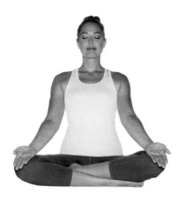 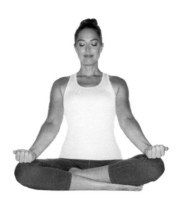

CÓMO HACERLO:

- Busca una posición cómoda sentada, con la columna vertebral erguida y los hombros ligeramente caídos por debajo de las orejas.

- Coloca las manos sobre las rodillas con ambas palmas hacia arriba.

- Mientras inhalas por la nariz, abre las palmas de las manos y abre bien los dedos. Siente cómo tu abdomen se expande suavemente a la par que abres los dedos.

- Exhala por la nariz y flexiona las manos en forma de puños. Siente cómo se contraen los músculos de los antebrazos y cómo el abdomen se contrae suavemente.

- Repite de 5 a 10 ciclos de respiración.

- Siéntate en silencio y observa cómo te sientes. ¿Pudiste conectarte más fácilmente con la idea de expansión y contracción en tu cuerpo?

USA LA RESPIRACIÓN ABDOMINAL CON PALMAS ABIERTAS/CERRADAS PARA:

- conectarte físicamente a tierra en momentos de estrés, ansiedad o disociación
- calentar las muñecas antes de comenzar la práctica de yoga

Respiración de globo

Al igual que la respiración abdominal con palmas abiertas o cerradas, la respiración de globo combina un movimiento suave de los brazos con inhalación y exhalación para ayudarte a conectarte más profundamente con la sensación física de expansión y contracción. También es una técnica que se utiliza a menudo en la meditación y en las prácticas de qigong. La palabra «qi» no tiene una traducción directa al español, así que a menudo se describe como «energía». Si te gusta *La guerra de las galaxias*, puedes pensar en *qi* como «la Fuerza». La palabra «gong» se traduce como «habilidad» o «labor». Entonces *qigong* significa «la habilidad de cultivar energía» o, simplemente, «labor de energía».

Según la medicina tradicional china, los doce meridianos principales (o vías de energía) de nuestro cuerpo comienzan o terminan en nuestras manos y pies. Nuestras manos son por lo tanto poderosos conductos de energía para recibir y emitir chi. Muchos acupuntores y masajistas practican algún tipo de qigong para que la energía fluya en sus manos antes de tocar y tratar a sus pacientes. Cuando practicas la respiración de globo de manera sistemática, puedes empezar a tener una sensación palpable de cómo el flujo vital de tu energía fluye a través de tus manos. Puede notarse una sensación de calor, hormigueo o magnetismo.

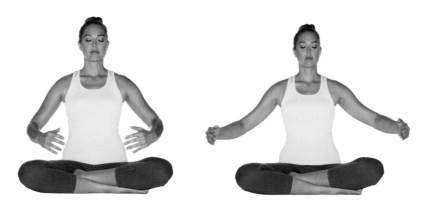

CÓMO HACERLO:

- Comienza en una posición sentada cómoda con la columna vertebral erguida y los hombros cayendo suavemente hacia abajo, por debajo de las orejas.

- Extiende los brazos hacia adelante y pon suavemente las palmas de las manos como si estuvieras sosteniendo un pequeño globo o pelota entre ellas. Mantén los hombros relajados y los codos ligeramente flexionados.

- Mientras inhalas por la nariz, expande las manos hacia afuera, como si el globo se estuviera inflando entre tus palmas. Siente cómo tu abdomen se expande suavemente a medida que tus manos se separan.

- A medida que exhalas por la nariz, lleva las manos la una hacia la otra, como si el globo se desinflara. Siente cómo tu abdomen se va hundiendo suavemente a medida que tu globo imaginario se va encogiendo. El movimiento de tus manos debe ser lento y suave, como si se estuvieran moviendo entre melaza o separando caramelos.

- Repite de 5 a 10 ciclos de respiración. Puedes aumentar gradualmente tu práctica hasta 20 minutos para dejarte caer en un estado meditativo profundo y empezar a sentir el desarrollo de la energía entre tus palmas.

- Termina la práctica descansando las palmas de las manos sobre el regazo, sentándote en silencio y observando cómo te sientes. ¿Notas alguna sensación en las palmas de las manos? ¿Quizás una sensación de calor u hormigueo suave?

USA LA RESPIRACIÓN DE GLOBO PARA:

- inducir un estado meditativo que te calme cuando te sientas ansiosa, estresada o agobiada

- cultivar la energía de la fuerza vital del cuerpo que se pueda utilizar en tiempos de fatiga y agotamiento

Respiración oceánica

La respiración ceánica es una técnica usada por los yoguis mientras practican las posturas físicas (conocidas como *asanas*) en el yoga. En sánscrito, esta técnica de respiración se llama *ujjjayi*, que se traduce comúnmente como «respiración victoriosa». Debido a su cualidad y sonido oceánicos, también se conoce comúnmente como respiración oceánica. Cuando se usa en sincronización con posturas de yoga, la respiración oceánica crea un flujo rítmico que te afianza en el momento presente y cultiva la conciencia de uno mismo durante su práctica. También tiene una cualidad meditativa equilibradora que ayuda a calmar el sistema nervioso.

Es aconsejable que te sientas cómoda con la respiración oceánica antes de practicar las secuencias de movimiento de los capítulos siguientes. Observa que para algunos el sonido profundo de la respiración oceánica puede ser un factor desencadenante. Como alternativa, puedes practicar la respiración abdominal (página 65) o la respiración con los labios fruncidos (página 67).

CÓMO HACERLO:

- Busca una posición sentada cómoda y mantén tu columna vertebral erguida.
- La respiración oceánica se practica inhalando y exhalando por la nariz con la boca cerrada. Sin embargo, para producir el sonido del océano, abre la boca y haz un sonido *haaahhhhhh* suave, lento y prolongado mientras exhalas, como si estuvieras tratando de empañar un espejo. El sonido debe tener una intensidad de susurro suave.
- Una vez que te sientas cómoda produciendo este sonido, cierra la boca y explora haciendo un sonido similar con los labios cerrados mientras exhalas por la nariz. Imagínate el sonido del océano cuando te acercas una caracola al oído.
- Ahora, vamos a ponerlo todo junto. Cierra la boca y comienza a inhalar y exhalar por la nariz. Deja que tu inhalación sea larga, lenta y plena.
- Al exhalar por la nariz, contrae suavemente la parte posterior de la garganta y libera el aire despacio con un suave sonido oceánico. La respiración nunca debe practicarse con fuerza, ya que podría forzar la parte posterior de la garganta y las cuerdas vocales.
- Mientras sigues respirando, visualiza una ola de respiración continua que sube y baja desde el abdomen hasta la parte superior del pecho. Sin embargo, a diferencia de la respiración abdominal, la respiración oceánica no infla activamente el abdomen como un globo. Aunque el abdomen puede moverse suavemente, el foco no está exclusivamente en él.
- Repetir de 3 a 5 minutos.

USA LA RESPIRACIÓN OCEÁNICA PARA:

- acompañar posturas de yoga físico
- calmar la mente estresada o agitada
- calmar el sistema nervioso
- crear enfoque y presencia mental

Respiración solar

La respiración solar es una práctica excelente para introducirse una vez que hemos aprendido la respiración oceánica. Integra la respiración oceánica con movimientos suaves de los brazos que crean mayor concentración, presencia y conciencia corporal.

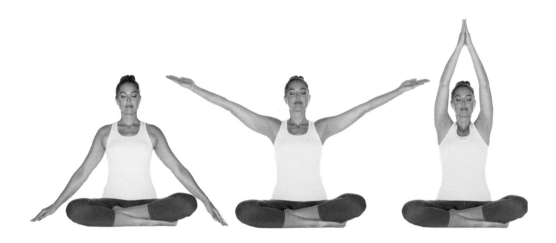

CÓMO HACERLO:

- Comienza desde una posición sentada, con la columna vertebral erguida y los brazos hacia abajo a un lado.
- Cierra la boca y respira lenta y profundamente por la nariz.
- Durante la inhalación, voltea las palmas hacia afuera y barre los brazos hacia afuera y hacia el cielo. Lleva las palmas de las manos hacia arriba con los brazos estirados cuando llegues a la cima de la inhalación.
- En la exhalación, desliza los brazos hacia abajo a los costados
- Repite de 5 a 8 ciclos de respiración.

USA LA RESPIRACIÓN SOLAR PARA:

- prepararte para una práctica de yoga
- equilibrar y armonizar tu sistema nervioso
- aliviar los pensamientos agitados y la preocupación
- oxigenar tu cuerpo
- enfocar tu mente

Respiración en tres partes

Esta antigua técnica de respiración del yoga conocida como respiración en tres partes, o *dirga pranayama* en sánscrito, es particularmente útil en tiempos de estrés. *Dirga* significa «completo». Puedes pensar en ella como una respiración completa que sube y baja en una ola continua desde el abdomen hasta la parte superior del pecho. Practicar la respiración en tres partes de 5 a 15 minutos puede ayudar a disminuir el estrés y favorecer una sensación de bienestar y calma.

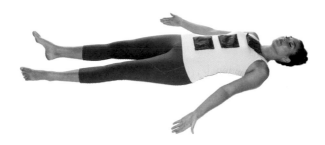

CÓMO HACERLO:

- Cuando estés iniciándote en la respiración en tres partes, acuéstate boca arriba. Busca una posición cómoda y sujétate con almohadas si es necesario. Para sentir más fácilmente la sensación física de que el aire llena tu cuerpo, intenta colocar un objeto pequeño en cada una de las tres posiciones en las que vas a respirar: el abdomen, la caja torácica y el pecho.

- Parte 1 (respiración en el abdomen). Cierra los ojos y la boca y comienza a inhalar y exhalar lentamente por la nariz. Colócate una mano sobre el abdomen y siente cómo el abdomen se infla suavemente como un globo al inhalar y se desinfla lentamente al exhalar. Practica 3 ciclos de respiración de esta manera, notando cómo el vientre sube y baja con la respiración.

- Parte 2 (respiración en la caja torácica). Inhala por la nariz, llenando tu vientre con aire como un globo. Sigue inhalando el mismo aire hasta la caja torácica, sintiendo cómo se expanden el centro de los pulmones y se ensanchan las costillas. Mientras exhalas por la nariz, libera el aire primero de los pulmones medios y de la caja torácica y luego del abdomen. Repite esta respiración lenta y firme, desde el abdomen hasta la caja torácica, durante 3 ciclos de respiración.

- Parte 3 (respiración en la parte superior del pecho). Inspira por la nariz, sintiendo primero cómo se expande el vientre y luego la caja torácica. Sigue inhalando el mismo aire hasta la parte superior de los pulmones, expandiendo la parte superior del pecho hasta las clavículas en la base de la garganta. Al exhalar, primero suelta el aire de la parte superior del pecho, luego de la caja torácica y luego del abdomen. Practica este ritmo completo de tres partes de 5 a 8 ciclos de respiración.

- Termina tu práctica respiratoria sentándote en silencio y observando cómo se sienten tu cuerpo y tu mente.

USA LA RESPIRACIÓN EN TRES PARTES PARA:

- ansiedad de temperamento o energía nerviosa
- ayudar a aliviar el insomnio e inducir el sueño

Respiración por fosas nasales alternas

La respiración por fosas nasales alternas es una antigua práctica de respiración yóguica conocida como *nadi sodhana*. Activa el sistema nervioso parasimpático y es particularmente útil para calmar la ansiedad y facilitar un sueño reparador.

Las *nadis* son vías energéticas en el cuerpo, a través de las cuales fluye nuestro *prana*, o energía de fuerza vital. *Sodhana* significa «purificar» en sánscrito. *Nadi sodhana* es una práctica que limpia o purifica la energía y los canales de circulación del organismo. Se realiza alternando la respiración de una fosa nasal a otra. Al equilibrar el flujo de aire de la fosa nasal izquierda y la derecha, equilibras los hemisferios izquierdo y derecho del cerebro, lo que lo convierte en la preparación perfecta para la práctica de la meditación.

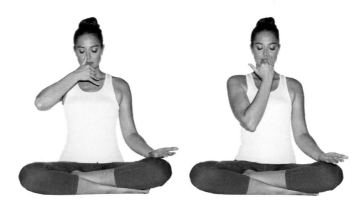

CÓMO HACERLO:

- Busca una posición cómoda sentada con la columna vertebral recta.
- Abre bien la palma de la mano derecha con los dedos extendidos. Enrosca los dedos índice y medio hacia la palma de la mano, manteniendo los dedos pulgar, anular y meñique extendidos.
- Coloca el pulgar contra la fosa nasal derecha e inhala lentamente a través de la izquierda.
- Luego, cierra la fosa nasal izquierda con el dedo anular derecho, suelta el pulgar de la fosa nasal derecha y exhala lentamente a través de la fosa nasal derecha.
- Inhala por la fosa nasal derecha, luego cierra la derecha con el pulgar, suelta el anular de la izquierda y exhala por la izquierda. Ya has completado una ronda de respiración por fosas nasales alternas.
- Repite de 5 a 10 ciclos.

USA LA RESPIRACIÓN NASAL ALTERNA PARA:

- calmar tu sistema nervioso en momentos de estrés o ansiedad
- detener un ataque de pánico antes de que comience
- aliviar el insomnio

Precauciones y contraindicaciones

No realices la respiración de fosas nasales alternas si tienes resfriado, congestión nasal o sinusitis.

Respiración 4-7-8

La respiración 4–7–8 es una técnica que se usa a menudo en las clases de yoga y en las terapias corporales para calmar la ansiedad e inducir rápidamente un efecto relajante en el sistema nervioso. El doctor Andrew Weil, pionero de renombre mundial en el campo de la medicina integral, es un gran defensor de la respiración 4–7–8 y la recomienda popularmente como un antídoto contra el estrés y como una poderosa herramienta contra el insomnio. Puedes ver un video suyo realizando esta técnica de respiración en su página web en www.drweil.com.

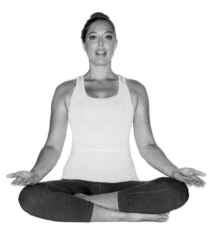

Nota. Si te resulta incómodo o te desestabiliza contener la respiración, omite el paso de retención de aire y practica solamente la inhalación y la exhalación.

CÓMO HACERLO:

- Busca una posición cómoda sentada o practica acostada si estás usando la respiración 4–7–8 para ayudarte a dormir.

- Coloca la punta de la lengua justo detrás de los dientes frontales cerca del paladar. Tu lengua descansará aquí durante toda la práctica.

- Con la lengua en posición, separa los labios y haz un sonido *hush* mientras exhalas completamente por la boca.

- Cierra los labios e inhala profundamente por la nariz, contando mentalmente hasta 4.

- Aguanta el aire mientras cuentas hasta 7 en silencio.

- Exhala por la boca, repitiendo el sonido sibilante contando hasta 8. Así se completa un ciclo de respiración. Realiza 4 ciclos de respiración en total.

USA LA RESPIRACIÓN 4-7-8 PARA:

- calmar la ansiedad y la agitación
- ayudarte a conciliar el sueño

Respiración refrescante

Esta técnica de respiración yóguica de enfriamiento se conoce como *sitali pranayama*. Funciona atrayendo aire frío hacia la boca para disminuir el exceso de calor en el cuerpo, regular la temperatura corporal y aliviar el sistema nervioso durante momentos de estrés o agitación. Una opción alternativa (descrita en la página siguiente), para aquellos que son incapaces de enroscar la lengua, se conoce como *sitkari pranayama*, o «respiración sibilante de los dientes». Funciona de manera similar al *sitali* enfriando el cuerpo y calmando el sistema nervioso.

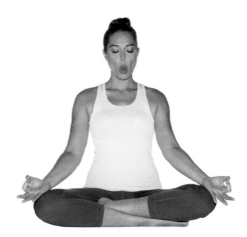

CÓMO HACERLO:

- Busca una posición cómoda sentada y siéntate con la columna estirada y los hombros relajados.

- Enrosca los lados de la lengua uno hacia el otro como un taco y saca la lengua de la boca como una pajita.

- Baja ligeramente la barbilla e inhala por la boca, sorbiendo el aire a través de la lengua enroscada como si estuvieras sorbiendo agua fría de una pajita. A medida que inhalas, levanta despacio la barbilla hacia el cielo, con cuidado de no levantarla tan alto que te fuerce la nuca.

- Al final de la inhalación, vuelve a introducir la lengua en la boca, cierra los labios y exhala lentamente por ambas fosas nasales mientras bajas despacio el mentón a tu posición inicial.

- Repite de 5 a 10 respiraciones.

OPCIÓN ALTERNATIVA:

Nota. La capacidad de enroscar la lengua es genética. Si no puedes enroscar la lengua, prueba esta práctica alternativa de respiración refrescante que es igualmente efectiva.

- Con la boca cerrada, flexiona la punta de la lengua hacia arriba para que toque el paladar justo detrás de los dientes frontales.
- Con los dientes superiores e inferiores tocándose suavemente, separa los labios e inhala por la boca, haciendo un silbido suave mientras el aire fresco llena la boca.
- Cierra los labios y exhala lentamente por las fosas nasales.
- Repite de 5 a 10 respiraciones.

USA LA RESPIRACIÓN REFRESCANTE PARA:

- reducir el enojo, la frustración, la agitación y la ansiedad
- refrescar el cuerpo y liberar el exceso de calor
- calmar el sistema nervioso en momentos de estrés

Técnicas de respiración energizante

Las siguientes prácticas de respiración energizante son seguras para la mayoría cuando se practican como se describe. Sin embargo, en casos de trauma severo o estrés, las técnicas de respiración activadoras pueden causar una avalancha emocional, agitación, ansiedad o agobio, y no son aconsejables. No las practiques si estás embarazada o tienes la presión arterial alta, antecedentes de convulsiones, glaucoma, desprendimiento de retina, asma o afecciones psiquiátricas como trastorno bipolar, psicosis o paranoia, ya que podrían desencadenar un episodio maníaco.

Respiración gozosa

Se puede pensar en la respiración gozosa como una sacudida natural de cafeína sin los efectos secundarios de nerviosismo. Es una técnica de respiración estimulante y tonificante que energiza el cuerpo y despierta la mente. A menudo se la conoce como respiración «ha» por el sonido que se hace al practicarla. En hawaiano, *ha* significa «aliento» o «espíritu», y a menudo se traduce como «aliento de vida». En las tradiciones orientales de autocuración como el qigong, el sonido *ha* o *he* es un sonido curativo asociado con el corazón y el elemento fuego. El movimiento de los brazos en esta técnica de respiración también estimula el flujo sanguíneo hacia el corazón.

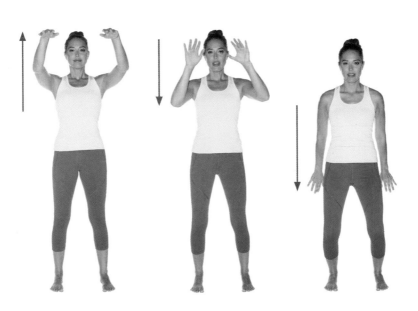

CÓMO HACERLO:

- Comienza de pie con los pies separados a la distancia del ancho de la cadera, con la columna erguida y con una ligera flexión de las rodillas. Apoya los brazos suavemente sobre los costados.

- Inhala por la nariz a la vez que levantas los brazos hacia adelante a la altura de los ojos. Mantén los codos ligeramente flexionados y los hombros, muñecas y dedos relajados mientras levantas los brazos.

- Exhala por la boca, haciendo un sonido *ha* fuerte mientras bajas los brazos con fuerza, empujando las palmas contra el suelo. Visualízate a ti misma soltando cualquier pensamiento, sentimiento, energía o emoción negativa al mover los brazos hacia el piso. Deja que la tierra absorba y neutralice cualquier energía negativa para que deje de estar almacenada en tu cuerpo, mente y espíritu. Esto completa un ciclo.

- Repite de 5 a 10 ciclos.

USA LA RESPIRACIÓN GOZOSA PARA:

- proporcionar un estímulo mental o físico
- aliviar el letargo, la apatía y la depresión
- animar el cuerpo y el cerebro

Respiración de fuego

La respiración de fuego es una poderosa técnica de respiración que oxigena rápidamente la sangre, creando un efecto inmediato de alerta mental y física. En la tradición del kundalini yoga, se cree que esta respiración también ayuda a despejar los bloqueos mentales y creativos.

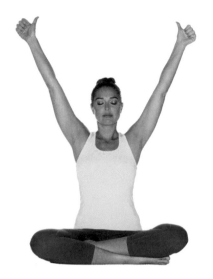

Consejo: ¡Quizás deberías tener una caja de pañuelos a tu lado, ya que esta práctica es famosa por limpiar las fosas nasales!

CÓMO HACERLO:

- Siéntate cómodamente en el suelo o en un cojín con las piernas cruzadas.

- Inhala por la nariz y extiende los brazos hacia el techo, formando una amplia V con las palmas de las manos abiertas y los dedos abiertos.

- Exhala por la nariz mientras flexionas los dedos de cada mano hacia las palmas de las manos, manteniendo los pulgares extendidos hacia afuera. Mantén esta posición del brazo durante la práctica de respiración.

- Para prepararte para la respiración de fuego, abre la boca y visualiza un cachorro jadeando, y reproduce ese ritmo rápido con tu propia respiración. Puede parecer un poco ridículo, pero te ayudará a establecer un ritmo para tu práctica de respiración de fuego.

- Una vez establecido el ritmo, cierra la boca y respira únicamente a través de las fosas nasales al mismo ritmo. Tus inhalaciones deben coincidir con la duración de tus exhalaciones. Mientras respiras, siente cómo tu estómago bombea hacia adentro y hacia afuera rápidamente al mismo ritmo, con tu abdomen empujando con suavidad hacia afuera mientras inhalas y hacia adentro mientras exhalas.

- Practica de 1 a 3 minutos.

- Para finalizar tu práctica, haz una inhalación profunda y completa por la nariz y exhala lentamente por ella. Deja caer los brazos, ponte las palmas de las manos sobre tu regazo y quédate unos momentos en silencio.
- Observa cualquier sensación en tu cuerpo y cómo te sientes.

USA LA RESPIRACIÓN DE FUEGO PARA:

- energizar el cuerpo y la mente, sobre todo durante los períodos de fatiga o depresión
- liberar la ira y otras emociones enterradas profundamente
- mejorar la agudeza mental y despertar el cerebro
- mejorar la capacidad pulmonar
- aliviar la congestión

Precauciones y contraindicaciones

Las técnicas de respiración activadoras como la respiración de fuego pueden causar una avalancha emocional, agitación, ansiedad o agobio en algunas personas que han experimentado un trauma severo o estrés. No practiques la respiración de fuego si estás embarazada, tienes presión arterial alta, antecedentes de convulsiones, glaucoma, desprendimiento de retina, asma o afecciones psiquiátricas como trastorno bipolar, psicosis o paranoia. Si te sientes mareada o aturdida, detente inmediatamente.

Respiración de fuelle

La respiración de fuelle oxigena rápidamente el cuerpo y estimula el sistema nervioso simpático. Recuerda que, aunque el sistema nervioso simpático es donde se produce nuestra reacción de lucha o huida, también es el lugar de emociones como la alegría, la euforia, la emoción y la excitación. La respiración de fuelle puede ser de particular ayuda contra la depresión, ya que activa momentáneamente tu sistema de excitación y ayuda a que fluya la energía a través de todo el cuerpo.

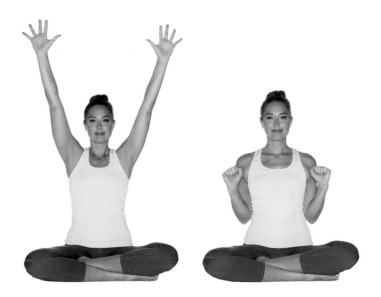

CÓMO HACERLO:

- Siéntate en el suelo o en un cojín con las piernas cruzadas y la columna vertebral erguida. Si te resulta incómodo sentarte con las piernas cruzadas, también puedes sentarte en una silla con ambos pies plantados en el suelo.

- Dobla los codos y apóyalos en las costillas. Manteniendo los codos doblados, levanta las manos a la altura de los hombros y cierra los puños.

- Inhala por la nariz mientras extiendes con fuerza ambos brazos por encima de la cabeza, con las palmas abiertas y los dedos extendidos.

- Exhala por la nariz mientras llevas tus brazos con fuerza hasta la posición inicial con los puños cerrados y los codos junto a la caja torácica.

- Practica 10 rondas para comenzar a razón de 1 inhalación y 1 exhalación por segundo.

USA LA RESPIRACIÓN DE FUELLE PARA:

- combatir la apatía, la fatiga o la depresión
- oxigenar rápidamente el cuerpo
- tonificar el cuerpo y la mente

Precauciones y contraindicaciones

No practiques la respiración de fuelle si estás embarazada, tienes presión arterial alta, padeces asma, estás experimentando ataques de pánico, te han diagnosticado trastorno bipolar o tienes antecedentes de episodios maníacos. Si te sientes mareada o aturdida, detente de inmediato.

Capítulo 9

Secuencias de movimiento para la sanación física y emocional

El cuerpo es un ser políglota. Nos habla a través de su color y su temperatura, el rubor del reconocimiento, el brillo del amor, la ceniza del dolor, el calor de la excitación, la frialdad de la falta de convicción. Habla a través de su danza constante y diminuta, a veces balanceándose, a veces estremeciéndose, a veces temblando. Habla a través del brinco del corazón, la caída del espíritu, el hoyo en el centro y la esperanza creciente.
—Clarissa Pinkola Estés

Las siguientes secuencias de Primal Yoga han sido diseñadas para ayudarte a conectarte a tierra y centrarte para que puedas enfrentar cualquier desafío que se te presente. Cada secuencia ha sido creada con el propósito deliberado de ayudarte a encontrar alivio de algunos de los síntomas más comunes del trauma, como la depresión, la ansiedad, el miedo, la ira, el dolor crónico, la fatiga crónica, los problemas digestivos, etc.

Pasa a la secuencia que tu cuerpo, mente y espíritu necesitan más en un día determinado. Como cualquier forma de ejercicio, las secuencias son mejores como medidas preventivas, pero también son muy efectivas para ayudarte a aliviar síntomas, pensamientos y sensaciones desagradables e incómodos en el momento. Aunque no existe una cura milagrosa, muchos de mis alumnos expresan constantemente su asombro por la sencillez y eficacia de estas técnicas para aliviar su ansiedad, incrementar su energía, mejorar su estado de ánimo, aliviar el dolor y crear una sensación de empoderamiento, todo ello en menos de una hora.

Incluso si no realizas cada movimiento en cada secuencia o decides simplemente comenzar con tu respiración y dejar el resto para otro día, debes saber que estás dando pasos muy importantes para recuperar tu salud y vitalidad. Ten paciencia y compasión contigo misma durante el proceso.

Dedica un momento a reconocer el valor que se necesita para llegar aquí. Si tienes este libro entre tus manos, ya te estás haciendo presente de una manera poderosa. Que estas secuencias te porten una inspiración continua para seguir haciéndote presente. Tú lo vales.

Siempre es mejor consultar con un doctor para obtener una autorización médica antes de comenzar cualquier programa de ejercicio. Interrúmpelo si experimentas dolor, dificultad para respirar o mareos.

Accesorios de yoga para apoyar tu práctica

Muchas de las secuencias a seguir incluyen el uso opcional de accesorios de yoga. Los accesorios comunes como bloques, almohadones y mantas (frazadas) se utilizan para ayudar al profesional a crear más estabilidad, mejor alineación y mayor comodidad o profundización en cualquier postura dada.

Bloques. Un bloque es uno de los accesorios más comunes y útiles del yoga. Suelen ser de corcho, madera o espuma firme y se asemejan a un ladrillo grande con dimensiones generales de 9 por 6 por 4 pulgadas (aprox. 23 por 15 por 10 cm). Se pueden utilizar de infinitas maneras, como por ejemplo para ayudar a personas con lesiones o músculos tensos, afinar las posturas y ayudar a crear un mejor equilibrio y estabilidad. Elegir qué bloque es el adecuado para ti es simplemente una cuestión de preferencia personal. Los bloques de madera son muy duraderos, pero a menudo resbalan con las manos o los pies sudorosos, pueden deslizarse sobre pisos de madera y generalmente son más caros. Los bloques de corcho son una opción robusta y estéticamente agradable que ofrece un buen agarre y durabilidad. La desventaja es que absorben el sudor, lo que puede producir un olor desagradable con el tiempo. También son más pesados, lo que los hace menos aptos para los viajes. Los bloques de espuma son la opción más barata, suave, ligera y fácil de transportar. La desventaja es que muestran suciedad y sudor fácilmente y no son tan resistentes como el corcho. Mis bloques favoritos son los de corcho o los de espuma reciclada de Manduka Yoga (disponibles en www.manduka.com), pero hay otras opciones más asequibles que se pueden encontrar fácilmente en línea.

Almohadones. Un almohadón de yoga es un accesorio común que se parece a una almohada corporal firme (aunque por lo general tiene forma rectangular o cilíndrica). Proporciona soporte en posturas reconstituyentes para crear una apertura suave en su cuerpo. Puedes comprar los almohadones de yoga en Internet o utilizar simplemente unas cuantas almohadillas duras como alternativa.

Mantas. Las mantas de yoga proporcionan mayor comodidad y apoyo en muchas posturas sentadas y reconstituyentes. Se hacen con material de tejido grueso y vienen en muchos tamaños y colores. Puedes adquirirlas en línea, o simplemente usar tus propias mantas dobladas de tejido grueso desde casa.

Moverse para atravesar la depresión

El universo obra de maneras misteriosas y siempre parece impartir las lecciones que necesitamos en el momento justo. Mientras escribo estas palabras, estoy observando a alguien muy cercano a mí que lucha por salir de uno de los pozos de depresión más oscuros que he conocido.

La depresión es peligrosa porque puede aparecer tan lentamente que no se reconoce hasta que es demasiado tarde. A pesar de mi gran interés personal, investigación y trabajo en el tema, me avergüenza decir que pasé por alto los signos más reveladores. O tal vez opté por no ver las señales porque, hasta ese momento, esa persona era una de las más positivas y optimistas que había conocido. Después de presentarle a esta persona a mi padre le pregunté: «¿Alguna vez has conocido a alguien tan positivo todo el tiempo?».

Mi padre respondió: «Sí, pero ¿dónde pone el resto?».

Fue una observación perspicaz de alguien que sabía de ello. Mi padre luchó contra la depresión clínica durante gran parte de su vida adulta. Cuando yo era adolescente, faltaba al trabajo, cerraba con llave la puerta de su habitación y dormía todo el día. Mientras dormía durante lo que parecían semanas y meses, mi familia andaba de puntillas a su alrededor, sabiendo que algo andaba mal, pero sin saber cómo ayudar. Vivíamos a una milla de la playa y, cuando yo tenía veintitantos años, mi padre me confió que una vez nadó lo más lejos posible de la orilla y pensó en cómo sería dejar de nadar para hundirse y no volver a salir a la superficie.

Me alegra decir que mi papá ahora maneja su depresión con una combinación de medicamentos y ejercicio. Aunque su dieta podría necesitar un poco de ayuda —bien, *mucha* ayuda (¡lo siento, papá!)—, su estado de ánimo es bueno.

Los trastornos del sueño son uno de los primeros signos de depresión, y fue el signo que, desafortunadamente, no noté con mi amigo. Los trastornos del sueño pueden aparecer de diferentes maneras para diferentes personas: algunas duermen demasiado y simplemente no pueden despertarse y levantarse de la cama, mientras que otras no pueden dormir en absoluto. Mi amigo se quejaba de insomnio, pero yo lo atribuía al estrés. Cuando lo visité unas semanas más tarde, la persona positiva que una vez conocí había desaparecido por completo y había sido reemplazada por un hombre gravemente deprimido que apenas comía, trabajaba ni se movía.

Si hubiera entendido bien lo que estaba pasando, lo habría animado a que se pusiera en marcha tan pronto como aparecieran los primeros signos de depresión. Como dice el doctor John Ratey: «En su esencia, la depresión se define por la ausencia de movimiento en dirección a algo, y el ejercicio es la manera de desviar esas señales negativas y engañar al cerebro para que salga de la hibernación».[1]

La depresión es un síntoma clásico de trauma. Te absorbe la energía de tu fuerza vital. Las señales reveladoras de la depresión son síntomas que persisten por un período prolongado de tiempo (por lo menos dos semanas o más) y pueden incluir uno o más de los siguientes:

- sentimientos de desesperanza
- tristeza persistente o sensación de «vacío»
- ansiedad persistente
- irritabilidad
- falta de motivación
- pérdida de interés en actividades que antes eran placenteras.
- baja energía y fatiga crónica

- dificultad para concentrarse y decidir.
- memoria borrosa
- dificultad para dormir
- pérdida de apetito o aumento o pérdida de peso
- pensamientos o intentos de suicidio
- dolor crónico sin causa clara
- problemas digestivos

Si estás experimentando cualquiera de los síntomas anteriores, practica la prevención natural ahora, para que no necesites intervención médica más tarde.

La siguiente secuencia de Primal Yoga anima tu cuerpo a nivel celular a través de técnicas de respiración energizante y posturas de yoga estimulantes diseñadas para disipar bloqueos físicos o emocionales y reconectarte con tu energía de fuerza vital.

Consejo rápido: qigong con rebote

Aunque en la página 91 se presenta una secuencia completa para combatir la depresión, me gustaría comenzar ofreciendo un único y sencillo movimiento para aliviarla. Si te cuesta levantarte y moverte, comienza con este primer pasito. Aquí hay un ejercicio que puedes hacer aquí y ahora. No necesitas zapatillas de deporte, bandas de sudor ni equipo de entrenamiento. Lo mejor del qigong con rebote es su simplicidad. A diferencia de otras formas de qigong, no hace falta aprender una secuencia, un patrón de respiración o cualquier otro conjunto de reglas.

CÓMO HACERLO:

- Despeja un espacio pequeño, asegurándote de que tienes suficiente sitio para mover los brazos sin chocar contra nada. Ponte de pie con los pies ligeramente más separados que el ancho de la cadera. Dobla suavemente las rodillas y deja que tus brazos cuelguen sueltos a los costados.

- Deja que tu cuerpo se relaje y empieza a brincar suavemente. No es necesario que los pies se separen del suelo, simplemente rebota doblando las rodillas.

- Después de unos momentos, prueba a levantar los talones del suelo al rebotar. Rebota con un poco más de vigor manteniendo tus extremidades relajadas.

- Siéntete libre de menearte y sacudirte. Sacude las muñecas, mueve los dedos y deja que tus brazos se muevan y aleteen mientras rebotas.

- Deja que te guíe tu intuición. Explora saltar arriba y abajo. Explora cerrar los ojos y mantenerlos abiertos. Relaja el cuello y deja que tu cabeza se mueva en gestos de sí y no. Deja que sus brazos se balanceen y se agiten en el aire o agítalos hacia abajo. Mueve las caderas. Rebota en círculo. Rebota en silencio o date libertad para reír, llorar o aullar.

- No hay límite de tiempo. Cuando te apetezca detenerte, detente. Haz una pausa y quédate quieta. Descansa los brazos suavemente a los costados sin tocar tu cuerpo o tu ropa. Cierra los ojos o mantenlos abiertos, lo que te resulte más cómodo.

- Tómate un momento para sintonizarte con tu cuerpo. Observa lo que estás sintiendo. Fíjate en todas y cada una de las sensaciones. ¿Sientes un subidón de calor? ¿Un hormigueo en las palmas de las manos o en los dedos? ¿Un aumento en tu ritmo cardíaco? Haz un seguimiento de estas sensaciones sin ningún juicio ni comentario mental. Observa las emociones que puedan haber surgido y acógelas con curiosidad.

- Haz una inhalación lenta y profunda por la nariz y suspira audiblemente por la boca para concluir tu práctica.

- Repite esta práctica a diario y cada vez que te sientas con poca energía. Es una manera estupenda de empezar a moverse a primera hora de la mañana para dar vitalidad a tu día.

Por qué funciona: sacudirse el estrés

¿Necesitas más motivación para brincar? Aunque el qigong con rebote se inspira en la sabiduría antigua, las investigaciones modernas sobre el trauma lo respaldan. Los investigadores han descubierto que, a diferencia de los seres humanos, los animales salvajes no muestran síntomas de TEPT, aunque están expuestos a situaciones traumáticas de manera regular. ¿Recuerdas lo que hablamos sobre cómo los animales se quitan el trauma sacudiéndose y estremeciéndose literalmente de la cabeza a los pies? Ese temblor ayuda a eliminar las hormonas del estrés de su sistema nervioso, permitiéndoles regresar a la homeostasis en unos momentos.

El qigong con rebote tiene el mismo efecto. Te permite comenzar a sacudirte el trauma acumulado y liberar emociones estancadas. Acoge todas y cada una de las emociones como un éxito en tu camino hacia la curación.

Secuencia de Primal Yoga para la depresión

1. Qigong con rebote *(ver instrucciones en la página 89)*

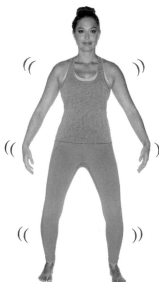

Comienza con 3 minutos de qigong con rebote para calentar el cuerpo. La depresión puede adormecer nuestras emociones y sensaciones. Los botes revitalizan el cuerpo, hacen que la sangre fluya y lo conectan con la energía de la fuerza vital.

Cuando hayas terminado de rebotar, descansa suavemente los brazos a los costados sin tocar el cuerpo. Cierra los ojos o déjalos abiertos, lo que te resulte más cómodo. Dedica un momento a sintonizar con tu cuerpo. Observa lo que estás sintiendo. Haz un seguimiento de todas las sensaciones con curiosidad.

2. Golpecitos al corazón

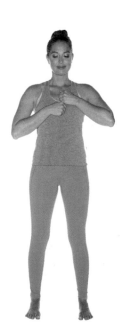

Ponte de pie con los pies separados a la distancia de la cadera. Cierra ligeramente ambos puños. Llévatelos al centro del pecho, uno sobre el otro, y comienza a dar golpecitos suaves al corazón con ambos puños a la vez. Continúa con los golpecitos durante 1 minuto.

Beneficios. En la medicina china, se cree que nuestro espíritu (llamado shen) está alojado en el corazón. Si nuestro corazón no está siendo cuidado, nuestro espíritu se pierde y se confunde. El corazón está gobernado por el elemento fuego, y, si somos deficitarios en el qi del corazón, nuestro fuego interior puede quemarse. Esto lleva a la depresión, falta de ánimo, pérdida de creatividad y baja energía. El golpeteo (o tapping) sobre el corazón despierta el chacra del mismo, revitaliza los pulmones y trae energía y sensaciones a un lugar que puede que hayamos bloqueado o mantenido entumecido.

3. Golpecitos en los pulmones

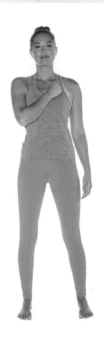

Ponte de pie con los pies separados a la distancia de la cadera. Cierra suavemente el puño derecho con la mano derecha, dobla el codo derecho y lleva el puño derecho al lado izquierdo del pecho, justo debajo de la clavícula. Empieza a golpear suavemente el lado izquierdo del pecho, por debajo de la clavícula y por encima del corazón. Da golpecitos hacia adelante y hacia atrás desde el hombro izquierdo hasta el centro del pecho. Aumenta el golpeteo a una presión que parezca firme pero cómoda. Mientras continúas dando golpecitos, levanta el brazo izquierdo hacia adelante, con la palma hacia arriba. Golpea desde el pecho hasta el brazo izquierdo. Golpea tus bíceps, tu antebrazo, tu muñeca, tu pulgar y la palma de tu mano, luego vuelve a golpear tu brazo hasta que termines de nuevo en tu pecho.

Repite la secuencia de golpeteo o *tapping* en el lado opuesto. Cuando hayas terminado de dar golpecitos, suelta los brazos a los lados y observa cómo te sientes. Fíjate en las sensaciones de tu cuerpo. ¿Te sientes con más energía?

Beneficios. El tapping es una antigua práctica de autocuración que mueve la energía en el cuerpo. Según la medicina tradicional china, tenemos doce meridianos principales (o vías de energía) en el cuerpo. Los meridianos discurren simétricamente a ambos lados. Cada meridiano corresponde a un sistema de órganos diferente, y cada sistema de órganos está emparejado con una emoción particular. El dolor se almacena en los pulmones y puede estar acompañado de depresión y fatiga. El meridiano pulmonar comienza en la parte superior del pecho, cerca de las clavículas y el hombro, y baja por el brazo hasta el pulgar. En esta práctica de tapping, *traemos vitalidad al meridiano pulmonar para comenzar a desplazar energías estancadas como el dolor y la depresión.*

4. Respiración gozosa *(ver instrucciones en página 80)*

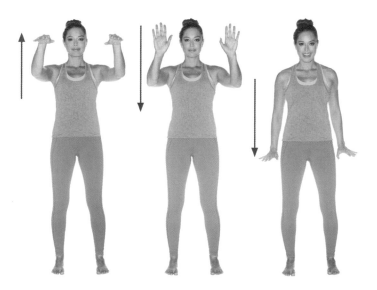

Haz de 5 a 10 rondas de respiración gozosa para tonificar tu cuerpo y elevar tu estado de ánimo.

5. Estiramiento de postura de la montaña

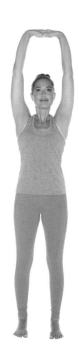

Ponte de pie con los pies separados a la distancia de la cadera, con los pies en paralelo. Planta los pies con firmeza, separa los dedos de los pies, activa los arcos internos de los pies y tensa los músculos de los muslos, absorbiendo energía de la tierra. Inhala y extiende tus brazos por encima de la cabeza. Junta las palmas de las manos, entrelaza los dedos y presiona las palmas de las manos abiertas hacia el techo mientras estiras la columna vertebral. Mantén la base del cuello relajada y los hombros descansados, cayendo desde las orejas.

Beneficios. Esta postura estira el abdomen, abre el pecho y los hombros y revitaliza el cuerpo.

6. Luna creciente gozosa

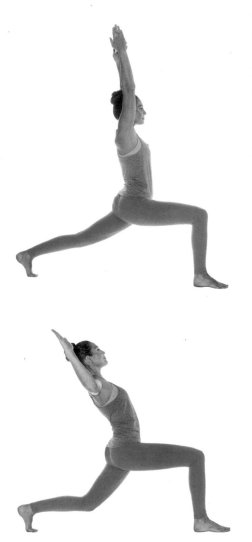

Comienza parándote con los pies separados a la distancia de la cadera, con la columna vertebral erguida. Echa el pie izquierdo hacia atrás aproximadamente a la longitud de una pierna y dobla la rodilla derecha en un ángulo de 90 grados para llegar a una silueta de luna creciente. Extiende el coxis hacia el suelo y presiona el talón izquierdo hacia la parte posterior de la sala. Inspira y extiende los brazos hacia el techo con las palmas de las manos una frente a la otra. Estira el torso y encoge las costillas para fijar el torso. Exhala para acentuar la postura.

En tu siguiente inhalación, voltea las palmas de las manos hacia adelante y dobla los codos hacia los lados en un ángulo de 90 grados, creando una forma de portería de rugby con los brazos. Flexiona las puntas de los codos un poco hacia adelante mientras elevas el corazón hacia el techo y miras suavemente hacia arriba, sin forzar el cuello. Flexiona suavemente la rodilla atrasada, extiende el coxis hacia el piso, y continúa apretando las costillas para fijar el torso y apoyar la parte baja de la espalda. Exhala y regresa a la luna creciente.

Haz 3 rondas, sincronizando tu movimiento con tu respiración, luego repite en el lado opuesto.

Beneficios. Este movimiento estira las piernas y los flexores de la cadera; abre el pecho y los hombros; fortalece la espalda, los muslos y los glúteos; mejora el equilibrio; aumenta la energía y la resistencia; y reduce la fatiga.

7. Postura del puente

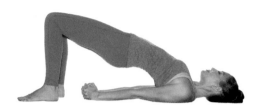

Acuéstate boca arriba, flexiona las rodillas y coloca los pies sobre el piso a la distancia del ancho de la cadera. Inhala y baja los talones mientras levantas las caderas del suelo. Tensa la parte interna de los muslos y los glúteos y extiende el coxis hacia la parte posterior de las rodillas. Entrelaza los dedos por debajo y estrecha los hombros para crear más expansión en el pecho. Presiona suavemente la parte posterior de la cabeza contra el suelo, manteniendo el cuello en posición neutra y la mirada ligeramente levantada. Mantén la postura durante 5 ciclos completos de respiración.

Beneficios. Esta postura estira el pecho, el cuello y las caderas; fortalece la espalda y las piernas; abre la columna vertebral; tonifica el cuerpo; ayuda a aliviar la depresión leve; reduce la fatiga; y alivia el dolor de espalda.

8. El puente con apoyo

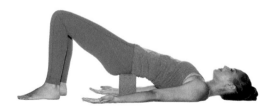

Túmbate boca arriba, flexiona las rodillas y coloca los pies sobre el piso separados a la distancia del ancho de las caderas. Inhala y baja los talones mientras levantas las caderas del suelo. Coloca un bloque debajo del sacro (el hueso triangular que se encuentra en la base de la columna vertebral) y descansa la pelvis sobre el bloque. Ajusta la altura del bloque para que sea lo más cómoda posible y soporte mejor tu cuerpo. Descansa los brazos en el piso a ambos lados, con las palmas hacia arriba. Mantente en posición de puente con apoyo de 5 a 8 ciclos de respiración.

Beneficios. Esta postura estira el pecho, el cuello y las caderas, abre la columna vertebral, ayuda a aliviar la depresión leve, calma el cerebro y alivia el dolor de espalda.

9. Media elevación sobre los hombros con apoyo

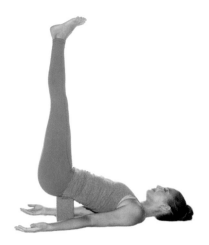

Desde la postura del puente con apoyo, llévate las rodillas al pecho, una tras otra, manteniéndote en equilibrio sobre el bloque mientras te mueves. Estira lentamente ambas piernas hacia el techo y flexiona los pies. Los talones deben estar colocados justo por encima de las caderas. Ajusta el bloque más arriba hacia las caderas si te sientes sin soporte o inestable. Descansa con los brazos caídos hacia los lados de 5 a 8 ciclos de respiración.

Beneficios. Esta postura reduce la fatiga; calma la mente y alivia la ansiedad; ayuda a aliviar la depresión leve; alivia el insomnio; alivia las piernas cansadas; y estira los hombros y el cuello.

10. Postura de descanso apoyada, con variante de abrir el corazón

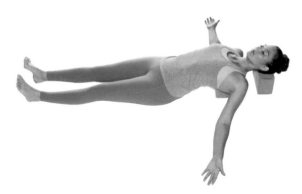

Acuéstate boca arriba y colócate un bloque en horizontal debajo de los omóplatos. Ponte un segundo bloque debajo de la cabeza para apoyarte. Ajusta la altura de los bloques para que sientas un estiramiento suave en la parte delantera del pecho sin forzar el cuello ni la espalda. Reposa los brazos en el piso, lejos del torso con las palmas hacia arriba. Libera cualquier tensión muscular de tu cuerpo y deja que tu pecho se expanda. Mantente en la postura entre 5 y 10 minutos.

Beneficios. Esta postura estira la parte delantera del pecho; ayuda a la parte superior de la espalda; favorece la liberación de cualquier tristeza, pesadez o entumecimiento acumulados en el corazón; ayuda a reducir la presión arterial; relaja profundamente el cuerpo y alivia la mente; ayuda a aliviar el estrés, la ansiedad y la depresión leve; reduce el insomnio; y promueve una sensación de bienestar.

Moverse para atravesar la ansiedad y el estrés

Según la Asociación Americana para la Depresión y la Ansiedad (ADAA, por sus siglas en inglés), los trastornos de ansiedad son el problema de salud mental más común en Estados Unidos en la actualidad, y afectan a 40 millones de adultos. ¡Eso es el 18 % de toda nuestra población! No solo eso, sino que, aunque la ansiedad es tratable, solo un tercio de los que la padecen reciben tratamiento. Esto podría muy bien tener que ver con el hecho de que lidiar con la ansiedad es, desde el punto de vista occidental, costoso: un tercio del total de la factura de salud mental de Estados Unidos, de 148.000 millones de dólares, se destina a la ansiedad, es decir, *42.000 millones de dólares* al año. La ansiedad suele ir acompañada de depresión, y esta última es la principal causa de discapacidad entre los adultos estadounidenses de entre quince y cuarenta y cinco años.[2]

La ansiedad hace que sea difícil concentrarse en las tareas, estar presentes con nuestros seres queridos y sentirnos seguros dentro de nosotros mismos y de nuestro entorno. Reduce rápidamente nuestro mundo y puede impedir que las personas afectadas por él asistan a reuniones sociales, conozcan a nuevas personas y creen nuevas experiencias.

La siguiente secuencia te ayudará a liberarte del estrés y la energía angustiosa antes de pasar a una serie de posturas reconstituyentes que son eficaces para calmar tu mente y equilibrar tu sistema nervioso.

Secuencia de Primal Yoga para liberar ansiedad y estrés

1. Qigong con rebote *(ver instrucciones en página 89)*

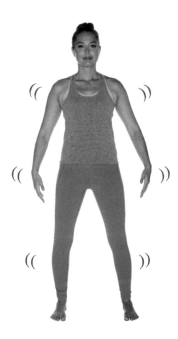

Antes de comenzar, tómate un momento para calificar tu ansiedad en una escala del uno al diez. Luego comienza con 3 minutos de qigong con rebote para calentar el cuerpo y sacudir cualquier energía ansiosa. El qigong con rebote es tan efectivo para la ansiedad como para la depresión. La energía de la ansiedad queda atrapada en nuestro cuerpo y puede crear una gran cantidad de sensaciones físicas desagradables. Para calmar nuestro sistema nervioso, primero debemos liberar esta energía nerviosa acumulada, y saltar es una gran manera de soltarla.

Una vez que hayas terminado de rebotar, descansa suavemente los brazos a los costados. Cierra los ojos o mantenlos abiertos, lo que te resulte más cómodo. Tómate un momento para sintonizar con tu cuerpo. Observa lo que estás sintiendo. Fíjate en todas y cada una de las sensaciones sin juzgarlas. Revísate y evalúa tu ansiedad de nuevo. ¿Dónde estás ahora en una escala del uno al diez?

2. Acopio de energía

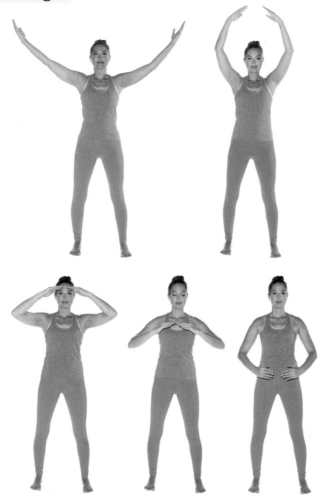

Ponte de pie con los pies separados a la distancia de la cadera, los brazos descansando a los lados. Inhala y desliza tus brazos hacia afuera y hacia arriba sobre tu cabeza como si estuvieras sosteniendo una pelota de playa gigante. A medida que exhalas, baja lentamente los brazos hasta delante de la frente y continúa por la línea central de tu cuerpo hasta pasado el ombligo, como si estuvieras presionando la bola hacia el suelo. Visualiza que sacas cualquier energía nerviosa o ansiosa de tu cabeza y la liberas a través de las plantas de tus pies, donde es neutralizada y absorbida por la tierra. Suelta los brazos a los costados y tómate unos instantes para asentarte en los pies, sintiéndote centrada y conectada a tierra.

Beneficios. En qigong, a este movimiento de acopio de energía a veces se lo llama «hacer bajar los cielos». La ansiedad a menudo se instala en nuestra cabeza, creando pensamientos y miedos acelerados. Este simple y suave movimiento estimula la energía de la agitación para que se vaya de tu cabeza y salga de tu cuerpo, dejándote con los pies en la tierra y relajada.

3. Retorno de qi

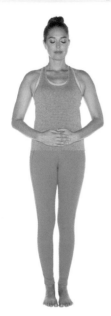

Junta los pies y colócate una mano encima de la otra en la parte inferior del abdomen, justo debajo del ombligo, en la parte baja del vientre. Visualízate enviándote energía curativa a través de tus palmas hacia tu *dantian* inferior (el centro de energía más baja de tu cuerpo o «campo de elixir») y observa cómo esta energía se irradia desde tu centro, nutriendo cada célula de tu cuerpo.

Beneficios. Este movimiento reúne y dirige cualquier exceso de qi de vuelta a su dantian *inferior para ayudar a neutralizar cualquier desequilibrio de energía y evitar que la energía se disperse.*

4. Flexión en pie hacia adelante con apoyo

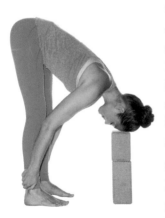

Comienza parándote con los pies en paralelo, a la distancia del ancho de la cadera. Inhala y extiende tus brazos hacia el techo con las palmas de las manos una frente a la otra, estirando la columna vertebral. Exhala y dóblate hacia adelante desde las caderas, dejando que la columna vertebral y la cabeza se inclinen hacia el suelo. Descansa tu frente con suavidad sobre dos bloques que tienes frente a ti. Puedes usar más bloques o menos, dependiendo de lo abiertos que sientas tus tendones. Si no tienes bloques, apila un montón de almohadas en su lugar.

Sujétate ligeramente los tobillos con las manos mientras dejas la columna vertebral a la gravedad. Si las manos no te llegan a los tobillos, puedes colocarlas en bloques adicionales a cada lado. Dobla las rodillas ligeramente y aprieta los cuádriceps, levantando las rótulas. Desplaza tu peso ligeramente hacia adelante, hacia las bolas de los pies, de manera que tus caderas se apoyen en la vertical de los huesos de los tobillos. Siente cómo tus huesos de asiento se estiran a medida que continúas bajando el torso, lo que crea un estiramiento en la parte posterior de las piernas. Inhala y exhala profundamente por la nariz. Mantén la postura durante 1 minuto.

Beneficios. Esta postura aumenta la flexibilidad en isquiotibiales y las pantorrillas, crea flexibilidad en la columna vertebral, alivia la tensión en el cuello y los hombros, calma el cerebro y alivia los nervios, ayuda a aliviar la ansiedad y la depresión leve, y contribuye a aliviar los dolores de cabeza y el insomnio.

Liberar el trauma de nuestro cuerpo

5. Flexión sentada hacia adelante con apoyo

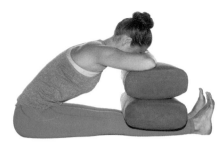

Siéntate con las piernas estiradas frente a ti, los pies flexionados. Inhala y extiende tus brazos hacia el techo, estirando la columna vertebral y llegando hasta la coronilla. Exhala y flexiónate hacia adelante desde las caderas. Coloca uno o dos almohadones o cojines con suavidad en las espinillas y descansa la frente sobre ellos. Puedes plegar los brazos sobre las almohadas y apoyar la frente sobre los antebrazos si necesitas más apoyo. Descongestiona la base del cuello mientras respiras profundamente por la nariz. Mantén la postura durante 1 minuto.

Beneficios. Esta postura estira la columna vertebral, los tendones de las corvas y las pantorrillas; calma la mente y ayuda a aliviar la ansiedad y la depresión leve; reduce la fatiga; y ayuda a aliviar los dolores de cabeza y el insomnio.

6. Piernas levantadas contra la pared

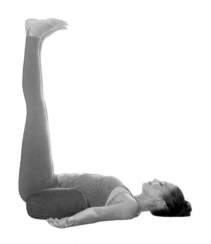

Coloca una almohada paralela a la pared y a unos centímetros de ella. Siéntate en paralelo a la pared sobre la almohada. Deslízate suavemente sobre tu espalda mientras subes las piernas por la pared. Presiona los talones contra la pared y levanta un poco las caderas de la almohada, dejando que las caderas se muevan hacia adelante para que los huesos de asiento se liberen suavemente en el espacio entre la almohada y la pared. Reposa los brazos en el suelo, con las palmas hacia arriba. Mantente en la postura de 3 a 8 minutos.

Nota. Se puede usar un cojín o mantas apiladas y dobladas en lugar de un almohadón.

Beneficios. Esta postura ayuda a aliviar la ansiedad y la depresión leve, contribuye a aliviar los dolores de cabeza y las migrañas, alivia los calambres menstruales y los síntomas premenstruales, alivia las piernas cansadas y favorece el sueño reparador.

7. Postura de descanso apoyada

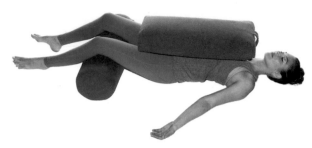

Túmbate boca arriba y colócate un almohadón debajo de las rodillas para aliviar las piernas cansadas y ayudarte a apoyar la parte baja de la espalda. Si no tienes almohadones, puedes usar almohadas o una manta enrollada. Opcionalmente, se puede colocar un segundo almohadón en el torso y el pecho. El peso ligero de la almohada adicional actúa como una cobija de seguridad con peso, lo que proporciona una sensación más intensa de seguridad mientras descansas. Reposa los brazos en el suelo, lejos del torso, con las palmas hacia arriba y los dedos relajados. Libera cualquier tensión muscular de tu cuerpo a medida que te relajas en el suelo. Mantente en la postura entre 5 y 15 minutos.

Beneficios. Esta postura ayuda a reducir la presión arterial; apacigua el cuerpo y la mente; ayuda a aliviar el estrés, la ansiedad y la depresión leve; reduce el insomnio; y favorece la sensación de bienestar.

8. Respiración por fosas nasales alternas *(ver instrucciones en página 75)*

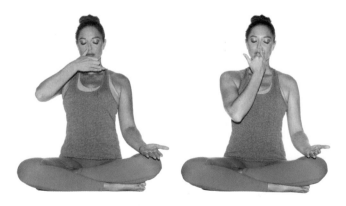

Termina tu práctica con de 5 a 10 ciclos de respiración por fosas nasales alternas para relajar profundamente tu sistema nervioso y crear una sensación de equilibrio y bienestar.

9. Abrazo al corazón, sentada

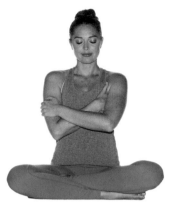

Después de haber completado unas cuantas rondas de respiración con fosas nasales alternas, respira con naturalidad y siéntate cómodamente con las piernas cruzadas. Dobla los brazos sobre tu pecho y mete los dedos de una mano en la axila opuesta, dejando el pulgar fuera. Coloca la mano opuesta en la parte superior del brazo opuesto con una suave presión. Por lo general, un lado te parece más cómodo y reconfortante que el otro, así que prueba para determinar qué lado te resulta más acogedor. Tómate unos momentos para abrazarte en este abrazo cálido y amoroso. Puedes afirmarlo mentalmente: «Estoy a salvo. Estoy conectada a tierra».

Beneficios. Esta sencilla postura es una técnica calmante que nutre el cuerpo, la mente y el espíritu y crea una sensación de seguridad y protección.

Consejo rápido.
Antídoto para la ansiedad: lávate las preocupaciones

Si sientes que se te está acercando sigilosamente la ansiedad, pero no tienes tiempo para practicar la secuencia de arriba completa, intenta salpicarte la cara con agua fría desde la línea del cuero cabelludo hasta los labios. Esto estimula el nervio vago y ralentiza la frecuencia cardíaca, lo que básicamente hace que el cerebro se sienta menos estresado. También puedes intentar darte una ducha fría.

Consejo rápido.
Antídoto para la ansiedad: sácate la tensión de tus tendones

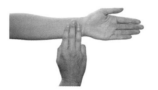 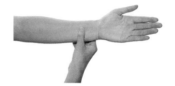

La ansiedad puede aparecer en los momentos más inoportunos, como cuando estás sentada en medio de una reunión a punto de dar una gran presentación. Si no tienes tiempo de correr al baño para salpicarte la cara con agua fría o no tienes tanta confianza con tus compañeros de trabajo como para mostrar tus habilidades de qigong con rebote, prueba esta técnica de digitopresión que es lo suficientemente discreta como para hacerla en público sin que nadie se entere.

Nei guan, o «puerta interna», es un punto de digitopresión situado a tres dedos por debajo del pliegue de la muñeca entre los dos tendones del antebrazo. Es eficaz para aliviar la ansiedad y también se utiliza para calmar las náuseas, el mareo por movimiento y los dolores de cabeza.

Para encontrarlo, abre la palma de la mano izquierda y mide tres dedos desde la muñeca con la mano derecha. Usando el pulgar derecho, busca los dos tendones localizados ahí y presiona firmemente hacia abajo entre los tendones. Mantén esta presión descendente durante 5 segundos.

Moverse para atravesar el miedo

Nuestra cultura nos enseña a ver el miedo como debilidad. Fui una niña miedosa que creció y se convirtió en una adulta miedosa, siempre me sentía un fracaso porque todo me asustaba. Cuando era adolescente, mi madre me regaló un libro titulado *El valor del miedo*, de Gavin de Becker. Por desgracia, lo dejé acumulando polvo. Si lo hubiera leído, me habría ahorrado mucho sufrimiento innecesario aprendiendo a confiar en mi intuición y a usar el miedo como mi aliado.

En el libro, de Becker, experto en la predicción y prevención de la violencia, habla sobre la diferencia entre el miedo verdadero, que es un don, y el miedo injustificado, que puede ser una maldición. El miedo verdadero es el mejor sistema de alerta de nuestro cuerpo. El miedo verdadero es lo que me hizo comenzar a correr a toda velocidad cuando escuché una respiración fuerte y los pasos de un extraño acelerando detrás de mí mientras caminaba a casa sola en la oscuridad hace unos años. Tal vez el extraño era completamente inofensivo, pero también es muy posible que esa noche salvara mi vida al no racionalizar y simplemente huir.

Hay un lugar para el miedo. Nuestro cuerpo reacciona (por ejemplo, los pelos de la nuca se erizan) y nuestro intestino sabe cuándo estamos en presencia de alguien que no nos parece seguro o una situación que simplemente nos produce una sensación negativa. Sin embargo, cuando hemos pasado por un trauma, nuestro sistema de alarma interna puede funcionar mal, lo que hace difícil determinar la diferencia entre una amenaza real y una imaginaria.

El miedo puede quedar atrapado en nuestro cuerpo y alojarse en nuestros músculos y tejidos conjuntivos. Debemos liberar el miedo antiguo para que el sistema nervioso se reequilibre.

La siguiente secuencia e dirige a los músculos de nuestro cuerpo en los que más a menudo queda atrapado el miedo. El psoas es nuestro principal músculo de lucha o huida. Es un flexor del interior del tronco y de la cadera con muchas funciones: ayuda a estabilizar la columna vertebral; nos impulsa cuando caminamos o corremos; y nos permite doblar las caderas y llevar las piernas hacia el pecho. Es el único músculo que conecta la columna con las piernas. Curiosamente, también tiene conexiones fasciales con el diafragma (nuestro principal músculo respiratorio) y, como resultado, tiene un impacto directo en nuestra reacción de lucha o huida.

El psoas se contrae por instinto cuando estamos con estrés o miedo. La tensión o debilidad crónica en este músculo puede crear problemas físicos: desde dolor en la parte baja de la espalda hasta dolor en la cadera. También puede ser un lugar donde se deposita el estrés emocional.

En esta secuencia, trabajaremos el estiramiento, fortalecimiento y estabilización de este músculo para traer liberación física y emocional. También se dirige a nuestros isquiotibiales y cuádriceps, que son músculos secundarios de lucha o huida. Ante el peligro, lo que usamos para correr o para dar patadas son las piernas. Ellas también nos mueven real y figuradamente adelante en la vida. Así que, si el miedo te paraliza, esta es la secuencia perfecta para ayudarte a avanzar.

Secuencia de Primal Yoga para liberar el miedo

1. Golpecitos en el riñón

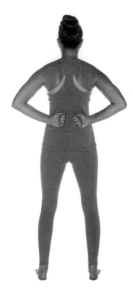

Ponte de pie con los pies separados un poco más que el ancho de la cadera, con las rodillas ligeramente dobladas. Aprieta ligeramente los puños, colócatelos detrás y comienza a golpearte suavemente la mitad de la parte baja de la espalda, justo debajo de las costillas. Aquí es donde se asientan los riñones y las glándulas suprarrenales.

Golpea con una presión ligera y observa cómo responde tu cuerpo. Fíjate en cualquier sensibilidad o molestia. Si te produce algún dolor o molestia en los riñones, pasa de dar golpecitos a masajes suaves, haciendo movimientos circulares con las manos. Si no notas molestias, puedes aumentar la presión de los golpecitos. Golpea de 30 segundos a 1 minuto.

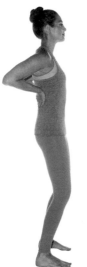

Beneficios. Nuestras glándulas suprarrenales están situadas en la parte superior de los riñones y son elementos clave en nuestro sistema de respuesta al estrés, produciendo hormonas de lucha o huida como la adrenalina y la norepinefrina.

El estrés crónico agota nuestras suprarrenales, lo que puede llevar a fatiga suprarrenal y síntomas como depresión leve o ansiedad, incapacidad de lidiar con el estrés, falta de energía, bajo nivel de azúcar en la sangre, antojos de comida, dependencia de estimulantes como la cafeína para obtener energía, y un sistema inmunológico debilitado.

En la medicina tradicional china, los riñones están regidos por el elemento agua, y la emoción asociada con los riñones es el miedo. Si el qi del riñón está desequilibrado, puede llevar a que se presente miedo intenso, ansiedad y ataques de pánico. Golpear y masajear los riñones es una antigua práctica de autocuración oriental que ayuda a devolver el flujo sanguíneo y la vitalidad a la zona para mejorar la función renal y suprarrenal, a la vez que calma los temores y la ansiedad.

Liberar el trauma de nuestro cuerpo

2. Golpecitos en las piernas

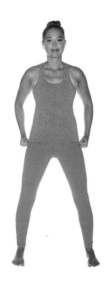

Ponte de pie con los pies separados un poco más que el ancho de la cadera, con los pies en paralelo. Aprieta ligeramente los puños, dobla ligeramente los codos y golpéate las caderas con los puños. Flexiona las caderas, inclinando el torso ligeramente hacia adelante y empujando las caderas un poco hacia atrás mientras te das golpecitos en las piernas y los muslos por delante. Ponte los puños detrás y sigue golpeando la parte posterior de las piernas y los isquiotibiales. Flexiona más las rodillas, doblándolas aún más hacia adelante para darte golpecitos en las espinillas, las pantorrillas y los tobillos. Continúa dándote golpecitos en la parte interna de los tobillos, pantorrillas y muslos.

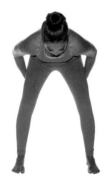

Mientras das golpecitos, observa si hay puntos sensibles y pasa un poco más de tiempo en ellos. Puedes aumentar o disminuir la presión de tus golpecitos en función de lo que te resulte más cómodo. Mientras das golpecitos, visualiza cómo cualquier miedo o energía nerviosa fluye fuera de tu cuerpo y se libera a través de las plantas de tus pies. Pasa de 1 a 2 minutos en esta secuencia de golpecitos, luego retrocede suavemente hasta una posición en pie, suelta los brazos a los costados, respira lenta y profundamente y observa cómo te sientes.

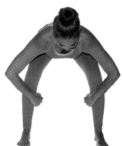

Beneficios. Nuestras piernas son las primeras en responder durante la lucha o la huida. En la medicina tradicional china, los meridianos del riñón y de la vejiga bajan por las piernas, y ambos sistemas de órganos están asociados con la emoción del miedo. El canal de la vejiga tiene puntos que bajan por la parte posterior de las piernas, mientras que el canal del riñón comienza en las plantas de los pies y sube por la parte interna de la pierna y la parte interna de la ingle hasta el torso. Dar golpecitos en las piernas y caderas es una práctica de energía autocurativa que estimula estas vías de energía en nuestro cuerpo para ayudarnos a liberar el miedo, la duda, la preocupación y la ansiedad.

Nota. Cuando practiques la secuencia de piernas que se indica a continuación, realiza primero las instrucciones 3 a 8 del lado derecho. Luego cambia y repítelo en tu lado izquierdo antes de seguir adelante.

3. Zancada baja de luna creciente

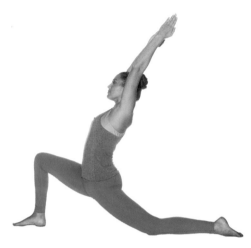

Comienza con el perro que mira hacia abajo (ver instrucciones en la página 124) e inhala dirigiendo tu pierna derecha hacia el techo. Al exhalar, acércate la rodilla derecha hacia la nariz y ponte el pie entre las manos. Suelta la rodilla hacia el suelo. Al inhalar, levanta el pecho y sube los brazos hacia el techo, desplazando los tríceps hacia adelante. Extiende los costados hacia afuera de la pelvis para evitar que se hundan en las articulaciones de la cadera. Visualiza cómo la energía se eleva desde el hueso púbico hasta el ombligo. Aprieta suavemente las costillas para contraer el tronco. Mantén la postura durante 5 ciclos de respiración.

Beneficios. Esta postura estira el músculo psoas, que es parte de nuestro grupo de flexores de cadera y nuestro principal músculo de lucha o huida, y los cuádriceps (nuestros músculos secundarios de lucha o huida); abre el pecho, la espalda y los hombros; y estira la columna vertebral.

4. Medio *split*

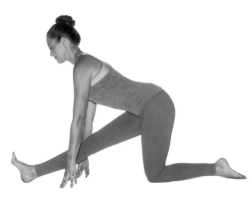

Desde la luna creciente baja, suelta las manos hacia el suelo a cada lado de la pierna derecha. Desplaza el peso hacia atrás, hacia la pierna izquierda, mientras estiras la pierna derecha y flexionas el pie derecho para subir hasta el talón, jalando los dedos de los pies hacia atrás. Mantén las caderas apoyadas sobre la rodilla izquierda. Inhala y estira la columna, llevando el corazón hacia adelante, a los dedos del pie derecho. Exhala para flexionar más profundamente en el estiramiento, empujando los hombros hacia abajo y atrás, lejos de las orejas. Mantén la postura 5 ciclos de respiración.

Beneficios. Esta postura estira los isquiotibiales y las pantorrillas, ayuda a aliviar el dolor de ciática y estira la parte baja de la espalda.

5. Zancada de luna creciente

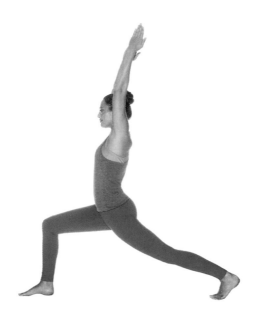

Comienza parándote con los pies separados a la distancia de la cadera, con la columna erguida. Echa el pie izquierdo hacia atrás aproximadamente a la longitud de una pierna y dobla la rodilla derecha hasta un ángulo de 90 grados para entrar en una zancada en forma de luna creciente. Extiende el coxis hacia el suelo y presiona el talón izquierdo hacia la parte posterior de la sala. Inhala y extiende los brazos hacia el techo con las palmas de las manos una frente a la otra. Estira el torso y encoge las costillas para que participen los músculos del torso. Exhala para intensificar la postura. Mantén la postura durante 5 ciclos de respiración.

Beneficios. Esta postura estira las piernas y los flexores de la cadera; abre el pecho y los hombros; fortalece la espalda, los muslos y los glúteos; mejora el equilibrio; aumenta la energía y la resistencia; y reduce la fatiga.

6. Patada frontal

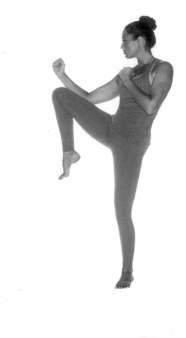

Desde la luna creciente, desplaza tu peso a tu pierna derecha (pierna delantera) y coloca tu pie izquierdo adelante unos 15 centímetros delante de tu pie derecho con los dedos de los pies doblados unos 45 grados. En una inhalación, transfiere el peso al pie izquierdo mientras arrastras la rodilla derecha hacia el pecho con el talón hacia atrás, hacia el cuerpo (esto se denomina *posición de recámara*).

Al levantar la rodilla, cierra ambos puños con las manos y acerca los codos hacia las costillas. En una exhalación, extiende tu pierna derecha hacia afuera con una patada frontal. Presiona a través de la bola del pie mientras doblas los dedos hacia atrás (la superficie de impacto es la bola del pie). Vuelve a levantar la pierna estirando la rodilla hacia el pecho (esto te ayuda a recuperar la estabilidad y el equilibrio después de lanzar la patada). Mantén la mayor parte del peso en tu pierna izquierda, mientras colocas la bola del pie derecho al lado del izquierdo para reposicionarte para una segunda patada.

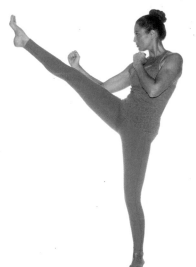

La altura de la patada puede ser baja (apuntando al nivel de la rodilla), media (apuntando a la altura de las costillas) o alta (apuntando a la altura de la cabeza), dependiendo de su rango individual de movimiento y flexibilidad. Practica la recámara y la patada lentamente al principio para trabajar el control y la estabilidad, por lo menos durante 3 rondas. Luego prueba con añadir un poco más de velocidad y potencia. Practica de 3 a 5 patadas a la velocidad con la que mejor se sienta en tu cuerpo. A medida que practicas tus patadas, visualízate asumiendo una postura personal y atravesando cualquier barrera física y mental que te haya impedido avanzar en tu vida.

Beneficios. Fortalece los flexores de la cadera (incluyendo el músculo psoas) de la pierna que patea mientras estiras el músculo psoas de la pierna que está de pie. Genera fuerza, equilibrio y estabilidad en el tronco. Te da poder para romper las barreras físicas y emocionales.

7. Guerrero II

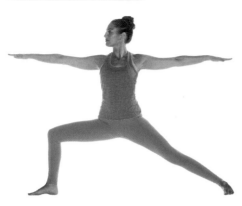

Desde la patada frontal, retrocede a la luna creciente original con la pierna derecha hacia adelante y la pierna izquierda hacia atrás. Desde la luna creciente, gira el talón hacia abajo y abre las caderas y el torso para mirar hacia el lado de la sala. Asegúrate de que tu rodilla derecha descanse directamente sobre el tobillo derecho, con el muslo paralelo al suelo y la pierna atrasada presionando con los dedos de los pies ligeramente inclinados hacia adentro. El talón derecho debe estar en línea recta con el arco del pie atrasado. Exhala y abre los brazos hacia ambos lados a la altura de los hombros. Encoge tu cadera externa derecha hacia adentro, extiende tu coxis hacia el suelo y encoge las costillas mientras alargas la columna vertebral y la estiras hacia la coronilla. Mírate fijamente las yemas de los dedos. Mantén la postura de 3 a 5 ciclos de respiración.

Beneficios. Esta postura fortalece las piernas, estira las ingles, abre las caderas, el pecho y los hombros, aumenta la concentración y la resistencia.

8. Triángulo

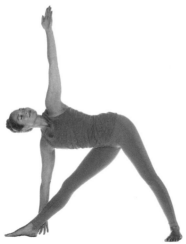

Desde el guerrero II, inhala para estirar la pierna derecha. Usa los cuádriceps y levanta las rótulas para evitar que se bloquee la articulación de la rodilla. Exhala y presiona el pie de atrás a medida que desplazas el peso hacia la cadera izquierda, inclinando hacia adelante el pliegue de la cadera derecha mientras mantienes el pecho hacia un lado de la sala. Sigue exhalando mientras extiendes tu brazo derecho hacia adelante, extendiéndolo por el lado derecho de tu cintura, y baja lentamente tu mano derecha hasta el piso por la parte exterior de tu tobillo derecho. Si tu mano no llega cómodamente al suelo, puedes colocártela en la espinilla o en un bloque colocado justo al lado del arco interno de tu pie derecho o justo fuera del borde externo de tu pie.

Inhala y envía tu brazo izquierdo directo hacia el techo mientras giras tu torso hacia afuera. Estírate uniformemente por ambos lados de la cintura. Desplaza suavemente tu mirada hacia arriba, hacia tu mano de arriba. Si esto te resulta incómodo para el cuello, mantén la mirada baja hacia el suelo. Mantén la postura de 3 a 5 ciclos de respiración.

Beneficios. Esta postura estira las piernas, la cara interna de los muslos, la cara externa de las caderas y los tobillos; abre el pecho y los hombros; fortalece los muslos, las rodillas, los tobillos, los músculos oblicuos y los de la espalda; alivia el estrés y la ansiedad; y estimula los órganos abdominales para ayudar con la digestión.

9. Puente con apoyo con estiramiento de flexor de cadera

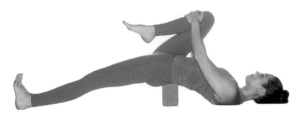

Acuéstate boca arriba, flexiona las rodillas y coloca los pies sobre el piso separados a la distancia del ancho de las caderas. Inhala y baja los talones mientras levantas las caderas del suelo. Coloca un bloque debajo del sacro y descansa la pelvis sobre el bloque. Ajusta la altura del bloque en función de lo que te resulte más cómodo y soporte mejor tu cuerpo. Apoya los brazos en el piso a cada lado, con las palmas hacia arriba. Quédate ahí de 3 a 5 ciclos de respiración, luego mete la rodilla derecha en el pecho y entrelaza los dedos sobre la espinilla derecha. Desliza lentamente la pierna izquierda hacia el frente de la sala hasta que esté recta, manteniendo el talón en el piso y el pie flexionado, con los dedos apuntando hacia arriba. Aguanta el estiramiento durante 5 ciclos de respiración. Vuelve a colocar el pie derecho en su posición inicial y repite en el lado izquierdo.

Beneficios. Esta postura estira los flexores primarios de la cadera, el pecho y el cuello; abre la columna vertebral; ayuda a aliviar la depresión leve; calma el cerebro; y alivia el dolor de espalda.

10. Postura de descanso constructivo

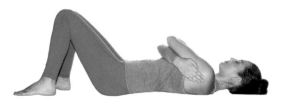

Acuéstate boca arriba, flexiona las rodillas y coloca los pies en el suelo, en paralelo y a una distancia ligeramente mayor que el ancho de la cadera. Empuja suavemente las rodillas una hacia la otra hasta que se toquen. Inhala y abre los brazos, como si estuvieras a punto de abrazar a alguien. Exhala y abrázate en un abrazo amoroso, cruzando tus brazos sobre tu pecho y sosteniendo suavemente ambos hombros con las manos opuestas. Envíate bondad cariñosa y afirma mentalmente: «Estoy a salvo. Soy amada».

Beneficios. Esta postura neutraliza la columna vertebral después de las flexiones de espalda, alivia la tensión de la espalda, la cadera y las piernas, y crea una sensación de calma, seguridad y bienestar.

11. La postura de la paloma

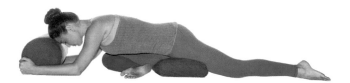

Comienza en la postura de cuatro puntos: manos separadas a la distancia de los hombros en el suelo y rodillas separadas a la distancia de las caderas. Lleva la rodilla derecha adelante, hacia la muñeca derecha, y el tobillo derecho adelante, hacia la muñeca izquierda, de manera que la espinilla quede paralela a la parte frontal de la sala. Mantén el pie derecho flexionado para ayudar a sostener la articulación de la rodilla. Si sientes molestia en la rodilla, retira la espinilla de la posición paralela y ponla más en diagonal, con el talón más cerca del cuerpo. Desliza la pierna izquierda hacia atrás mientras bajas las caderas hacia el suelo. Mantén la columna alta y el pecho levantado mientras deslizas la pierna izquierda hacia atrás. Inhala y expande el pecho mientras inclinas las caderas hacia adelante. Exhala y flexiona la pierna de delante. Descansa la frente en el suelo y mantén la postura de 5 a 8 ciclos de respiración. Regresa a la posición nicial y repite en el lado izquierdo. Para un mejor apoyo, coloca un almohadón debajo de la cadera delantera y una segunda almohadilla debajo de la frente.

Beneficios. Abre las caderas; estira los flexores de la cadera, omo el psoas; ayuda a aliviar el dolor ciático; ayuda a liberar el miedo y otras emociones que se acumulan en las caderas; y calma el sistema nervioso.

12. Flexión hacia adelante sentada

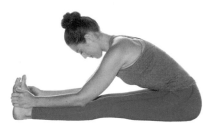

Comienza sentada con las piernas extendidas hacia adelante, los pies flexionados. Inhala mientras elevas el esternón y diriges la coronilla hacia el techo para estirar la columna vertebral. Exhala y haz bisagra desde las caderas con la columna vertebral estirada para plegarte sobre las piernas. Ten cuidado de no doblar la parte baja de la espalda, ya que esto puede forzar los músculos. Sujeta los bordes exteriores de los pies con las manos. Si las manos no te llegan a los pies, ponlas sobre las espinillas. Reposa la mirada y respira. Mantén la postura durante 5 ciclos de respiración.

Beneficios. Esta postura estira los isquiotibiales, las pantorrillas y la columna vertebral; calma la mente; alivia la ansiedad y el estrés; y promueve una digestión saludable.

13. Respiración por fosas nasales alternas *(ver instrucciones en página 75)*

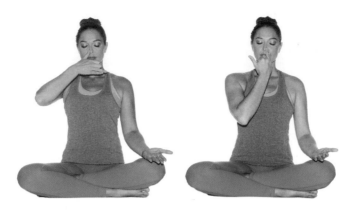

Busca un asiento cómodo después de la flexión hacia adelante y realiza de 5 a 10 ciclos de respiración nasal alterna para relajar profundamente tu sistema nervioso y crear una sensación de equilibrio y bienestar.

14. Postura de descanso con apoyo con variante de cadera abierta

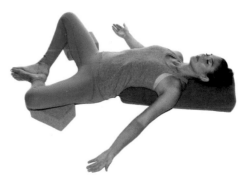

Siéntate con un almohadón detrás, con su extremo más corto presionado contra los glúteos. Flexiona las rodillas, junta las plantas de los pies y desplaza los talones hacia tu cuerpo. Deja que las rodillas se abran suavemente y pon un bloque debajo de cada rodilla para apoyo. Inclínate suavemente hacia atrás en la almohadilla con la longitud de la almohadilla sosteniendo toda la columna vertebral desde las caderas hasta la cabeza. Colócate una manta doblada debajo de la cabeza si necesitas más apoyo para el cuello. Descansa los brazos en el piso, lejos de los lados del cuerpo, con las palmas hacia arriba. Cierra los ojos si te sientes segura y cómoda en tu cuerpo. Puedes mantener los ojos abiertos con una mirada tranquila si no te sientes cómoda cerrándolos. Mantente en esta postura de 3 a 5 minutos.

Beneficios. Esta postura calma el sistema nervioso, abre las caderas y estira la cara interna de los muslos, abre el pecho, favorece la digestión y crea una sensación de bienestar.

Moverse para atravesar la ira

Una de las partes más importantes de mi curación fue hacer las paces con mi ira, un proceso necesario que, desafortunadamente, se vio frenado por todas las derivas espirituales que encontré dentro de la comunidad de yoga donde busqué curación.

Estaba buscando maneras de encontrar la paz dentro de mí misma y me decían constantemente que la ira era mala y que el perdón y el amor eran las verdaderas respuestas. Por muy bien intencionado que sea este consejo, es una patraña. No puedes ignorar la ira y pasar al perdón. La ira es una respuesta necesaria y apropiada a situaciones en las que hemos sido física o emocionalmente dañados, manipulados o engañados. Negarnos a nosotros mismos el derecho de sentirnos enojados cuando hemos sido lastimados es negar parte de nuestra humanidad. La ira hay que sentirla antes de que pueda ser liberada.

En el momento de escribir este libro, más de 400 ejecutivos y empleados de alto nivel de varias industrias han sido denunciados por asalto sexual y acoso como resultado del movimiento #MeToo, lo que ha llevado a renuncias, despidos, suspensiones y arrestos.[3] Es un sentido colectivo de indignación que está está provocando un debate mundial sobre la violencia sexual y ayudando a crear un futuro más seguro para las mujeres de todo el mundo. Una ira saludable nos ayuda a crear los límites necesarios, nos empodera para la acción y el activismo, y nos ayuda a plantar cara a la injusticia.

Sin embargo, el enojo puede fácilmente volverse tóxico sin una salida saludable. Mi ira ha sido una fuente importante de culpa y vergüenza en mi vida. Aunque por lo general he evitado el conflicto y la confrontación, la rabia que salía de mí cuando se desencadenaba me dejaba conmocionada, asustada y profundamente avergonzada. Como persona que ha sufrido abusos, no podía conciliar el hecho de que cualquier parte de mí pudiera ser buena si llevaba dentro de mí la misma rabia ardiente que aquellos que habían abusado de mí. En mi mente, solo las personas maltratadoras se enojaban, así que creé la convicción subliminal de que yo era intrínsecamente mala.

Me aterrorizaba que, si la gente supiera lo enojada que estaba realmente, nadie podría amarme. Así que hice todo lo que estaba en mi poder para apartarla, ocultarla y negar su existencia. Eso nunca funciona. Suprimir nuestras emociones crea una acumulación tóxica que conduce a una inevitable implosión (colapsar sobre nosotros mismos) o explosión (arremeter contra otros). Para evitar que nuestra ira se vuelva tóxica, debemos permitirnos sentirla y expresarla de manera constructiva. Trabajar con nuestra ira de una manera constructiva significa enfrentarnos a ella con atención y escuchar de forma compasiva lo que tiene que decir. La ira siempre tiene un mensaje subyacente. Cuando retiramos la cortina, por lo general hay otra emoción escondida detrás de ella, como la decepción, el miedo, la pena o la vergüenza. Escuchar nuestro enojo sin arremeter ni atacar sienta las bases para una comunicación saludable, asertividad y empoderamiento.

La siguiente secuencia se creó para honrar tu ira y darle un espacio sagrado para que sea sentida, removida y liberada. Se abre con una práctica de una energizante respiración de fuego que ayudará a revelar la ira latente. La secuencia pasa luego al trabajo principal de calentamiento, artes marciales y torsiones intensas, todo lo cual activa nuestro tercer chacra, el plexo solar o chacra *manipura*. Es aquí donde residen la ira y la frustración no resueltas. Te animo a que inhales tus emociones y dejes que todo lo que has estado reprimiendo suba a la superficie. Cerramos con una técnica de respiración refrescante para devolver el equilibrio a nuestro cuerpo y mente.

Secuencia de Primal Yoga para liberar la ira

1. Respiración de fuego *(ver instrucciones en página 82)*

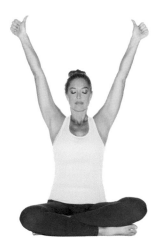

Busca una posición cómoda sentada y practica la respiración de fuego durante 3 minutos. Determina la intención de liberar cualquier ira o frustración a la que te hayas estado aferrando. Deja que toda ira reprimida se eleve desde la parte inferior de tu vientre y que se libere a medida que exhalas.

Al final de la práctica de respiración de fuego, abre las palmas de tus manos, extiende tus brazos hacia el cielo, y permítete dar voz a tu ira. Grita a pleno pulmón durante unos segundos para liberar cualquier emoción que te quede. Luego, lentamente, suelta los brazos a los costados y tómate unos minutos para sentarte tranquilamente y observar cómo te sientes. ¿Ha cambiado algo? ¿Te sientes más liviana? ¿Te sientes con más poder? ¿Qué se siente al darse permiso para gritar?

2. Postura de la barca

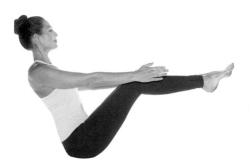

Comienza en posición sentada. Estira la columna vertebral y levanta el pecho. Inclínate un poco hacia atrás mientras doblas las rodillas y levantas los pies del suelo. Continúa estirando la columna vertebral mientras tensas las rodillas y levantas las espinillas en paralelo al suelo. Extiende tus brazos hacia adelante y afloja los hombros alejándolos de las orejas. Aguanta 5 ciclos de respiración. Si estás de humor para algo más desafiante, usa los músculos de los muslos para enderezar las piernas delante de ti.

Beneficios. Esta postura fortalece el tronco, los flexores de la cadera, los cuádriceps y los músculos de la espalda, crea confianza y te conecta con tu centro

3. Crujidos de bicicleta

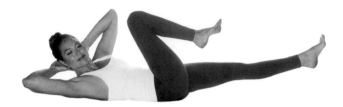

Acuéstate en el piso boca arriba. Pon las manos detrás de la cabeza con los codos abiertos. Al exhalar, levanta la cabeza y los omóplatos del piso, teniendo cuidado de no jalar o forzar el cuello, y acerca las rodillas hacia el pecho. Inhala y estira tu pierna izquierda hacia afuera, suspendida a solo unos centímetros del suelo. Mantén la parte baja de la espalda plana en el suelo y las costillas sujetas. Exhala mientras giras la parte superior del cuerpo hacia la derecha y llevas el codo izquierdo hacia la rodilla derecha. Cambia de lado con fluidez (como si estuvieras pedaleando con las piernas) para completar una repetición. Haz 2 series de 10 repeticiones.

Beneficios. Esta postura fortalece los músculos abdominales, en concreto los rectos abdominales, o abdominales de «tableta de chocolate», y los oblicuos; ayuda a mejorar la circulación sanguínea hacia los órganos internos; ayuda a la digestión; y crea una sensación de fuerza y confianza.

4. Puñetazos en posición de caballo

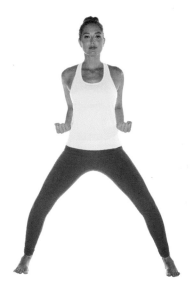

Ponte de pie erguida y separa los pies aproximadamente el doble de la distancia del ancho de la cadera. Exhala mientras doblas las rodillas para caer en una postura en cuclillas con las piernas abiertas, también conocida como postura de caballo. Mantén la columna vertebral estirada elevándola hasta la coronilla mientras extiendes el coxis hacia el suelo. Coloca los hombros sobre la vertical de las caderas y aprieta las costillas para tensar el tronco.

Cierra los puños de ambas manos, con los nudillos hacia arriba y aprieta los codos contra el cuerpo. Inhala y estira los codos hacia atrás, apretando los omóplatos, y jala los puños hacia tu cuerpo justo debajo de las costillas inferiores. Exhala y extiende el brazo derecho hacia adelante hasta la posición de puñetazo recto, manteniendo el brazo a la altura del hombro; el antebrazo y la mano rotan mientras golpeas, de modo que los nudillos terminan hacia abajo. Mantén tu brazo izquierdo apretando el puño en tu cadera izquierda. En la siguiente exhalación, extiende el brazo izquierdo hacia afuera con fuerza para dar un puñetazo directo, girando los nudillos hacia abajo. Al mismo tiempo, retrae el brazo derecho hasta la posición del codo doblado en la cadera. Exhala con fuerza por la boca, con un sonido audible de *shhhhh*. Haz 3 series de 10 puñetazos.

OPCIÓN

En las artes marciales, la postura del caballo se realiza tradicionalmente con los pies paralelos y los dedos de los pies apuntando hacia adelante, pero si esto te produce alguna molestia en las rodillas, puedes girar levemente los dedos de los pies hacia afuera y tener las rodillas apuntando en la misma dirección que los dedos de los pies.

Beneficios. Esta postura fortalece tus piernas, glúteos, caderas, rodillas, tobillos, hombros, brazos, columna vertebral y corazón; libera la ira y la frustración; y aumenta la confianza y el poder.

5. Torsión en luna creciente

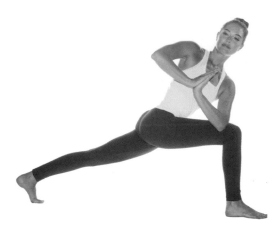

Comienza en la zancada de luna creciente (ver instrucciones en la página 109). Exhala y junta las manos en el centro del pecho con los codos abiertos. Gira el torso hacia la derecha mientras te inclinas hacia adelante, manteniendo la columna vertebral estirada. Coloca el codo izquierdo por encima del muslo derecho, justo por encima de la rodilla. Presiona el codo contra la parte externa de tu pierna para crear una palanca que intensifique el giro a medida que abres el pecho. Afloja los hombros alejándolos de las orejas, extiende la mano hasta la coronilla y tensa la pierna de atrás estirada, hacia el talón izquierdo. Encoge la parte inferior del abdomen durante la torsión, separando el torso del muslo. Mantén la postura durante 5 ciclos de respiración, luego repite del lado opuesto.

Beneficios. Esta postura fortalece las piernas, los glúteos, la columna vertebral y el tronco; estira los flexores de la cadera; abre el pecho y los hombros; crea movilidad en la columna vertebral; mejora el equilibrio; ayuda a mejorar la circulación sanguínea hacia los órganos internos; ayuda a la digestión; y contribuye a liberar la ira y la frustración.

6. Torsión sentada

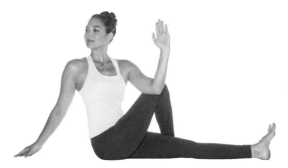

Comienza sentada con la columna vertebral erguida y ambas piernas estiradas frente a ti. Flexiona la rodilla derecha y acerca el talón derecho hacia el hueso de asiento derecho. Levanta la pierna derecha y cruza el pie derecho por encima de la izquierda. Mantén tu rodilla derecha doblada y coloca tu pie derecho plano en el piso justo por fuera de tu muslo izquierdo. Inhala y estira el brazo izquierdo hacia el techo. Exhala, gira el torso hacia la derecha, dobla el codo izquierdo y coloca el codo izquierdo por fuera del muslo derecho con los dedos apuntando hacia arriba. Coloca tu mano derecha directamente detrás de ti, gira el hombro para abrirlo y alejarlo de tu oreja, continúa estirando tu columna vertebral y expande tu pecho. Mira por encima de tu hombro derecho. Mantén esta postura de 3 a 5 ciclos de respiración mientras visualizas cómo las emociones negativas se escurren del cuerpo como el agua de un trapo mojado. Repite del lado opuesto.

OPCIÓN

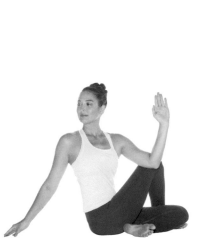

En lugar de mantener la pierna izquierda estirada, dóblala hacia el hueso de asiento derecho. Esta es una variación ligeramente más intensa que produce un estiramiento suave adicional en la cadera, rodilla y tobillo izquierdos.

Beneficios. Esta postura tonifica el abdomen; aumenta el flujo sanguíneo a los órganos digestivos, lo que mejora la digestión; crea fuerza y movilidad en la columna vertebral; ayuda a aliviar algunos tipos de dolor de espalda; libera la ira y la frustración; y abre el pecho.

7. Postura de cabeza a rodilla, sentada

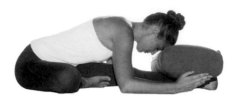

Siéntate en el piso con ambas piernas estiradas frente a ti. Si necesitas apoyo adicional, colócate una manta debajo de los glúteos. Flexiona la rodilla derecha y lleva la planta del pie derecho a la cara interna del muslo izquierdo. Inhala, siéntate con el cuerpo en alto y expande el pecho mientras extiendes la coronilla hacia el techo. Exhala, gira suavemente el torso hacia la rodilla izquierda y dóblalo sobre la pierna izquierda. Extiende los brazos hacia adelante hasta el pie y entrelaza los dedos alrededor de la planta del pie si es posible. Relaja el cuello y baja la mirada. Opcional: apoya la frente sobre un almohadón para mayor sujeción y comodidad. Mantén la postura durante 5 ciclos de respiración, luego repite del lado opuesto.

Beneficios. Esta postura estira los tendones de la corva (isquiotibiales), las pantorrillas, las caderas, la ingle interna y la columna vertebral; calma la mente; alivia la ansiedad y el estrés; alivia la depresión leve; ayuda con la fatiga; mejora la digestión; y ayuda a aliviar el insomnio.

8. Respiración refrescante *(ver instrucciones en página 78)*

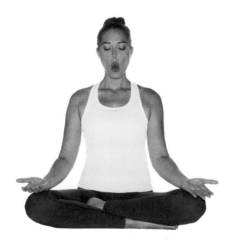

Concluye tu práctica con 5 rondas de respiración refrescante para equilibrar y refrescar tu cuerpo después de una práctica muy acalorada. Mientras respiras, visualiza cómo sale suavemente de tu cuerpo cualquier resto de enojo, frustración o agitación. Termina sentándote en silencio por unos momentos y observa cómo te sientes.

Moverse para atravesar el duelo

El duelo es una emoción natural y necesaria que nos ayuda a procesar y superar la pérdida. Pero eso no significa que no duela como mil demonios. El dolor de la pena puede manifestarse físicamente en nuestro cuerpo, haciendo que nos derrumbemos y cerremos nuestro corazón. La actitud del duelo es protectora y colapsa. Envuelve nuestros hombros, aprieta nuestro pecho y puede literalmente quitarnos el aliento.

En la medicina china, el duelo se aloja en los pulmones. Si nuestro *qi* pulmonar es deficiente, la garra del duelo puede ser implacable, convirtiéndose en desaliento y depresión. Al trabajar con personas que sufren un duelo profundo, he notado que los músculos de su pecho (más específicamente el músculo pectoral menor, que une nuestros hombros a nuestras costillas) están a menudo crónicamente contracturados, una manifestación física de una defensa enérgica para proteger nuestro corazón del dolor. Estirar este músculo abriendo nuestro pecho puede liberar una oleada saludable de emoción suprimida.

La secuencia de las páginas siguientes está diseñada para fortalecer y armonizar nuestro *qi* pulmonar al mismo tiempo que estiramos nuestro pecho y fortalecemos nuestra parte superior de la espalda para apoyar la apertura física y emocional de nuestro corazón.

Secuencia de Primal Yoga para liberar la tristeza y el duelo

1. Golpecitos en los pulmones *(ver instrucciones en página 92)*

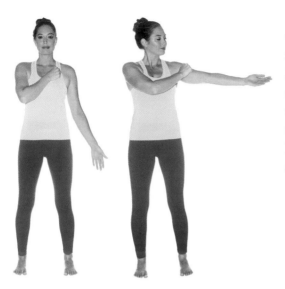

Comienza con 1 a 3 minutos de golpecitos en los meridianos pulmonares del pecho y los brazos. Mientras das golpecitos, determina tu intención de que cualquier pena o tristeza fluya a través de ti y se libere durante tu práctica. Cuando hayas terminado de dar golpecitos, suelta los brazos a los lados y observa cómo te sientes. Fíjate en las sensaciones de tu cuerpo.

2. El perro que mira hacia abajo

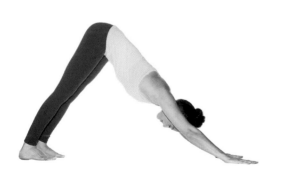

Comienza en la postura de cuatro puntos con las rodillas separadas a la distancia de la cadera y las manos a la altura de los hombros. Abre bien los dedos y apoya los hombros sobre las muñecas y las caderas sobre las rodillas. Exhala, flexiona los dedos de los pies, levanta las caderas hacia arriba y hacia atrás, y estira las piernas en línea recta mientras te apoyas en las manos. Estira la columna vertebral, separa los hombros de las orejas y presiona el suelo con fuerza, apoyándote en los dedos pulgar e índice. Extiende los talones hacia el suelo y mira con suavidad hacia atrás, hacia los dedos de los pies. Mantén la postura durante 5 ciclos de respiración.

Beneficios. Esta postura fortalece las muñecas, los hombros, los brazos y las piernas; estira los isquiotibiales y las pantorrillas; estira la columna vertebral; calma el cerebro; y ayuda a aliviar el estrés y la depresión leve.

3. La tabla

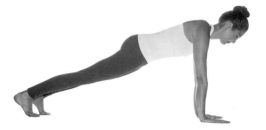

Comienza con el perro que mira hacia abajo. Inhala y desplaza el peso hacia adelante, bajando las caderas y colocando los hombros sobre las muñecas. Tensa activamente el tronco apretando las costillas, aprieta los muslos y estira el coxis hacia los talones. Ten cuidado de no dejar que tus caderas se hundan demasiado o que la parte baja de tu espalda se venga abajo. Tu cuerpo debe estar en línea recta desde los talones hasta la coronilla. Mantén la postura durante 5 ciclos completos de respiración.

Beneficios. Esta postura fortalece el pecho, los brazos, los hombros, las muñecas, las piernas, la espalda y el tronco; ayuda a mejorar la posición; aumenta la fuerza y la resistencia; y crea confianza.

4. Flexiones bajas

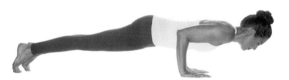

Desde la posición de la tabla, inhala profundamente mientras desplazas tu peso hacia adelante sobre las bolas de tus pies. Siente cómo tus hombros se desplazan ligeramente más allá de tus muñecas. Mientras exhalas, presiona firmemente con las manos, dobla los codos a un ángulo de 90 grados, apriétalos firmemente contra los lados de la caja torácica y baja el cuerpo en línea recta a una posición de flexión baja. Apoya los codos sobre las muñecas y mantén los hombros a la misma altura que los codos. Aprieta las costillas para sujetar el tronco y estira el coxis hacia los talones. Mantén tu cuerpo en línea recta al bajar lentamente hasta el vientre.

Beneficios. Esta postura fortalece los hombros, las muñecas, las piernas, el pecho, la espalda y el corazón; genera estabilización de todo el cuerpo y energiza el cuerpo y la mente.

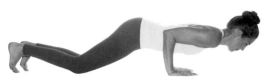

OPCIÓN

Si te resulta demasiado difícil bajar el cuerpo en línea recta manteniendo la postura correcta, deja las rodillas en el suelo.

5. La cobra

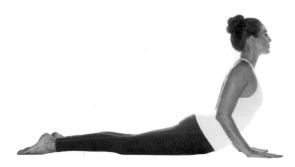

Acuéstate boca abajo con las piernas hacia atrás y los dedos de los pies apuntando hacia atrás. Pon las palmas bajo los hombros y separa los dedos. Aprieta los codos contra la caja torácica. Presiona con la parte superior de los pies, tensa los muslos y presiona el hueso púbico contra el piso. Al inhalar, empuja con las manos y levanta el pecho del suelo a medida que empiezas a estirar los brazos. Mantén los codos doblados mientras te estiras a lo largo de la columna vertebral y estiras el pecho hacia adelante. Mantén de 3 a 5 respiraciones.

Beneficios. Esta postura fortalece la columna vertebral, la parte superior de la espalda, los brazos y los hombros; estira el pecho y el abdomen; abre los pulmones; crea espacio en el corazón; y tonifica el cuerpo.

6. La langosta

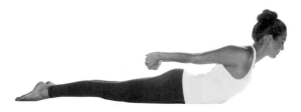

Acuéstate boca abajo con los brazos a los lados, las piernas hacia atrás y los dedos de los pies apuntando hacia atrás. Manteniendo los brazos rectos, entrelaza los dedos detrás de la espalda. En una inhalación, presiona con la parte superior de los pies, aprieta los omóplatos uno contra otro, extiende los nudillos hacia la parte posterior de la sala y aprieta los músculos a lo largo de la columna vertebral para levantar el pecho. Presiona el hueso púbico contra el piso y estira el coxis hacia los talones. Mira con suavidad hacia abajo sin bajar la cabeza hacia adelante. Mantén la postura de 3 a 5 ciclos de respiración.

Beneficios. Esta postura fortalece los músculos de la espalda, las nalgas, las piernas y los brazos; abre los hombros y el pecho; estira el abdomen; ayuda a mejorar la postura; mejora la digestión estimulando los órganos abdominales; energiza el cuerpo; y tiene un efecto antidepresivo en la mente.

7. Estiramiento del tórax en prono

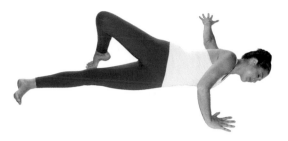

Acuéstate boca abajo. Mueve el brazo izquierdo hacia un lado en formación de media T y baja la mejilla izquierda. Pon la palma de la mano derecha por fuera del costado derecho. Flexiona la rodilla derecha y dobla el talón derecho hacia tu trasero. En una inhalación, empuja con la palma de la mano derecha, gira sobre la cadera izquierda y coloca con cuidado el pie derecho detrás de la pierna izquierda. Ajusta la colocación del pie derecho para que no haya tensión en la parte baja de la espalda. Quédate ahí hasta la exhalación. En la siguiente inhalación, empuja firmemente con la palma de la mano derecha y extiende el hombro derecho, ensanchando el pecho para intensificar el estiramiento. Aguanta cinco ciclos de respiración y luego vuelve a colocarte sobre el abdomen. Repite en el lado opuesto.

Beneficios. Esta postura estira el pecho, en concreto el músculo pectoral menor, que actúa como almacén emocional del dolor, la tristeza y la resignación; proporciona movilidad a la columna vertebral; abre las caderas; y ayuda a liberar las emociones problemáticas que se guardan en el corazón y el pecho.

8. Postura de descanso con variante de apertura del corazón

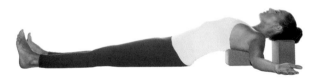

Acuéstate boca arriba y coloca un bloque en posición horizontal debajo de tus omóplatos. Pon un segundo bloque debajo de la cabeza para apoyo. Ajusta la altura de los bloques de modo que sientas un estiramiento suave en la parte delantera del pecho sin forzar el cuello o la espalda. Descansa los brazos en el piso, con las palmas hacia arriba, separadas del torso. Libera cualquier tensión muscular en tu cuerpo y permite que tu pecho se expanda. Mantente en la postura entre 5 y 10 minutos.

Beneficios. Esta postura estira la parte delantera del pecho; ayuda a la parte superior de la espalda; favorece la liberación de cualquier tristeza o pesadez almacenada en el corazón; ayuda a reducir la presión arterial; relaja profundamente el cuerpo y alivia la mente; ayuda a aliviar el estrés, la ansiedad y la depresión leve; reduce el insomnio; y favorece una sensación de bienestar.

9. Meditación de sonido

Tumbada en posición de reposo con apoyo, inhala profundamente por la nariz y exhala lentamente por la boca haciendo un sonido *sssssss*, similar al de un neumático que deja salir el aire. Visualiza cómo una luz dorada te llena al inhalar y al exhalar te abandona cualquier tristeza. Continúa durante tantos ciclos de respiración como sea necesario hasta que te sientas completa.

Consejo rápido.
Deja de lado la tristeza y el duelo:
soltar pectorales menores con una pelota de goma

El pectoral menor se encuentra en la parte superior del pecho, debajo del pectoral mayor, y es un músculo que tiende a estar crónicamente tenso en la mayoría de las personas. Un músculo pectoral menor tenso tira de los hombros hacia adelante, lo que contribuye a una postura hundida y curvada. No solo eso, sino que el pectoral menor también sirve como depósito para el dolor, la tristeza y la depresión. Este estiramiento dirigido te ayudará a liberar tus pectorales menores. La liberación de este músculo a menudo puede desatar una avalancha de emociones. Acoge las lágrimas y deja que fluyan. La única manera de sanar es permitirnos sentir.

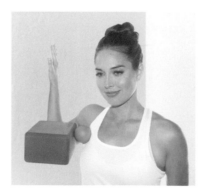

CÓMO HACERLO:

- Ponte de pie de lado con tu hombro derecho a unos cuantos centímetros de la pared. Con la mano izquierda, coloca un bloque contra la pared y pon una pelota de tenis contra el bloque a la altura de los hombros.

- Coloca la pelota justo debajo de la clavícula derecha contra el músculo pectoral menor, que sale de la tercera a la quinta costilla y se inserta en la escápula (omóplato).

- Pon tu mano derecha contra la pared. Aplica presión en la pelota y masajea en perpendicular a la fibra del músculo hacia adelante y hacia atrás durante 5 a 8 respiraciones, luego suéltala y cambia de lado.

Moverse hacia la autoestima y el empoderamiento

Tengo una crítica interna en mi cabeza que guarda una lista de todas las razones por las que soy un asco. Me dice que mantenga un perfil bajo porque la vida es más segura cuando no te arriesgas. Me dice que el mundo me juzgará. Pero ella me juzga más duramente que nadie.

La mayoría de nosotros tenemos un crítico interno. Esa voz de duda que nos dice que no somos suficientes. El trauma crea el mito de que estamos separados, y en nuestra separación se siembran las semillas de la indignidad. Nuestras historias de indignidad a menudo están programadas dentro de nosotros antes de que seamos lo suficientemente mayores para saber lo que es la autoestima. De niña, quizás te avergonzaron por mojar la cama, te regañaron por chuparte el dedo o te gritaron: «¡Niña (o niño) mala!». Puede que parezcan cosas triviales, pero estos mensajes negativos se entretejen en nuestro subconsciente, creando creencias tóxicas de que somos intrínsecamente malos, estúpidos o poco amados.

La indignidad adopta muchas formas. Puede cambiar a la forma de la depresión, avivarse en las llamas de la ira, estrecharse en el nudo del miedo, agudizarse en la lengua de la crítica, o enroscarse en la serpiente de los celos. Con demasiada frecuencia, en mi propia vida, he desplumado a otras personas a sus espaldas por mi profundo sentido de carencia. A mi crítica interna le encanta cuando hago eso porque le da la oportunidad de hacerme sentir aún más pequeña. Ella susurra: «Si la gente supiera quién eres realmente...».

Adentrarnos en nuestra autoestima significa decirle a nuestro crítico interno que se vaya al diablo. Somos humanos, de modo que la voz que juzga puede que nunca desaparezca por completo, pero podemos bajar el volumen hasta que se convierta en mero ruido de fondo.

Hay una cita preciosa de una fuente desconocida que me encanta: «Tal vez el viaje no se trate tanto de convertirse en algo. Tal vez se trate de dejar de ser todo lo que realmente no eres tú para poder ser quien estabas destinado a ser desde el principio». Entrar en la autoestima es un acto de fe que nos pide desmantelar el mito de no ser suficientes y tener el valor de dejarnos ver y escuchar. Cuando poseemos nuestro valor, somos capaces de ver el valor de los demás. Cuando nos mantenemos en el amor a uno mismo, somos capaces de ver a los demás con ojos de amor. Ser dueños y dueñas de lo que somos y mostrarnos como somos es una luz en la oscuridad de la duda, el miedo, los celos, los chismes, la crítica y la escasez, y crea un espacio de pertenencia donde todos crecen.

La siguiente secuencia está pensada para conectarte con tu auténtica voz y poder e incorpora posturas para ayudarte a plasmar tu expansividad. Al adentrarte en estas posturas, deja que tus brazos se abran de par en par y ocupa espacio en la sala. Obsérvate a ti misma con amor y que se escuche tu voz.

Secuencia de Primal Yoga para la autoestima y el empoderamiento

Nota. Cuando practiques esta secuencia de piernas, primero realiza las instrucciones 1 al 3 en tu lado derecho. Luego cambia y repite en tu lado izquierdo antes de seguir adelante.

1. Guerrero Primal

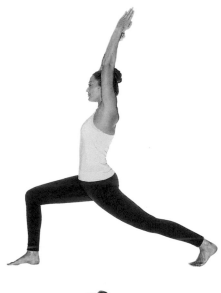

Comienza en posición de zancada de luna creciente (ver instrucciones en la página 109). Haz una inhalación profunda y completa, con los brazos extendidos hacia el techo. Exhala con fuerza por la boca, haciendo un fuerte sonido *ha* mientras cierras los puños y empujas con fuerza los brazos hacia abajo, doblando los codos y llevando los puños hasta la cintura. Al bajar los puños, coloca los codos detrás de ti y aprieta los omóplatos para abrir el pecho. Mantén las costillas apretadas para tensar el tronco y sostener la parte baja de la espalda. En una inhalación por la nariz, pasa los brazos hacia atrás hacia el techo, luego exhala enérgicamente con un sonido *ha* audible mientras jalas los puños hacia atrás hasta la cintura. Repite el movimiento dinámico durante 5 rondas.

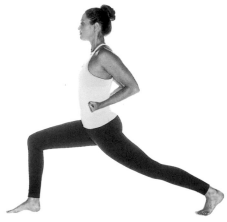

Beneficios. Este movimiento estira las piernas y los flexores de la cadera; abre el pecho y los hombros; fortalece la espalda, los muslos y los glúteos; mejora el equilibrio; aumenta la energía y la resistencia; reduce la fatiga; abre el chacra de la garganta; y aumenta la confianza.

2. Triángulo

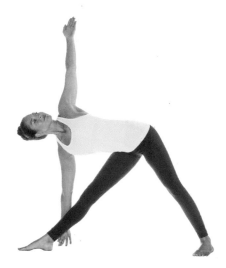

Desde la luna creciente, adopta el guerrero II (ver instrucciones en la página 111). Desde el guerrero II, inhala para estirar la pierna derecha hacia adelante. Comprime los cuádriceps y levanta las rótulas para evitar que se bloquee la articulación de la rodilla. Exhala y presiona el pie de atrás mientras desplazas el peso hacia la cadera izquierda, inclinando hacia adelante el borde derecho de la cadera, mientras mantienes el pecho abierto hacia el costado de la sala. Sigue exhalando mientras estiras tu brazo derecho hacia adelante, extendiéndote por el lado derecho de tu cintura, y bajando lentamente tu mano derecha hasta el piso por fuera de tu tobillo derecho. Si tu mano no llega cómodamente al piso, puedes colocarla en tu espinilla o en un bloque. Inhala y envía tu brazo izquierdo recto hacia el techo mientras giras tu torso abierto. Estírate uniformemente por ambos lados de la cintura. Levanta suavemente la mirada hacia arriba, hacia tu mano en alto. Si esto te resulta incómodo para el cuello, mantén la mirada baja hacia el suelo. Mantén la postura de 3 a 5 ciclos de respiración.

Beneficios. Esta postura estira las piernas, la cara interna de los muslos, la cara externa de las caderas y los tobillos; abre el pecho y los hombros; fortalece los muslos, las rodillas, los tobillos, los oblicuos y los músculos de la espalda; alivia el estrés y la ansiedad; y estimula los órganos abdominales para ayudar con la digestión.

3. Media luna

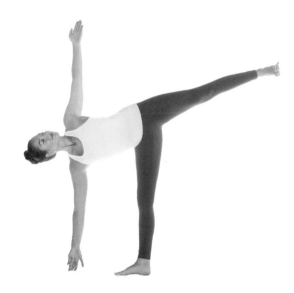

Comienza por el triángulo. Haz una inhalación profunda y completa. Exhala mientras bajas la mirada, dobla la rodilla derecha y desplaza el peso hacia adelante a la pierna derecha, extendiendo la mano derecha hacia el suelo unos 20 cm delante de los dedos del pie derecho. Estira la pierna derecha mientras levantas la izquierda, flexiona el pie izquierdo y empuja con el talón como si estuvieras haciendo una patada lateral contra una pared. Inhala y extiende el brazo izquierdo hacia el techo, con los dedos apuntando hacia arriba, y abre el pecho, colocando el hombro izquierdo por encima del derecho. Tus caderas deben estar abiertas también. Estírate uniformemente por ambos lados de la cintura. Exhala mientras diriges la mirada hacia el techo. Si esto te resulta incómodo para el cuello, puedes girar la mirada hacia arriba hasta la mitad y mirar hacia el lado de la sala o mantenerla baja. Mantén la postura durante 5 ciclos de respiración.

Beneficios. Esta postura tonifica nalgas, caderas y muslos; estira la ingle y los isquiotibiales; fomenta el equilibrio; abre el pecho, los hombros y la columna vertebral; y produce una sensación de expansión potenciada.

4. Caballo floreciente

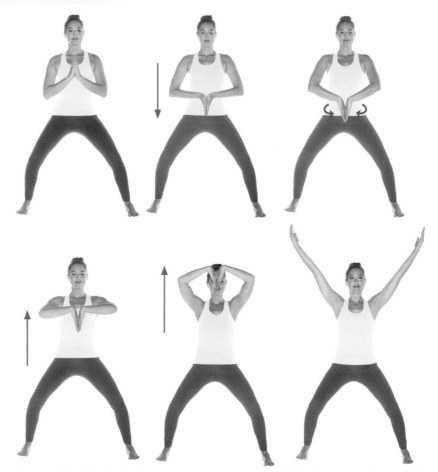

Comienza en la posición del caballo (ver instrucciones en página 119). Junta las palmas de las manos en el centro del pecho, con los dedos hacia arriba. Manteniendo las palmas juntas, gíralas hacia el suelo y baja despacio los brazos hacia el centro de energía inferior, o *dantian*, justo debajo del ombligo. Con los pulgares tocándose, gira las palmas hacia afuera hasta que los dorsos de las manos se toquen y los dedos sigan apuntando hacia abajo. En una inhalación, comienza a levantar lentamente las manos por la línea central del cuerpo con la parte posterior de las palmas en contacto, con las muñecas y los codos doblados. Sigue empujando con las palmas más allá del corazón y hacia la frente. A la altura de tu chacra del tercer ojo (el hogar de tu intuición), deja que los dorsos de tus manos se separen despacio, estirando tus brazos hacia afuera y abriéndolos hacia el cielo, con los dedos hacia arriba. Asiéntate en tu postura de caballo mientras levantas la mirada suavemente. Visualízate abriéndote como una flor. Libera cualquier sentimiento de pequeñez y permítete sentarte en la belleza de tu expansividad y poder. Mantén esta postura 5 ciclos de respiración. Si lo deseas, puedes afirmarte mentalmente: «Soy digna. Soy amada».

Beneficios. Este movimiento fortalece las piernas, los glúteos, las caderas y la espalda; estira las muñecas; abre el pecho y los hombros; y crea una sensación de empoderamiento.

5. Tabla con antebrazo

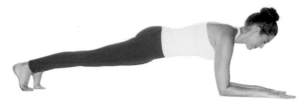

Desde la postura de cuatro puntos, baja hasta los antebrazos. Coloca las manos a la distancia de los hombros, manteniendo los codos alineados con las muñecas. Mueve un pie y luego el otro hacia atrás hasta adoptar la plancha de antebrazo. Presiona enérgicamente hacia abajo con los antebrazos mientras encoges las costillas. Mantén las caderas bajas sin que colapse la parte baja de la espalda. Estira el coxis hacia los talones. Para fortalecer la conexión con el tronco en la postura, visualízate tratando de mover los dedos de los pies hacia adelante, hacia los codos, y los codos hacia atrás, hacia los dedos de los pies. Mantén la postura durante 5 ciclos de respiración.

Beneficios. Esta postura fortalece el tronco, incluyendo los músculos erectores de la espina dorsal (localizados a lo largo de la columna), los rectos abdominales y los abdominales transversales (una de las capas más profundas de la musculatura central que ayuda a estabilizar la columna); esculpe los hombros; fortalece el pecho, los glúteos, los muslos y las pantorrillas; energiza el cuerpo; y aumenta tu confianza en ti misma.

6. Postura de la esfinge

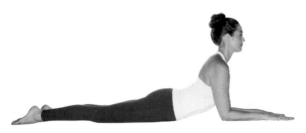

Desde la plancha con antebrazo, suelta las caderas y las piernas hasta el suelo. Apunta con los dedos de los pies hacia atrás y presiona el hueso púbico hacia abajo contra el piso. Mantén los antebrazos hacia abajo, con los codos debajo de los hombros y las manos abiertas. Inhala, presiona hacia abajo con las palmas de las manos y sube hasta la coronilla, estirando la parte superior de la columna vertebral. Expande el pecho y jala el corazón hacia adelante y hacia arriba, mientras mantienes los hombros alejados de las orejas. Cuidado que no se hunda la parte baja de la espalda. Mantén las costillas ligeramente apretadas mientras expandes el pecho. Mantén la postura durante 5 ciclos de respiración.

Beneficios. Esta postura tonifica brazos y hombros; abre el pecho; fortalece la espalda; proporciona movilidad en la columna vertebral; estira los flexores de la cadera; mejora la digestión; energiza el cuerpo; y previene la fatiga.

7. Mudra del loto, sentada

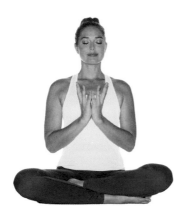

Busca un asiento cómodo con las piernas cruzadas. Junta las palmas de las manos en el centro del pecho con los dedos apuntando hacia arriba. Mantén los talones de las palmas de las manos, los pulgares y los dedos meñiques juntos, luego inhala y abre todos los dedos como una flor de loto que florece en el barro. Mantén tu flor de loto abierta en el centro de tu corazón. Repite mentalmente la afirmación: «Soy digna. Soy amada. Me amo y me acepto de manera incondicional. Yo soy a quien he estado esperando».

Beneficios. Esta postura relaja el sistema nervioso, crea una sensación de calma y bienestar, te conecta con tu naturaleza divina y tu ser más elevado, y cultiva la autoestima y el amor propio.

Simbología de la flor de loto

En muchas culturas, la flor de loto es un símbolo venerable que representa el renacimiento, la pureza y la fuerza para superar la adversidad. El loto se eleva del barro y la oscuridad para florecer en belleza. A menudo se representa a Buda sentado en meditación sobre un loto, ya que sus orígenes desde el barro lo convierten en un símbolo del despertar espiritual y la iluminación.

Moverse para atravesar por el trauma sexual

El impacto del trauma sexual lo cuentan mejor las voces valientes de quienes lo han vivido y han emergido más resistentes al otro lado. Me enorgullece compartir una poderosa historia de sanación de traumas sexuales por medio de la voz de Susan Alden, graduada de la Academia Militar de Estados Unidos, terapeuta de yoga certificada y directora ejecutiva de la organización sin fines de lucro Warriors at Ease (www.warriorsatease.org). Susan sirvió como oficial de logística en la 82ª División de Infantería Aérea y la 3ª División de Infantería y comenzó a enseñar yoga en el ejército en 1997 como subteniente, compartiendo la práctica con sus propios soldados como parte del programa de entrenamiento físico de la unidad. Casada durante los últimos diecinueve años con un soldado de las Fuerzas Especiales del Ejército recién retirado (boina verde), ha estado especialmente involucrada en servir a la comunidad de las Fuerzas de Operaciones Especiales y a las familias Gold Star y continúa dedicando su vida a llevar el poder del yoga y la meditación a la comunidad militar. El trabajo de sanación que realiza para apoyar la salud, la resistencia y el crecimiento después de un trauma para los miembros en activo del ejército, veteranos y familias de militares se basó en su propia experiencia de Trauma Sexual Militar (MST) hace más de dos décadas. En sus propias palabras:

> Hace unos veinte años fui violada por un alumno de West Point unos meses antes de alzar mi mano derecha y entrar en la academia. A tres incidentes más de agresión sexual y acoso sexual repetido les seguirían tres agresores diferentes a lo largo de mi estancia en West Point y en el ejército. Sin duda me afectaron todos los incidentes, pero la violación ha sido la experiencia más transformadora de mi vida.
>
> Al principio, me sorprendió que algo así pudiera sucederme. Esto vino seguido de un torbellino de confusión, tristeza, enojo, vergüenza, incredulidad, rabia e incluso culpa por no haber sido más fuerte, más sabia, o por no haber sido capaz de verlo venir e impedirlo. Este torbellino se convirtió en una depresión encubierta que oculté de todo el mundo, quizás incluso de mí misma. No tenía tiempo para la depresión. Yo era una cadete nueva en West Point, tratando de sobrevivir al verano para poder ser oficialmente miembro del Cuerpo de Cadetes de la USMA.
>
> Quizá más traumática que la violación en sí misma fue la sádica presencia del agresor en mi vida, la cual era inevitable, dado que yo era su subordinada. No tenía voz debido a la estructura tradicional y a los rigores de la academia. Mi compañera de cuarto estaba al tanto de las visitas furtivas y amenazantes de mi violador, las cuales, aunque no producían daño físico, seguramente eran un

intento de afirmar aún más su poder sobre mí. Con el tiempo fue mi compañera de cuarto —que tenía más personalidad que yo en ese momento— quien dijo: «Esto tiene que parar. Si no se lo cuentas todo a alguien, lo haré yo».

Aunque por diversas razones no denuncié formalmente la violación, hablé con un oficial superior muy compasivo y atento que servía como consejero de cadetes. Le hablé de la violación y de las amenazas de acoso sexual que se produjeron. En ese momento, me sentí escuchada y apoyada. A mi agresor se le prohibió interactuar más conmigo.

Hay algunas cosas importantes que entender sobre el trauma sexual militar. Hay que entender que, ante todo, los supervivientes son guerreros, incluso los que son muy nuevos en el ejército. Independientemente de la rama del ejército o de cómo se hayan incorporado a las fuerzas armadas, un nuevo recluta levanta la mano derecha y jura «apoyar y defender la Constitución contra todos los enemigos, extranjeros y nacionales», un compromiso que potencialmente requiere que uno luche hasta la muerte. Por el contrario, el trauma sexual te hace sentir débil, indigna y sin poder, y perjudica el *ethos* guerrero que se ha venido cultivando desde el adoctrinamiento militar inicial.

Segundo, creo que es útil darse cuenta de que el trauma sexual militar es más parecido al incesto. Los militares son como una familia muy unida. Los mandos superiores pueden ser vistos como ancianos, mentores o incluso como padres. Comúnmente nos referimos a nuestros camaradas como nuestros hermanos y hermanas de armas. Los soldados pueden compararse con los niños, ya que los mandos se encargan de la salud, la seguridad y el bienestar de sus soldados. Además, los miembros de la comunidad militar viven y trabajan muy cerca unos de otros. Las violaciones sexuales, en particular las que ocurren cuando el agresor y la víctima están en la misma unidad, desgarran la estructura misma de la familia militar.

Durante los nueve años en que fui miembro del Departamento de Defensa, me concentré en gran medida en mantener inalterable mi espíritu guerrero y en no causar estragos en la familia que había llegado a amar. Durante mi tiempo en el servicio, la proporción de hombres y mujeres era ligeramente inferior a diez por una. Tenía un deseo feroz de triunfar como mujer en el mundo de los hombres. Tenía la intención de ser una soldado aerotransportada, y que me condenaran si iba a admitir algo que yo creía que era una grieta en mi armadura. Hasta que no salí de las fuerzas armadas y comencé mi periplo hacia las artes de la curación, no me quité la armadura, me di cuenta de que la verdadera fuerza se encontraba en la vulnerabilidad y empecé a sanar.

Siempre digo que no podemos curar lo que no podemos sentir. Cuando empecé a sentir, empecé a sanar. El primer paso del viaje fue profundizar en mi práctica de yoga y meditación.

Una vez que aprendí a no resistirme más a la vulnerabilidad ni ocultar mi dolor, fui bendecida con el gran apoyo de mi familia, amigos cercanos y algunos sanadores, maestros y mentores extraordinarios. Lo más importante es que aprendí a sintonizarme con la sanadora-maestra que llevo dentro y a abrazarla de verdad, pues es mi apoyo más íntimo y querido.

Durante una época en la que me sentía muy afectada por el trauma, también practiqué mucho la danza extática, específicamente los 5Rhythms de Gabrielle Roth. Sudaba mis oraciones, bailaba hasta vomitar, y a veces sentía como si estuviera arrancando la tirita de una herida profunda. No siempre fue agradable, pero necesitaba sentir la libertad de mover mi cuerpo con un abandono desenfrenado, para retomar mi espíritu que había sido enjaulado, y para reavivar mi voz que había sido silenciada. Bailaba al compás de los 5Rhythms, y luego regresaba a mi colchoneta con mis pies ampollados y mi alma dichosa, volviendo a mi viejo amigo fiel, el yoga, para recobrar fuerzas y restablecerme.

La historia de Susan es una poderosa ilustración de cómo el movimiento sana. Ahora dedica su tiempo a concienciar sobre el impacto que el estrés postraumático tiene en los individuos y las familias y trabaja para empoderar a los miembros de la comunidad militar para que hallen salud y curación en una esterilla de yoga.

Se dice que «nuestros problemas están en nuestros tejidos». Conectar con nuestro cuerpo después de una violación puede ser incómodo y aterrador, pero, como Susan dijo tan elocuentemente, no podemos sanar lo que no podemos sentir.

Esta secuencia está diseñada para asentarte en tu cuerpo y conectarte con tu poder personal. En las posturas físicas, tendrás la oportunidad de afirmar tus límites personales y traer aliento y consciencia a los lugares de tu cuerpo (como tus caderas) donde a menudo queda atrapado el trauma sexual.

Secuencia de Primal Yoga para la curación del trauma sexual

1. Golpecitos en el corazón

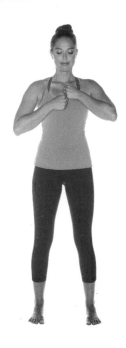

Ponte de pie con los pies separados a la distancia de la cadera. Cierra los puños suavemente con ambas manos. Llévate los puños al centro del pecho, uno encima del otro, y comienza a golpear ligeramente con los dos puños en el pecho sobre el corazón. Continúa con los golpecitos durante 1 minuto.

Beneficios. En la medicina tradicional china, se cree que nuestro espíritu, o shen, está alojado en el corazón. Si no se cuida el corazón, el espíritu se pierde y se confunde. El corazón está gobernado por el elemento fuego y, si tenemos deficiencia en el qi del corazón, nuestro fuego interno puede consumirse, lo cual lleva a la depresión, falta de ánimo, pérdida de creatividad y baja energía. Dar golpecitos en el corazón despierta el chacra del corazón, revitaliza los pulmones y trae energía y sensibilidad a un lugar que se puede haber bloqueado o entumecido.

2. Golpecitos en las piernas

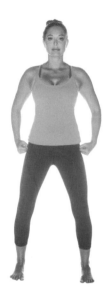

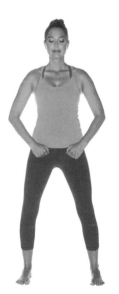

Ponte de pie con los pies ligeramente más separados que la distancia del ancho de la cadera, con los pies en paralelo. Cierra los puños ligeramente con las manos, dobla los codos un poco y, al mismo tiempo, golpea la parte exterior de las caderas con los puños. Cuando golpees, di: «Estas son mis caderas».

Sigue dando golpecitos en la parte superior e inferior de tus piernas, diciendo en voz alta: «Estas son mis piernas». Cuando llegues a los tobillos, comienza a dar golpecitos en la parte interna de las pantorrillas, la parte interna de los muslos y la parte interna de las ingles. Sigue declarando en voz alta que eres la dueña de cualquier parte del cuerpo que estés tocando. «Este es *mi* cuerpo».

Tómate unos minutos para darte unos golpecitos en la ingle; si llevas puestos unos *jeans*, este sería el lugar donde estarían tus bolsillos. Fíjate en cualquier sensación o emoción que surja. Observa si tienes ganas de desconectar o si no sientes casi nada. No hay correcto o incorrecto, solo sigue golpeando.

Después de haber pasado unos momentos ahí, dedica algún tiempo a otras partes de tu cuerpo a las que te sientas guiada. ¿Hay alguna parte que parezca entumecida o desconectada? Golpea ahí. Mientras golpeas, continúa reclamando la propiedad de tu propio cuerpo. «Estos son mis brazos. Este es mi corazón. Este es mi cuerpo». Cuando sientas que has dado los golpecitos necesarios, suelta los brazos a los costados, respira lenta y profundamente y observa cómo te sientes.

Beneficios. El tapping *es una práctica antigua que estimula la energía curativa natural de nuestro cuerpo para ayudarnos a superar bloqueos y liberar el miedo, la duda, la preocupación y la ansiedad. Físicamente, nos hace entrar en el aquí y ahora.*

3. Postura del caballo inmóvil

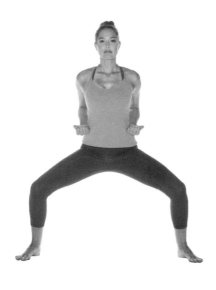

Comienza en posición de caballo (ver instrucciones en página 119). Mantén la columna vertebral estirada elevándola hasta la coronilla mientras estiras el coxis hacia el suelo. Coloca los hombros en la vertical de las caderas y aprieta las costillas hacia adentro para tensar el tronco. Cierra los puños con los nudillos de ambas manos hacia arriba y aprieta los codos contra tu cuerpo. Inhala y mueve los codos hacia atrás, apretando los omóplatos y llevando los puños hacia el cuerpo justo debajo de las costillas inferiores. Mientras exhalas, lleva las manos a la altura del pecho y cruza una muñeca delante de la otra, formando una X con los brazos mientras abres los puños. Mantén los codos doblados y empuja los brazos hacia adelante, alejándolos del pecho, creando espacio entre las manos y el corazón. Siéntate más intensamente en la postura del caballo mientras empujas tus palmas hacia adelante. Mantén la postura durante 5 ciclos de respiración.

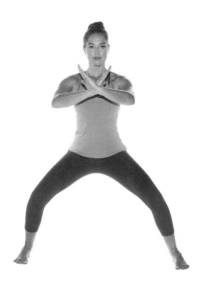

A menudo se nos enseña que para salir adelante en la vida necesitamos decir sí a todo, aunque decir sí nos agote física, emocional, mental y espiritualmente. El doctor Gabor Maté, experto en adicciones, orador y autor de *best sellers*, dice que cuando continuamente decimos sí a cosas, personas o situaciones a las que realmente no queremos decir sí, nuestro cuerpo acabará diciendo no. Tal vez lo hayas experimentado en tu vida o en tu salud. Visualízate creando un límite invisible. Quizá sea un campo de fuerza invisible, un muro o tu propia fortaleza. Cuando hemos experimentado un trauma sexual, alguien ha cruzado física y emocionalmente nuestros límites sin nuestro consentimiento. Usa este ejercicio para restablecer tus límites por ti misma. Podrías decir, «¡No!» o «¡Alto!» en voz alta cada vez que empujas tus palmas hacia adelante. Una vez completadas 5 repeticiones, estira las piernas, suelta los brazos a los lados y tómate unos minutos para observar cómo te sientes.

Beneficios. Esta postura fortalece piernas, glúteos, caderas, rodillas, tobillos, hombros, brazos, columna vertebral y corazón; libera la ira y la frustración; ayuda a crear límites; y construye confianza y poder.

4. Guerrero II

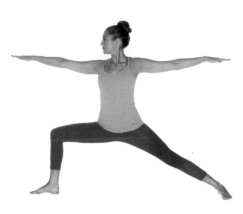

Desde la posición del caballo, estira las piernas para ponerte de pie, gira el pie derecho 90 grados a la derecha y dobla la rodilla derecha. Asegúrate de que la rodilla derecha esté colocada justo por encima del tobillo derecho, con el muslo paralelo al suelo y la pierna de atrás estirada con los dedos de los pies ligeramente inclinados hacia adentro. El talón derecho debe estar en línea recta con el arco del pie de atrás. Ajusta tu pie de atrás según sea necesario. Exhala y abre los brazos hacia ambos lados a la altura de los hombros. Estira tu cadera derecha hacia adentro, alarga tu coxis hacia abajo hacia el piso, y aprieta tus costillas hacia adentro mientras alargas la columna vertebral y la estiras hasta la coronilla. Mírate las yemas de los dedos. Mantén la postura de 3 a 5 ciclos de respiración. Luego repite del otro lado.

Beneficios. Esta postura fortalece las piernas; estira las ingles; abre las caderas, el pecho y los hombros; favorece la concentración; y aumenta la resistencia.

5. Postura del árbol

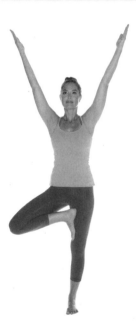

Empieza en la postura de la montaña (ver instrucciones en la página 146). Llévate la rodilla derecha al pecho, agáchate y agarra el tobillo derecho con la mano derecha. Gira la rodilla derecha hacia afuera y hacia la derecha mientras colocas el pie derecho contra la cara interna del muslo derecho. Reafirma el pie derecho contra el muslo interior izquierdo y el muslo interior contra el pie. Si colocar el pie en la parte interna del muslo no te resulta cómodo o accesible, trata de poner el pie contra la parte interna del tobillo o la pantorrilla derecha. En una inhalación, extiende los brazos hacia el techo y abre bien los dedos. Aprieta las costillas para tensar en el tronco mientras alargas la columna vertebral y la estiras hacia la coronilla.

Mi hermana del alma, Kate Berlin, fundadora de Purple Dot Yoga Project, se refiere cariñosamente a la postura del árbol como su «postura de manifiesto». Visualízate abriendo tus brazos hacia el universo y llamando al mayor deseo de tu corazón. ¿Qué quieres manifestar en tu vida ahora mismo? Ya hemos practicado cómo decir que no. Ahora permítete decir «¡Sí!» para manifestar tus sueños en esta vida. Mantén esta postura durante 5 ciclos de respiración, luego repite del otro lado.

Beneficios. Esta postura abre las caderas; fortalece las piernas y los tobillos; tonifica el tronco, la espalda y los brazos; estira los muslos y las ingles; mejora el equilibrio; y crea confianza y enpoderamiento.

6. Postura de la paloma

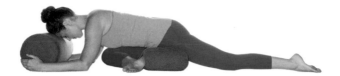

Comienza en la postura de cuatro puntos con las manos en el piso a la distancia de los hombros y las rodillas a la distancia de las caderas. Llévate la rodilla derecha hacia adelante hacia la muñeca derecha y el tobillo derecho hacia la muñeca izquierda, de manera que la espinilla quede paralela a la parte frontal de la sala. Mantén el pie derecho flexionado para ayudarte a apoyar la articulación de la rodilla. Si experimentas alguna molestia o sensibilidad en la rodilla, aparta la espinilla de la posición paralela y ponla más en diagonal, acercando el talón al cuerpo. Desliza la pierna izquierda hacia atrás mientras bajas las caderas hacia el suelo. Mantén la columna erguida y el pecho levantado mientras deslizas la pierna hacia atrás. Inhala y expande tu pecho mientras mueves las caderas hacia adelante. Exhala y pliega la pierna delantera. Descansa la frente en el suelo y mantén la postura de 5 a 8 ciclos de respiración. Repite del otro lado. Para un mejor soporte, colócate una almohadilla debajo dc la cadera y otra debajo de la frente.

Beneficios. Esta postura abre las caderas; estira los flexores de la cadera, incluyendo el psoas, que es el músculo más grande de lucha o huida; ayuda a aliviar el dolor ciático; ayuda a liberar el miedo y otras emociones que se acumulan en las caderas; y calma el sistema nervioso.

7. Postura de descanso apoyada con variante de caderas abiertas

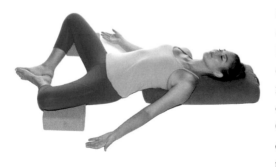

Siéntate con una almohada detrás de ti, con el extremo más corto presionado contra los glúteos. Dobla las rodillas, junta las plantas de los pies y desliza los talones hacia tu cuerpo. Deja que tus rodillas se abran suavemente y luego coloca un bloque debajo de cualquiera de ellas como soporte. Con suavidad, inclínate hacia atrás en la almohada de manera que el largo de la almohada soporte toda tu columna vertebral, desde las caderas hasta la cabeza. Ponte una manta doblada debajo de la cabeza si necesitas más apoyo para el cuello. Descansa los brazos en el piso, separados de los costados con las palmas hacia arriba. Cierra los ojos si te sientes segura y cómoda en tu cuerpo. Te invito a que mantengas los ojos abiertos con una mirada tranquila si no te sientes cómoda con los ojos cerrados. Mantente en esta pose de 3 a 5 minutos.

Beneficios. Esta postura calma el sistema nervioso, abre las caderas y estira la parte interna de los muslos, abre el pecho, favorece la digestión y crea una sensación de bienestar.

Moverse para salir de la disociación

La disociación suele acompañar al trauma sexual, especialmente a los traumas experimentados a una edad temprana. Pero también puede aparecer en adultos que han pasado por cualquier tipo de incidente amenazador para su vida. La disociación se describe a menudo como una sensación de separación de nuestro cuerpo. Es un mecanismo de supervivencia que nos protege de experimentar sensaciones físicas intensas, como el dolor. Sin embargo, la disociación puede convertirse en una estrategia de inadaptación que nos impide sentir todo el espectro de sensaciones y emociones que la vida nos ofrece. El yoga es una manera segura y efectiva de ayudar a las personas a aprender a tolerar emociones y sensaciones intensas sin tener que dejar el cuerpo o la mente.

Esta secuencia de conexión a tierra crea un espacio seguro para que vuelvas a habitar tu cuerpo, conectes con tu respiración y te orientes hacia el momento presente.

Consejo rápido:
cepillado en seco para reducir la disociación

El cepillado en seco es una práctica de cuidado personal que exfolia nuestra piel y ayuda a estimular nuestro sistema linfático, el cual sostiene la función inmunológica. Aunque el cepillado en seco a menudo se promociona como una forma de reducir la celulitis y suavizar la piel, es mucho más impresionante su eficacia como medio para reducir la disociación. El cepillado en seco permite reinsertarte en tu cuerpo, conectarte con sensaciones agradables y definir tus límites físicos.

CÓMO HACERLO:

- Compra un cepillo corporal de cerdas naturales. Puedes comprar uno por 10 dólares o menos en la mayoría de las farmacias locales o tiendas de artículos de belleza o en línea. Yo uso el cepillo Earth Therapeutics Purest Palm Body.

- El cepillado en seco debe hacerse sobre la piel completamente desnuda y seca. A mí me gusta hacerlo a primera hora de la mañana y de nuevo por la noche antes de ducharme. Comienza por los pies y haz largos movimientos de barrido por las piernas hacia el corazón. Alcanza la mayor cantidad posible de áreas de la parte inferior del cuerpo: tobillos, pantorrillas, parte interna y externa de los muslos y glúteos.

- Una vez que te hayas cepillado las piernas, pasa a tus brazos. Levanta el brazo por encima de la cabeza y comienza a cepillar desde la muñeca hacia el pecho, pasando varias veces por la parte interna del brazo, la axila y la parte externa del brazo. Luego cambia de lado.

- Luego, cepíllate desde la parte baja de la espalda hacia arriba, hacia el corazón, y, finalmente, desde tu abomen hacia el corazón. Cuando hayas terminado de cepillarte todo el cuerpo, respira profundamente unas cuantas veces y observa cualquier sensación.

Secuencia de Primal Yoga para liberarse de la disociación

1. Postura de la montaña

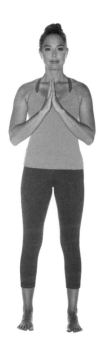

Ponte de pie con los pies en paralelo y con las caderas separadas. Extiende bien los dedos de los pies, plántalos con el metatarso del dedo gordo del pie, el del dedo meñique y el talón, y tensa los arcos plantares de los pies. Dobla un poco las rodillas, tensa los muslos y visualízate anclada e inmóvil como una montaña. Estira la columna vertebral, contrae suavemente las costillas y une las palmas de las manos en el centro de tu corazón. Tómate un momento para sentir la conexión de tus pies con el suelo y la sensación de tus manos presionándose. Mantén esta postura de 3 a 5 ciclos de respiración. Mientras respiras, repite mentalmente la afirmación: «Estoy enraizada en la tierra».

Beneficios. Esta postura te enraiza cuando te sientes desconectada; fortalece tus muslos, rodillas y tobillos; tonifica tu abdomen; mejora tu postura; y te conecta con el momento presente.

Liberar el trauma de nuestro cuerpo

2. Golpecitos en las piernas

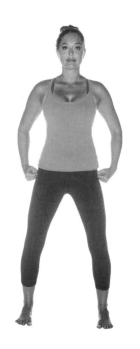

Ponte de pie con los pies ligeramente más separados que la distancia de las caderas, con los pies en paralelo. Date leves puñetazos con las manos, dobla los codos un poco y, al mismo tiempo, golpéate la parte exterior de las caderas con los puños. Mientras das golpecitos, di en voz alta: «Estas son mis caderas». Continúa dando golpecitos en la parte superior e inferior de tus piernas, diciendo en voz alta: «Estas son mis piernas».

Una vez que llegues a los tobillos, comienza a golpearte la parte interna de las pantorrillas, la parte interna de los muslos y la parte interna de las ingles. Sigue declarando en voz alta la propiedad de cualquier parte del cuerpo que estés tocando. «Este es *mi* cuerpo». Dedica unos minutos a golpearte las ingles; si llevas *jeans*, este sería el lugar donde están tus bolsillos. Fíjate en cualquier sensación o emoción que surja. Observa si tienes ganas de desconectar o si no sientes prácticamente nada. No hay forma correcta o incorrecta, solo sigue dando golpecitos.

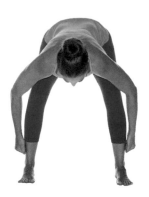

Después de haber pasado unos momentos ahí, dedica algún tiempo a otras partes de tu cuerpo a las que te sientas guiada. ¿Hay alguna parte que sientas entumecida o desconectada? Golpea ahí. Mientras golpeas, continúa reclamando la propiedad de tu cuerpo. «Estos son mis brazos. Este es mi corazón. Este es mi cuerpo». Cuando sientas que has terminado de dar golpecitos, suelta los brazos a los lados, respira lenta y profundamente y observa cómo te sientes.

Beneficios. El tapping *es una práctica antigua que estimula la energía curativa natural de nuestro cuerpo y nos ayuda a superar bloqueos y liberar el miedo, la duda, la preocupación y la ansiedad. Físicamente, nos arraiga en el aquí y ahora.*

3. El caballo que respira

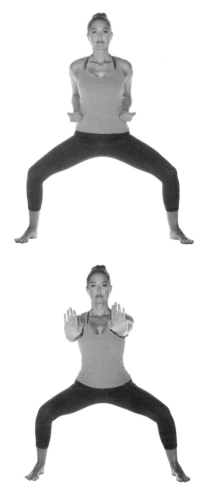

Ponte de pie y pon tus pies a una distancia dos veces mayor que el ancho de la cadera. Exhala a medida que doblas las rodillas, bajando a una postura en cuclillas con las piernas separadas, conocida como postura del caballo. En las artes marciales, la postura del caballo se realiza tradicionalmente con los pies en paralelo y los dedos de los pies apuntando hacia adelante, pero si esto te produce alguna molestia en las rodillas, puedes girar ligeramente los dedos de los pies hacia afuera y tener las rodillas apuntando en la misma dirección que los dedos de los pies.

Mantén la columna estirada alargándola hasta la coronilla mientras extiendes el coxis hacia el suelo. Coloca los hombros justo por encima de las caderas y aprieta las costillas para tensar el tronco. Cierra los puños de ambas manos, con los nudillos hacia arriba, y aprieta los codos contra el cuerpo. Inhala y jala los codos hacia atrás, apretando los omóplatos y jalando los puños hacia el cuerpo justo debajo de las costillas inferiores. Mientras exhalas, empuja ambos brazos hacia adelante hasta la altura del pecho con las palmas de las manos abiertas y los dedos apuntando hacia arriba. Asiéntate con más fuerza en la postura del caballo mientras empujas tus palmas hacia adelante. Inhala, tira de los puños hacia atrás hasta la cintura mientras estiras ligeramente las piernas, luego exhala y empuja las palmas hacia afuera, de nuevo asentada con fuerza sobre las piernas.

Continúa durante 5 ciclos completos de respiración. Cada vez que exhales y empujes tus brazos hacia adelante, visualízate creando un límite invisible. Puede ser un campo de fuerza invisible, un muro o tu propia fortaleza. Usa este ejercicio para restablecer tus límites por ti misma. Puedes decir: «¡No!» o «¡Alto!» en voz alta cada vez que empujes tus palmas hacia adelante. Cuando hayas completado 5 repeticiones, estira las piernas, suelta los brazos a los lados y tómate unos minutos para notar cómo te sientes.

Beneficios. Esta postura fortalece piernas, glúteos, caderas, rodillas, tobillos, hombros, brazos, columna vertebral y corazón; libera la ira y la frustración; ayuda a crear límites; y aumenta la confianza y el poder.

4. Postura de la silla

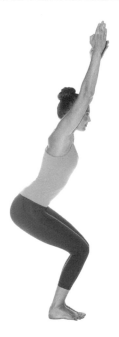

Comienza poniéndote de pie con los pies juntos. Inhala y recuéstate firmemente, como si estuvieras sentada en una silla. Extiende tus brazos hacia el cielo. Siente cómo tus espinillas se mueven hacia atrás a medida que tu peso se desplaza y se aleja de los dedos de tus pies, lo cual ayudará a evitar una tensión excesiva en tus rodillas. Levántate por los arcos internos de los pies y siente cómo la parte interna de los muslos gira hacia abajo a medida que te elevas por el pecho. Aguanta la respiración durante 5 ciclos y luego suéltala para ponerte de pie.

Beneficios. Esta postura fortalece los flexores de la cadera, los glúteos, los abductores y los cuádriceps; tonifica el tronco; fortalece la espalda; te conecta con las piernas; te conecta con el momento presente; y crea una sensación de poder y confianza.

5. Flexión en pie hacia adelante con apoyo

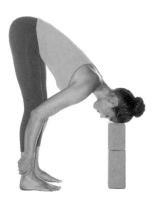

Comienza poniéndote en pie con los pies en paralelo y a la distancia del ancho de la cadera. Inhala y extiende los brazos hacia el techo con las palmas de las manos enfrentadas, estirándote a través de la columna vertebral. Exhala, pliégate hacia adelante desde las caderas, dejando que la columna vertebral y la cabeza se deslicen hacia el suelo. Descansa tu frente con suavidad sobre dos bloques delante de ti. Puedes usar más o menos bloques dependiendo de lo abierta que te sientas en los isquiotibiales. Sujétate ligeramente los tobillos con las manos mientras liberas la columna vertebral a la gravedad. Si no te llegan las manos a los tobillos, puedes colocarlas en bloques adicionales a cada lado. Dobla ligeramente las rodillas y tensa los cuádriceps, levantando las rótulas. Desplaza tu peso ligeramente hacia adelante, hacia las bolas de los pies, de manera que tus caderas se apoyen sobre la vertical de los huesos de los tobillos. Siente cómo tus huesos de asiento se estiran a medida que continúas bajando el torso, provocando un estiramiento por la parte posterior de las piernas. Inspira y espira profundamente por la nariz. Mantén la postura por un minuto.

Beneficios. Esta postura aumenta la flexibilidad en los isquiotibiales y las pantorrillas; genera flexibilidad en la columna vertebral; alivia la tensión en el cuello y los hombros; calma el cerebro y alivia los nervios; ayuda a aliviar la ansiedad y la depresión leve; y contribuye a aliviar los dolores de cabeza y el insomnio.

6. La mariposa sentada

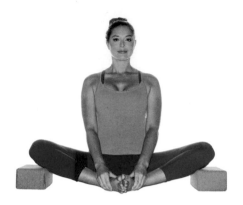

Comienza sentada con las piernas estiradas frente a ti. Dobla las rodillas y junta las plantas de los pies. Acerca los talones hacia el cuerpo y deja que las rodillas se abran a ambos lados. Coloca un bloque o almohada debajo de cada rodilla para mayor soporte. Agárrate con las manos a los bordes exteriores de los pies. Inhala, levanta el pecho, luego exhala y dobla suavemente hacia adelante hasta donde te sientas cómoda. Mientras mantienes la postura, puedes usar los pulgares para masajearte suavemente las plantas de los pies.

En los pies hay muchos puntos de acupresión terapéutica que ayudan a aliviar la ansiedad, la depresión, la fatiga, el insomnio, la ira y mucho más. No te preocupes por puntos específicos; simplemente aplica un masaje con movimientos circulares hasta que encuentres un punto que te parezca sensible y pasa unos momentos extra aplicando una suave presión ahí. Mantén la postura de 8 a 10 respiraciones.

Beneficios. Esta postura abre las caderas; estira la parte interna de los muslos, las ingles y las rodillas; es terapéutica para la ciática; alivia los calambres menstruales, los síntomas premenstruales y los síntomas de la menopausia; calma el estrés; y mitiga la depresión leve y la fatiga.

7. Postura de descanso con apoyo

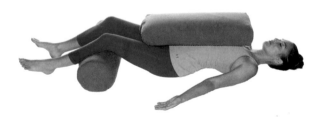

Túmbate boca arriba y colócate un almohadón debajo de las rodillas para aliviar las piernas cansadas y ayudar a sostener la parte baja de la espalda. Si no tienes almohadones, puedes usar almohadas o una manta enrollada. Como opción, ponte un segundo almohadón sobre el torso y el pecho. El suave peso de la almohada adicional actúa como un manto de seguridad pesado, lo que proporciona una sensación más profunda de seguridad mientras descansas. Descansa los brazos en el piso, lejos del torso, con las palmas hacia arriba y los dedos sueltos. Libera cualquier tensión muscular en el cuerpo a medida que te relajas en el suelo. Mantente en esta pose de 5 a 15 minutos.

Beneficios. Ayuda a reducir la presión arterial; calma profundamente el cuerpo y alivia la mente; ayuda a aliviar el estrés, la ansiedad y la depresión leve; reduce el insomnio; y favorece una sensación de bienestar.

Moverse para entrar en la intimidad y la conexión

Uno de los efectos más devastadores del trauma es la pérdida de la conexión con nosotros mismos y con los demás. El trauma a menudo se produce en el contexto de las relaciones: una esposa o un marido maltratado por su cónyuge, un hijo víctima de abuso por parte de uno de sus padres o un empleado agredido por un superior.

El trauma interpersonal daña profundamente nuestra confianza en las personas que nos rodean e impacta nuestra capacidad para desarrollar relaciones saludables, lo que puede conducir al aislamiento social. Esto no es algo insignificante. De hecho, la ciencia dice que el aislamiento social puede ser mortal. Según el estudio sobre soledad de la AARP, aproximadamente 42,6 millones de adultos mayores de cuarenta y cinco años en Estados Unidos están sufriendo de soledad crónica. El aislamiento social está relacionado con la disminución de las defensas, el aumento del estrés, los trastornos del sueño, el deterioro cognitivo y la muerte prematura.[4]

Después del trauma, es crucial encontrar un terapeuta, mentor, *coach* de vida, amigo, familiar, ser querido o grupo de apoyo que te ayude a empezar a crear conexiones seguras y saludables. La palabra clave es «seguras». Una persona segura es aquella que guarda tus pensamientos y sentimientos con el mayor cuidado, te proporciona un espacio sin prejuicios para que compartas emociones difíciles, respeta tus límites y honra la confidencialidad.

Esta secuencia está diseñada para que la practiques con una persona segura que pueda ayudarte a crear confianza y conexión. No tiene que practicarse con una pareja íntima. Se puede encontrar la conexión por igual en las relaciones íntimas y en las platónicas.

Secuencia de Primal Yoga para la intimidad y la conexión

1. Respiración compartida

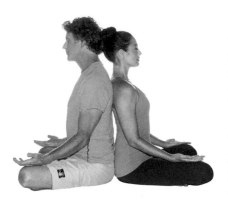

Siéntate espalda contra espalda con tu pareja en una posición cómoda de piernas cruzadas. Siéntense sobre una manta o un cojín si es necesario. Pongan las palmas de las manos abiertas sobre sus rodillas, expresando su apertura para recibir el regalo de la intimidad y la conexión.

Estiren su columna vertebral y permitan que sus hombros caigan suavemente desde las orejas. Comiencen a inhalar y exhalar hondo por la nariz. Tómense unos momentos para experimentar la sensación de respiración en su propio cuerpo. Luego, comiencen a trasladar su conciencia a su pareja. Fíjense en su patrón y ritmo de respiración. Sientan la elevación y caída de la respiración en su cuerpo a medida que sus columnas vertebrales se conecten entre sí. Comiencen a sincronizar su respiración el uno con el otro, creando una unión fluida de respiración.

Beneficios. Este ejercicio de respiración alivia la ansiedad, el estrés y la depresión leve y crea conexión e intimidad.

2. Torsión en pareja

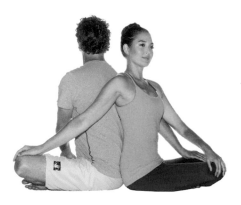

Siéntate espalda contra espalda con tu pareja en una posición cómoda de piernas cruzadas. Inhalen mientras ambos extienden los brazos hacia el techo y alargan la columna vertebral. Exhalen mientras giran el torso hacia la derecha y colocan la mano izquierda sobre su propia rodilla derecha y la mano derecha sobre la rodilla izquierda de su pareja. Mantengan los brazos rectos, la columna levantada y los hombros bajando desde las orejas. Aguanten la postura durante 5 ciclos de respiración, luego cambien de lado.

Beneficios. Esta postura tonifica el abdomen; aumenta el flujo sanguíneo a los órganos digestivos para mejorar la digestión; crea fuerza y movilidad en la columna vertebral; ayuda a aliviar algunos tipos de dolor de espalda; abre el pecho; y crea conexión e intimidad.

3. Estiramiento en pareja

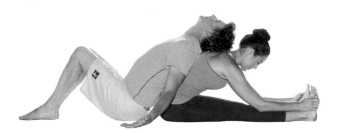

Siéntate espalda contra espalda con tu pareja en una posición cómoda de piernas cruzadas. Uno de los miembros de la pareja extenderá las piernas hacia afuera mientras el otro dobla ambas rodillas y coloca ambos pies en el piso, separados a una distancia de ancho de cadera. Inhalen por la nariz. Al exhalar, el compañero con ambas piernas extendidas se dobla hacia adelante, mientras que el otro se inclina hacia atrás y suelta los brazos hacia el piso con las palmas abiertas. Mantengan la postura durante 5 ciclos de respiración, luego cambien.

Beneficios. Esta postura estira los isquiotibiales y las pantorrillas; abre el pecho; crea movilidad en la columna vertebral; equilibra el sistema nervioso; y crea confianza y conexión.

4. Mirada fija

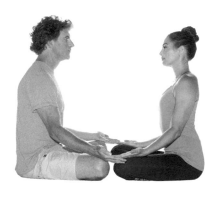

Siéntense con las piernas cruzadas, rodillas contra rodillas. Descansen las palmas de las manos abiertas sobre sus rodillas. Cierren los ojos y hagan algunos ciclos profundos de respiración abdominal. Observen cómo se sienten en su cuerpo. Abran despacio los ojos y mírense. Mantengan la mirada en silencio durante 5 minutos. Observen cómo es ver realmente a su pareja y lo que se siente al ser mirado.

La mirada es algo increíblemente íntimo y puede hacer que uno se sienta muy vulnerable e incómodo al principio. Cuando realizo este ejercicio durante los talleres y entrenamientos, es muy común que la gente sonría o se ría incontrolablemente al principio. Dejen que todas las reacciones, pensamientos y sentimientos estén perfectamente bien. Aunque puede ser tentador dejar caer la mirada o mirar hacia otro lado, desafíense a sostener la mirada firme y sin palabras. Si bajas la mirada, cierra los ojos por un momento, respira profundamente, luego simplemente abre los ojos y continúa el ejercicio. Fíjense en las sensaciones y emociones que pueden surgir, sin juzgarlas.

Beneficios. Esta postura crea confianza, intimidad y conexión y puede liberar oxitocina, conocida como la hormona «amor» o «abrazo», que favorece la conexión.

5. De corazón a corazón

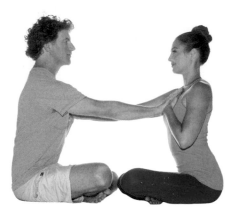

Siéntense con las piernas cruzadas, rodillas contra rodillas. Pon tu mano izquierda en tu corazón. Extiende tu brazo derecho y coloca tu mano derecha sobre la mano de tu pareja en su corazón. Mantén esta conexión de corazón a corazón y respira profundamente. Una vez terminada, agradécele a tu pareja por crear un espacio seguro para ti y agradécete a ti misma por tener el valor de ser vulnerable.

Beneficios. Esta postura crea confianza, intimidad y conexión y puede liberar oxitocina, conocida como la hormona del «amor«o del «abrazo«, que favorece la conexión.

Moverse hacia un sueño reparador

He sufrido ataques de insomnio durante varias épocas de mi vida y, cuando no lograba conciliar el sueño, llegaba al borde de la locura. Los trastornos del sueño rara vez se producen de forma aislada. Casi siempre van acompañados de otros trastornos en la vida, como depresión, ansiedad, dolor crónico, enfermedades graves como el cáncer o el TEPT.

En muchos casos, el insomnio puede ser el primer síntoma de un problema subyacente más grave, como la depresión, pero los trastornos del sueño también pueden darse simplemente como resultado del estrés. Sea cual sea la razón por la que no puedes conseguir tus zzzz de calidad, el yoga puede ayudarte. Varios ensayos clínicos han demostrado que el yoga puede ayudar a reducir el insomnio y otras dificultades del sueño entre los pacientes con cáncer.[5] También se ha relacionado con la reducción de la frecuencia de uso de medicamentos para el sueño y con una mejora general en la calidad de vida de los pacientes oncológicos. Otro pequeño estudio, realizado por investigadores de la Facultad de Medicina de Harvard, reveló que ocho semanas de yoga diario pueden contribuir a mejorar la eficiencia del sueño, la duración del sueño, la cantidad de tiempo que se tarda en conciliar el sueño y el tiempo que se tarda en despertarse después del inicio del sueño.[6]

Esta secuencia de yoga suave y reconstituyente está diseñada para ayudar a que tu cuerpo y tu mente se relajen en preparación para una noche de sueño reparador.

Secuencia de Primal Yoga para un sueño reparador

1. Automasaje

Busca una posición sentada cómoda y junta las palmas de las manos en el centro del corazón. Fró-tate las palmas de las manos con fuerza hasta que estén bien calientes. Una vez que hayas activado la energía de curación en tus palmas, usarás tu propio toque de curación para masajear tus manos, pies, frente y oídos. Esto calmará profundamente tu sistema nervioso y preparará tu cuerpo para un sueño reparador.

Manos

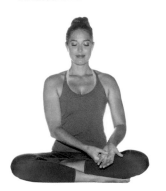

Reposa la mano izquierda sobre tu regazo y comienza a ma-sajearte la palma de la mano con el pulgar derecho. Aplica presión firme hacia abajo con movimientos circulares. Dedica un poco más de tiempo a los puntos que te duelan al tacto. Cambia de lado.

Pies

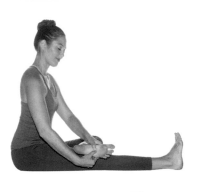

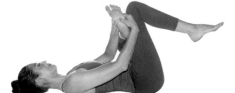

Siéntate con la pierna derecha estirada frente a ti. Do-bla la rodilla izquierda y cruza el tobillo izquierdo so-bre el muslo derecho. Con ambas manos, masajéate la planta del pie. Masajea en círculos, ejerciendo una pre-sión firme hacia abajo. Dedica un poco más de tiempo a los puntos que te parezcan sensibles al tacto. Fíjate en las sensaciones físicas o emociones que surgen al tocar ciertos puntos de la digitopuntura. Cambia de lado.

También puedes practicar una variante sobre tu es-palda. Túmbate boca arriba con los dos pies bien plan-tados, separados a la distancia del ancho de la cadera. Cruza el tobillo izquierdo por encima de la rodilla dere-cha y acerca la rodilla derecha hacia el pecho. Usa am-bas manos para masajear suavemente tu pie izquierdo. Esta variación del decúbito supino te ofrece el beneficio adicional de un estiramiento profundo de la parte ex-terna de la cadera. Cambia de lado.

Frente

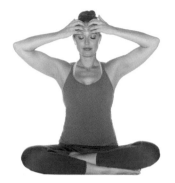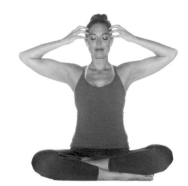

Ponte las yemas de los dedos de ambas manos en la frente con los codos abiertos de par en par a cada lado. Aplica una presión firme y uniforme en el centro de la frente y desliza suavemente las yemas de los dedos a través de la frente hacia las orejas, masajeando la piel de la frente. Continúa este movimiento durante unos cuantos ciclos de respiración.

Orejas

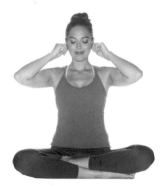

Usa tus dedos para masajear suavemente tus oídos. Con el dedo pulgar y el índice, masajea el cartílago del oído superior y los lóbulos de las orejas con movimientos circulares.

Beneficios. Este masaje estimula la autocuración de puntos de acupresión para mejorar una variedad de síntomas, como la ansiedad, la depresión y el insomnio; mejora la circulación; alivia el dolor muscular y articular; alivia la artritis en las manos; calma profundamente el sistema nervioso; libera la tensión y el estrés; y crea una sensación de bienestar.

2. Sentada a horcajadas hacia adelante

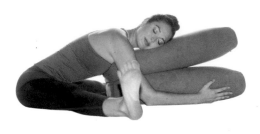

Siéntate con las piernas abiertas a horcajadas con los dedos de los pies apuntando hacia arriba. Puedes sentarte en una manta doblada si necesitas más apoyo. Apila uno o dos cojines o almohadas justo delante de ti. Inhala y siéntate erguida para alargar la columna vertebral. Exhala mientras doblas el torso hacia adelante, apoyando el pecho y las mejillas en los almohadones. Suelta los brazos hacia el suelo, dobla los codos y abraza suavemente las almohadas mientras te relajas en la pose. Mantén la respiración durante 5 ciclos, luego gira la mejilla hacia el lado opuesto y mantén la respiración durante 5 ciclos más.

Beneficios. Esta postura estira las caderas, los isquiotibiales, la cara interna de los muslos y las ingles; calma la mente; alivia la ansiedad y el estrés; favorece la digestión saludable; y promueve un sueño reparador.

3. Piernas sobre la pared

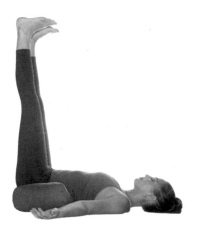

Coloca un almohadón a unos centímetros de la pared. Siéntate paralela a la pared sobre el almohadón. Acuéstate suavemente sobre tu espalda mientras subes las piernas por la pared. Presiona los talones contra la pared y levanta un poco las caderas del almohadón, permitiendo que las caderas se muevan hacia adelante para que los huesos de asiento se relajen en el espacio entre el almohadón y la pared. Reposa los brazos en el suelo, con las palmas hacia arriba. Mantente en la postura de 3 a 8 minutos.

Beneficios. Esta postura ayuda a reducir la ansiedad y la depresión leve; ayuda a calmar los dolores de cabeza y las migrañas; alivia los calambres menstruales y los síntomas premenstruales; calma las piernas cansadas; y favorece un sueño reparador.

4. Postura de descanso con relajación muscular progresiva

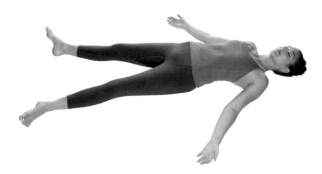

La relajación muscular progresiva implica tensar grupos musculares específicos de diferentes partes del cuerpo y luego liberar la tensión, lo que permite que los músculos se relajen. Dado que el insomnio a menudo puede implicar la aceleración mental y la incapacidad para «apagar el cerebro», es útil comenzar con los pies primero (la parte del cuerpo más alejada del bullicioso cerebro) y avanzar lentamente por cada grupo muscular, para terminar con la frente en último lugar.

Acuéstate boca arriba con los brazos y las piernas extendidos. Tensa cada grupo muscular por unos 5 segundos, luego libera toda la tensión de esa parte del cuerpo y deja que el músculo se quede relajado por un mínimo de 10 a 15 segundos antes de pasar al siguiente grupo muscular.

- **PIE**
  Dobla los dedos de tu pie derecho hacia abajo, hacia la bola de los pies. Mantenlos así durante 5 segundos y luego suéltalos.

- **PARTE INFERIOR DE LA PIERNA**
  Flexiona el pie derecho estirando los dedos de los pies hacia el hueso de la espinilla y contrayendo el músculo de la pantorrilla y la espinilla. Mantenlo en tensión por 5 segundos, luego relájalo.

- **PARTE SUPERIOR DE LA PIERNA**
  Tensa los músculos del muslo en el lado derecho, tensando y estirando la rótula hacia arriba, y apretando todos los músculos que rodean la rodilla hasta la cadera. Mantén la presión durante 5 segundos y luego relájate.

  Repite la secuencia de piernas en el lado izquierdo comenzando con el pie izquierdo.

- **NALGAS**
  Contrae los glúteos. Mantenlos así durante 5 segundos y luego relájate.

- **ABDOMEN**

  Aprieta las costillas y tensa los abdominales como si estuvieras haciendo una flexión. Aguanta así durante 5 segundos y luego suéltalo.

- **MANO**

  Aprieta el puño derecho y tensa el antebrazo. Mantenlo así durante 5 segundos y luego relájalo.

- **BRAZO**

  Tensa el bíceps derecho haciendo un pliegue lento de bíceps con el puño cerrado. Sostén la flexión del bíceps durante 5 segundos. Mantén la tensión en tu brazo mientras lentamente enderezas el codo y bajas el brazo, creando tensión en los tríceps a medida que se extiende el codo. Mantén la tensión durante 5 segundos y luego relájalos.

- **HOMBROS**

  Estira el hombro derecho hacia la oreja. Mantenlo así durante 5 segundos y luego suéltalo.

  Repite la secuencia completa del brazo en el lado izquierdo comenzando con la mano izquierda.

- **OJOS Y MEJILLAS**

  Cierra los párpados y contrae las mejillas. Mantenlos así durante 5 segundos y luego relájalos.

- **FRENTE**

  Arruga la frente. Mantenla así durante 5 segundos y luego relájala.

Beneficios. Esta secuencia es una buena terapia para el insomnio, calma la ansiedad, alivia el dolor crónico, calma el cerebro y alivia el sistema nervioso.

Moverse para salir del dolor y la fatiga crónicos

El dolor y la fatiga crónicos a menudo van de la mano. Vivir con un dolor incesante nos agota la energía vital. Del mismo modo, vivir con fatiga crónica puede hacer que se desarrolle dolor. El movimiento es como aceite para nuestros músculos, articulaciones y tejidos conectivos, y, cuando estamos demasiado cansados para movernos, nuestro cuerpo paga el precio.

Por desgracia, la medicina occidental no ofrece muchas alternativas no farmacológicas para el alivio del dolor crónico y la fatiga. La buena noticia es que las investigaciones recientes están demostrando que los tratamientos naturales y sin medicamentos, como el yoga, pueden ser eficaces para aliviar el dolor de afecciones crónicas como la fibromialgia, la artritis reumatoide, el dolor de espalda crónico y más. Un metaanálisis de 2013 con 743 pacientes que participaron en ensayos aleatorios controlados reveló que el yoga tenía un efecto de mediano a grande como tratamiento para el dolor lumbar crónico (DLC) y también era efectivo como tratamiento para la discapacidad funcional.[7]

La investigación también está demostrando que el yoga actúa para aliviar el dolor crónico al reforzar en el cerebro la tolerancia del individuo al dolor. Catherine Bushnell, directora científica del Centro Nacional para la Salud Complementaria e Integrativa (NCCIH, por sus siglas en inglés) de los Institutos Nacionales de Salud (NIH, por sus siglas en inglés) de EE.UU., dice: «Practicar yoga tiene en el cerebro el efecto opuesto que tiene el dolor crónico».[8] El yoga parece aumentar la materia gris de nuestro cerebro en ciertas áreas clave relacionadas con la forma en que procesamos y regulamos el dolor. También parece reforzar la materia blanca en las mismas regiones. En un estudio, los investigadores encontraron que los practicantes de yoga experimentados eran capaces de tolerar el dolor de tener la mano sumergida en agua fría por más del doble de tiempo que el grupo de los no practicantes de yoga.[9]

Además del yoga, la medicina oriental tiene otros buenos métodos para aliviar el dolor y la fatiga crónicos, como el uso de hierbas, la acupuntura y los cambios en la dieta y el estilo de vida. Una reseña de ensayos clínicos aleatorios publicados en *Complementary Therapies in Medicine* concluyó que la medicina tradicional china parece ser efectiva para aliviar los síntomas de fatiga en personas con síndrome de fatiga crónica (SFC).[10]

En la teoría china de los Cinco Elementos, proteger la energía renal es muy importante para nuestra salud y vitalidad. Como ya dijimos, nuestros riñones están asociados con el miedo. Los miedos conscientes o subconscientes pueden agotar nuestra energía de fuerza vital, conduciendo a ansiedad, depresión, dolor muscular y articular, insomnio y agotamiento severo.

Esta secuencia nutrirá tu energía renal e introducirá suaves estiramientos para aliviar la tensión muscular, calmar tu sistema nervioso y proveer alivio físico y un amortiguador emocional contra el estrés de vivir con dolor crónico y fatiga crónica.

Secuencia de Primal Yoga para liberarse del dolor y la fatiga crónicos

1. Masaje de riñón sentada

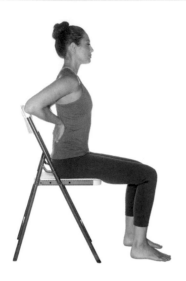

Siéntate en el borde de una silla con la columna estirada y los pies bien asentados en el suelo, separados a la anchura de la cadera. Ponte las manos detrás y comienza a masajearte suavemente la parte media de tu espalda baja, justo debajo de las costillas. Aquí están los riñones y las glándulas suprarrenales. Masajéate en círculo. Observa cualquier sensibilidad o dolor. Masajea de 30 segundos a 1 minuto.

Beneficios. Nuestras glándulas suprarrenales se encuentran encima de los riñones y son clave en nuestro sistema de respuesta al estrés, y producen hormonas como la adrenalina y la norepinefrina. El estrés crónico agota nuestras glándulas suprarrenales, lo que puede llevar a fatiga suprarrenal y a síntomas como la depresión leve o la ansiedad, la incapacidad para manejar el estrés, la falta de energía, el bajo nivel de azúcar en la sangre, los antojos de comida, la dependencia de estimulantes como la cafeína para obtener energía, y un sistema inmunológico debilitado. Golpear y masajear los riñones es una antigua práctica de autocuración oriental que ayuda a devolver el flujo sanguíneo y la vitalidad a esta zona para contribuir a mejorar la función renal y suprarrenal a la vez que calma los temores y la ansiedad.

2. Rotar hombros sentada

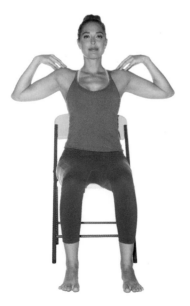

Siéntate en el borde de una silla con la columna vertebral estirada y los pies firmemente asentados en el suelo, separados a la distancia del ancho de la cadera. Llévate las yemas de los dedos a la parte superior de los hombros con los codos abiertos. Empieza lentamente a dibujar círculos con los codos en una dirección mientras inspiras y espiras profundamente por la nariz. Realiza círculos de 3 a 5 veces en una dirección, luego invierte las direcciones.

Beneficios. Este movimiento abre los hombros, el pecho y la parte superior de la espalda y ayuda a aliviar la tensión y el estrés.

3. Estiramiento de cuello sentada

Puedes hacer este estiramiento en una silla o sentada en una postura con las piernas cruzadas en el piso.

Posición 1

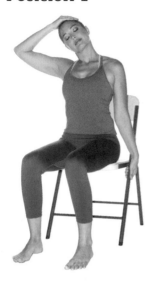

Siéntate en el borde de una silla con la columna vertebral estirada y los pies firmemente asentados en el suelo, separados a la distancia del ancho de la cadera. Estira tu mano izquierda hacia abajo y agarra el borde o la pata de la silla. Baja el hombro izquierdo, alejándolo de la oreja izquierda. Inhala, siéntate bien y extiende tu brazo derecho hacia arriba. Exhala, pon suavemente tu mano derecha en el lado izquierdo de tu cabeza, y atrae con suavidad tu oreja derecha hacia tu hombro derecho. Mantén el estiramiento de 3 a 5 ciclos de respiración.

Posición 2

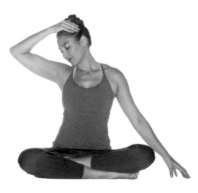

Si realizas este estiramiento en el piso en lugar de en una silla, comienza con las piernas cruzadas y sentada. Extiende el brazo izquierdo hacia un lado y toca el piso con la punta de los dedos. Manteniendo la mano derecha sobre la cabeza, voltea lentamente la barbilla hacia la axila derecha, bajando la mirada. Mantén el estiramiento de 3 a 5 ciclos de respiración. Suelta la mano de la cabeza, gira suavemente la barbilla hacia abajo, hacia el pecho, para estirar la nuca, y luego vuelve a la posición neutral, sentada con la espalda erguida.

Beneficios. Este movimiento estira los músculos del cuello, incluyendo el cuero cabelludo y el elevador de la escápula; libera la tensión de los hombros, el cuello y la parte superior de la espalda; relaja la mente y alivia los dolores de cabeza.

4. Apertura de la columna vertebral, sentada

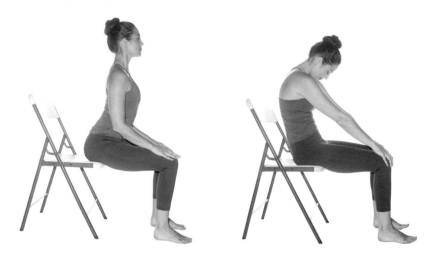

Siéntate en el borde de una silla con la columna erguida y los pies bien plantados en el suelo, a distancia del ancho de la cadera. Coloca las palmas de tus manos sobre tus rodillas. Inhala, dobla los codos, estira la columna vertebral y empuja el pecho hacia adelante. Deja que tu pecho se expanda y la parte baja de tu espalda se arquee suavemente. Exhala, mantén los brazos estirados, dirige la barbilla hacia el pecho y gira la parte superior de la espalda mientras el coxis queda encogido. Repite durante 5 ciclos de respiración.

Beneficios. Este movimiento crea movilidad en la columna vertebral, abre el pecho y los hombros, estira el cuello, alivia el dolor de espalda y libera tensión en los hombros y el cuello.

5. Torsión de columna

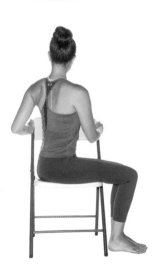

Siéntate de lado en una silla con la columna vertebral extendida y los pies plantados firmemente en el suelo, a distancia del ancho de la cadera. Inspira y estírate hasta la coronilla, sentada tan erguida como puedas. Exhala y gira el torso hacia el respaldo de la silla, girando primero desde la base de la columna vertebral. Coloca las manos a cada lado del respaldo del asiento e inhala para levantar el pecho mientras mantienes los hombros alejados de las orejas. Exhala y usa las manos apoyadas en la silla para aumentar la fuerza y acentuar el giro. Mantén la torsión durante 5 ciclos de respiración. Repite del otro lado.

Beneficios. Este movimiento tonifica el abdomen, aumenta el flujo sanguíneo a los órganos digestivos, lo que mejora la digestión, crea fuerza y movilidad en la columna vertebral, ayuda a aliviar algunos tipos de dolor de espalda y abre el pecho.

6. Estiramiento de cadera, sentada

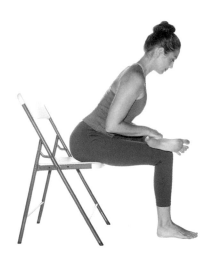

Siéntate en el borde de una silla con la columna vertebral estirada y los pies firmemente asentados en el suelo, separados todo el ancho de la cadera. Levanta el pie izquierdo del suelo, dobla la rodilla izquierda y coloca el tobillo izquierdo sobre el muslo derecho. Deja que la rodilla izquierda se abra hacia el lado izquierdo de la sala, creando un estiramiento suave en la parte exterior de la cadera. Inhala, estírate hasta la coronilla y extiende la columna vertebral. Exhala y dóblate hacia adelante sobre la espinilla izquierda para intensificar el estiramiento. Mantén la postura durante 5 ciclos de respiración, luego repite del otro lado.

Beneficios. Este movimiento abre las caderas, la cara interna de los muslos y la ingle; estira la columna vertebral; es terapéutico para la ciática; y mejora lu digestión.

7. Apertura de pecho y hombros

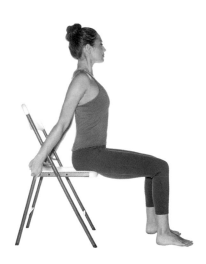

Siéntate en el borde de una silla con la columna vertebral estirada y los pies firmemente asentados en el suelo, separados por el ancho de la cadera. Extiende ambos brazos por detrás y agarra el respaldo de la silla. Inhala, tensa los codos rectos, aprieta los omóplatos y expande el pecho hacia el frente de la sala. Siente cómo tu corazón se eleva hacia tu barbilla mientras te estiras hasta el cuello y alejas tus hombros de las orejas. Mantén la postura durante 5 ciclos de respiración.

Beneficios. Este movimiento abre el pecho y los hombros, fortalece la parte superior de la espalda, mejora la postura, alivia el dolor de espalda y energiza el cuerpo.

8. Postura del puente

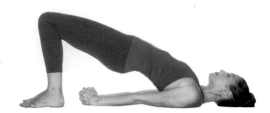

Acuéstate boca arriba, flexiona las rodillas y coloca los pies sobre el piso, a la distancia del ancho de la cadera. Inhala y baja los talones mientras levantas las caderas del suelo. Tensa la parte interior de los muslos y glúteos y alarga el coxis hacia la parte posterior de las rodillas. Entrelaza los dedos por debajo y estrecha los hombros para crear más expansión en el pecho. Presiona suavemente la parte posterior de la cabeza contra el suelo, manteniendo el cuello en posición neutra y la mirada ligeramente levantada. Mantén la postura durante 5 ciclos completos de respiración.

Beneficios. Esta postura estira el pecho, el cuello y las caderas; fortalece la espalda y las piernas; abre la columna vertebral; energiza el cuerpo; ayuda a aliviar la depresión leve; reduce la fatiga; y alivia el dolor de espalda.

9. Estiramiento de la estrella de mar

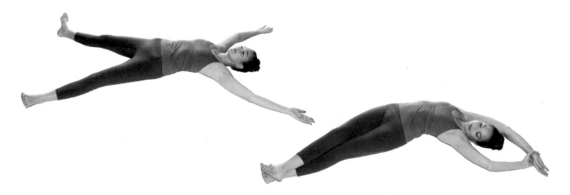

Acuéstate boca arriba y abre bien brazos y piernas como una estrella de mar. Haz una inhalación profunda y completa, luego exhala y mueve la pierna derecha hacia la izquierda, cruzando el tobillo derecho sobre la izquierda. Mantén las piernas estiradas. Inhala y desplaza el brazo derecho hacia el izquierdo. Sujétate la muñeca derecha con la mano izquierda y jala suavemente para intensificar el estiramiento del costado del cuerpo. Aguanta el estiramiento durante 5 ciclos de respiración y repite del otro lado.

Beneficios. Esta postura estira el abdomen, los costados, la baja espalda, la columna, la zona lumbar y la parte externa de las caderas; abre los hombros; alivia el dolor de espalda; abre los pulmones; y mejora la capacidad respiratoria.

10. Rodilla al pecho

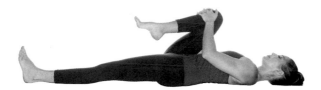

Realiza primero los ejercicios 10 y 11 del lado derecho y luego repite los dos del lado izquierdo. Acuéstate boca arriba con las piernas estiradas hacia el frente, los dedos de los pies apuntando hacia arriba y los pies separados a la distancia del ancho de la cadera. Inhala lentamente por la nariz. Al exhalar, lleva la rodilla derecha hacia el pecho y entrelaza los dedos sobre la espinilla abrazando la rodilla. Mantente en la pose durante 5 ciclos de respiración.

Beneficios. *Esta postura alivia el dolor de la parte baja de la espalda; estira los glúteos, los isquiotibiales y los flexores de la cadera; mejora la digestión; y calma la mente.*

11. Estiramiento de isquiotibiales recostada

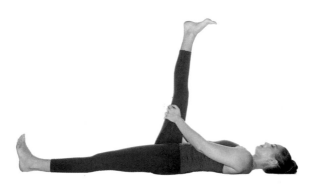

Empieza en la postura de rodilla al pecho. Entrelaza los dedos en la parte posterior de la rodilla. Inhala y estira la rodilla derecha mientras estiras la pierna derecha hacia el techo. Flexiona el pie derecho y baja los dedos hacia el pecho. Espira mientras mantienes el estiramiento. Mantente en la postura durante 5 ciclos de respiración.

Beneficios. *Esta postura alivia el dolor en la parte baja de la espalda; estira las nalgas, los isquiotibiales, las pantorrillas y los flexores de la cadera; es terapéutica para las piernas cansadas; y relaja la mente.*

12. Postura de descanso con apoyo

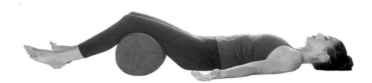

Acuéstate boca arriba y colócate un almohadón debajo de las rodillas para aliviar las piernas cansadas y sostener la parte baja de la espalda. Si no tienes almohadones, puedes usar almohadas o una manta enrollada. Reposa los brazos en el suelo, lejos del torso, con las palmas hacia arriba y los dedos relajados. Libera cualquier tensión muscular de tu cuerpo mientras te relajas en el suelo. Mantente en la postura entre 5 y 15 minutos. Para liberar más eficazmente la tensión del cuerpo, utiliza la técnica de relajación muscular progresiva de la página 159.

Beneficios. Esta postura alivia el dolor crónico y la fatiga; ayuda a reducir la presión arterial; relaja profundamente el cuerpo y calma la mente; ayuda a aliviar el estrés, la ansiedad y la depresión leve; reduce el insomnio; y promueve una sensación de bienestar.

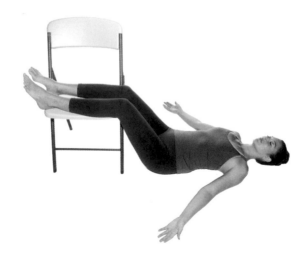

OPCIÓN

En lugar de un almohadón, apoya las piernas en el asiento de una silla. Esta es una postura muy reconstituyente y es terapéutica para la parte baja de la espalda. Tu comodidad en esta postura depende de la altura de la silla. Lo ideal es que las rodillas se doblen en un ángulo de 90 grados, con las pantorrillas apoyadas en el asiento de la silla. Para mayor apoyo y comodidad, puedes colocar una manta en el asiento de la silla, una manta doblada debajo de las caderas y una manta doblada debajo del cuello.

Consejo rápido:
conexión a tierra para aliviar el dolor y la inflamación

El *earthing* o conexión a tierra (también conocido como *grounding*) es uno de los métodos más sencillos, accesibles y naturales para aliviar el dolor, la inflamación, los trastornos del sueño y el daño causado por los radicales libres. Lo mejor es que resulta tan fácil como quitarse los zapatos y caminar descalzo por el césped, la tierra o la arena. En serio. Es así de fácil.

La conexión a tierra se basa en el descubrimiento de que nuestro cuerpo es un conductor de electricidad y de que podemos absorber electrones libres de carga negativa de la tierra. En pocas palabras, esto significa que todos tenemos la capacidad de conectarnos con la energía curativa natural de la tierra. Pero muchos de nosotros estamos aislados de esta abundante fuente de energía natural debido a comodidades modernas como zapatos con suela de goma, casas de varios pisos y rascacielos, que nos desconectan de tocar, sentarnos o dormir en contacto con la tierra.

Si uno no puede salir al aire libre, hay disponibles varios productos de conexión a tierra que permiten conectar fácilmente en instalaciones de interior, como colchonetas de conexión a tierra (que pueden colocarse debajo del escritorio), sábanas (que han demostrado su eficacia en el tratamiento del insomnio), parches, almohadillas para aliviar el dolor y las lesiones crónicas en el cuerpo y las rodillas, e incluso almohadillas para conectar a tierra a las mascotas con el fin de ayudar a tus amigos de cuatro patas a reducir los síntomas de ansiedad y estrés, aliviar los síntomas del dolor de articulaciones, etc.

Para obtener más información sobre la conexión a tierra y la ciencia que la respalda, consulta el innovador libro *Earthing: con los pies descalzos*, de Clinton Ober, Stephen T. Sinatra y Martin Zucker, o compra productos de conexión a tierra en www.earthing.com.

Moverse hacia la salud digestiva

Toda la salud comienza en el intestino. Aunque la nutrición es naturalmente la parte más importante para mantener nuestro intestino sano y feliz, el ejercicio puede servir de apoyo en el proceso. El ejercicio regular mejora la digestión y favorece una evacuación saludable. Sin embargo, ciertos tipos de ejercicio son mejores que otros para la salud digestiva.

El ejercicio prolongado de alta intensidad puede detener temporalmente la digestión, ya que el flujo sanguíneo es redirigido desde el intestino hacia los músculos (¿recuerdas la lucha o huida?). Investigadores de la Universidad de Monash de Australia descubrieron que, después de dos horas de ejercicio de resistencia continuo (como correr y andar en bicicleta intensamente) a un nivel de intensidad máxima del 60 %, puede producirse un daño real en el intestino.[11]

En cambio, el ejercicio de bajo impacto, como el yoga, puede beneficiar a nuestro intestino, ya que el yoga es una de las pocas formas de ejercicio que estimulan nuestro sistema nervioso parasimpático, que permite que la digestión se active.

Esta secuencia hace hincapié en el trabajo del tronco y las posturas de torsión para aumentar el flujo sanguíneo a nuestro sistema digestivo y masajear nuestros órganos abdominales.

Secuencia de Primal Yoga para la salud digestiva

1. Rodilla al pecho

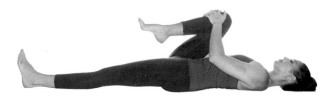

Túmbate boca arriba con las piernas estiradas hacia adelante, los dedos de los pies apuntando hacia arriba y los pies separados a la distancia del ancho de la cadera. Inspira lentamente por la nariz. Al espirar, coloca la rodilla derecha sobre el pecho y entrelaza los dedos sobre la espinilla abrazando la rodilla. Mantente en la postura durante 5 ciclos de respiración, luego repite del otro lado.

Beneficios. *Esta postura alivia el dolor de la parte baja de la espalda, estira los glúteos, los isquiotibiales y los flexores de la cadera, mejora la digestión y calma la mente.*

2. El limpiaparabrisas

Acuéstate boca arriba y extiende los brazos a ambos lados, con las palmas hacia abajo. Existen dos opciones para este movimiento.

Variante de rodilla doblada

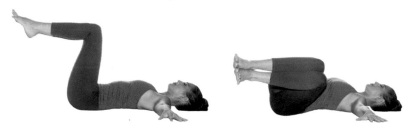

Dobla las rodillas y llévatelas hacia el pecho mientras levantas los pies del piso. Coloca las rodillas directamente sobre las caderas con las espinillas paralelas al suelo. Mantén las rodillas juntas y toma una inhalación completa y profunda. Al exhalar, rota la parte inferior del cuerpo hacia la izquierda, dejando que las rodillas queden a unos centímetros del suelo. Mantén los omóplatos planos en el piso y el cuello neutral, con los ojos mirando levemente hacia el techo. Inhala y usa tus músculos abdominales para llevar tus rodillas de vuelta al medio, luego exhala y lleva tus rodillas hacia el lado opuesto. Esto completa un ciclo. Repite durante 5 ciclos.

Variante de piernas rectas

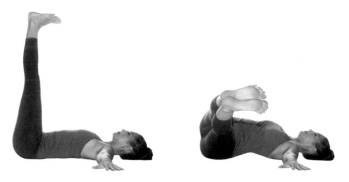

Para aumentar tu fuerza, desafíate a probar esta variante de piernas rectas. Empieza boca arriba con las rodillas apoyadas en el pecho. En una inhalación, endereza las rodillas y dirige ambas piernas hacia el techo. Manteniendo las piernas firmemente unidas, exhala y gira la parte inferior del cuerpo hacia la izquierda, de modo que las piernas queden a unos centímetros del suelo. Mantén los omóplatos planos en el piso y el cuello en posición neutra, con los ojos mirando levemente hacia el techo. Inhala y usa los músculos abdominales para mover las piernas hacia el centro, luego exhala y lleva las piernas hacia el lado opuesto. Esto completa un ciclo. Repite la operación durante 5 ciclos.

Beneficios. *Este movimiento fortalece los músculos del tronco, los flexores de la cadera y la espalda; estira las articulaciones de las caderas y las fascias latas tensoras (FLT); aumenta el flujo sanguíneo a los órganos digestivos; y mejora la función digestiva.*

Liberar el trauma de nuestro cuerpo

3. Torsión sentada

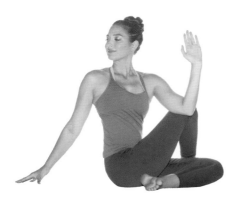

Comienza sentada con la columna vertebral recta y ambas piernas estiradas frente a ti. Dobla la rodilla derecha y dirige el talón derecho hacia el hueso de asiento derecho. Levanta la pierna derecha y cruza el pie derecho sobre la izquierda, colocando el pie derecho plano en el piso por fuera del muslo izquierdo. Dobla la pierna izquierda hacia el hueso de asiento derecho. Inhala y estira el brazo izquierdo hacia el techo. Exhala, gira el torso hacia la derecha, dobla el codo izquierdo y llévalo hacia afuera del muslo derecho con los dedos apuntando hacia arriba. Pon tu mano derecha directamente detrás de ti, y aleja tu hombro de la oreja, sigue estirando la columna vertebral y expande el pecho. Mira por encima de tu hombro derecho. Mantén la postura de 3 a 5 ciclos de respiración, luego repite del otro lado.

Beneficios. Esta postura tonifica el abdomen; aumenta el flujo sanguíneo a los órganos digestivos, lo que mejora la digestión; da fuerza y movilidad a la columna vertebral; ayuda a aliviar algunos tipos de dolor de espalda; libera la ira y la frustración; y abre el pecho.

4. Flexión hacia adelante sentada

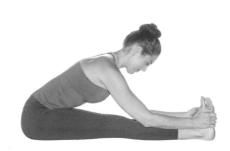

Siéntate con las piernas estiradas frente a ti, los pies flexionados. Inhala y extiende tus brazos hacia el techo, estirando la columna vertebral hasta llegar a la coronilla. Exhala y flexiona las caderas hacia adelante. Extiende tus brazos hacia adelante y agárrate de los extremos exteriores de tus pies mientras miras suavemente hacia abajo. Si necesitas más apoyo, coloca una almohada o cojín con cuidado en las espinillas y descansa la frente hacia abajo. Mantén la postura durante 1 minuto.

Beneficios. Esta postura estira la columna vertebral, los isquiotibiales y las pantorrillas; relaja la mente y alivia la ansiedad y la depresión leve; reduce la fatiga; contribuye a aliviar los dolores de cabeza y el insomnio; y mejora la digestión.

5. Masaje abdominal

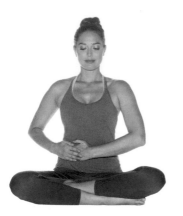

Siéntate con comodidad y junta las palmas de las manos en el centro de tu corazón. Frótate las palmas de las manos con fuerza hasta que estén bien calientes. Una vez activada la energía de curación en las palmas de tus manos, coloca las manos sobre la parte inferior del abdomen (*dantian* inferior), con una mano encima de la otra. Comienza a masajear lentamente todo el abdomen con toda la mano en un movimiento circular. Haz círculos 9 veces en una dirección, luego 9 veces en la dirección opuesta. Termina descansando las palmas sobre el *dantian* inferior. Visualiza cómo envías energía curativa a tus órganos internos, bañándolos con luz blanca o dorada.

Beneficios. *Este movimiento mejora el flujo sanguíneo al abdomen y facilita la digestión, y su propio tacto cariñoso crea una sensación de comodidad y sanación.*

6. Postura de descanso

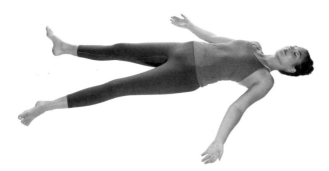

Acuéstate boca arriba con los brazos y las piernas extendidos. Siente el apoyo del suelo debajo de ti mientras liberas toda la tensión muscular. Ofrécete espacio para liberarte de cualquier preocupación, pensamiento o emoción. Concédete el regalo de la presencia pura y ofrécete gratitud por dedicar tiempo a practicar el cuidado de ti misma. Mantente en la postura durante 5 minutos.

Beneficios. *Esta postura calma la mente, libera la tensión muscular, y activa el sistema nervioso parasimpático («descanso y digestión»).*

Consejo rápido:
haz un alto y huele los cítricos

Si has estado bajo mucho estrés o ansiedad y tu sistema digestivo está pagando el precio, abre una rodaja de naranja o limón fresco y respira su aroma cítrico. El fuerte aroma cítrico de un limón te ayudará a activar tus glándulas salivales y a poner de nuevo en acción tu sistema digestivo, ¡sin mencionar que te aliviará la ansiedad en el acto! Nuestro sistema digestivo está regido por nuestro sistema nervioso parasimpático, que nos devuelve a un estado más tranquilo.

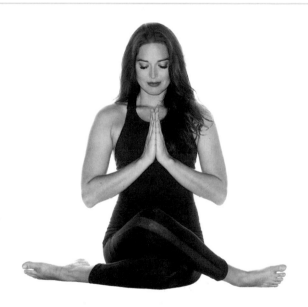

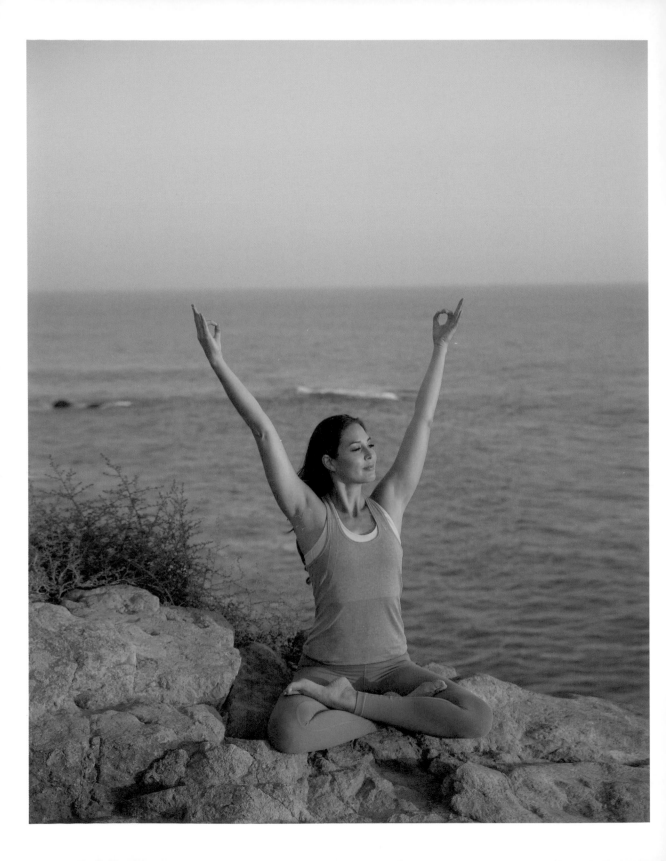

Parte III

Usar la atención plena para reconfigurar nuestro cerebro para la resiliencia

Capítulo 10

Configurados para divagar

Si no fuera por mi mente, mi meditación sería excelente.
—Ani Pema Chödrön

¿Has llegado a tu casa después de un largo día de trabajo, has apagado el motor de tu auto y te has dado cuenta de que no recuerdas cómo llegaste a casa? Por suerte regresaste de una pieza, pero no recuerdas haber tomado la salida. ¿Quién sabe? Tal vez te pasaste de tu salida porque tenías la mente en otra parte. La primera vez que me pasó esto, recuerdo que pensé: «Mierda. ¿Dónde diablos ha estado mi cerebro durante la última hora? ¡Esto no puede ser seguro!». Esta experiencia me hizo pensar en cuántas otras tareas realizaba en piloto automático todos los días.

Divagar está en la naturaleza de nuestra mente. Piénsalo. ¿Cuántas veces durante el día estás aquí, pero no estás realmente *aquí*? Estás cenando con tus amigos, pero, en lugar de disfrutar de tu comida, le estás tomando una foto para publicarla en Instagram. O estás en el partido de fútbol de tu hija y te pierdes su gol ganador porque estás pensando en esa gran presentación que tienes en el trabajo el lunes.

Los antiguos yoguis llaman a esta permanente cháchara mental *chitta vritti*, o nuestra «mente de mono». El primer verso de los *Yoga Sutras* de Patanjali, un libro de diecisiete siglos de antigüedad que se considera el texto por excelencia de la filosofía del yoga, dice «Atha Yoganusasanam», o «Ahora, las enseñanzas del yoga». *Atha* significa «ahora» en sánscrito, y no es coincidencia que «ahora» sea la primera palabra de la primera línea de este antiguo texto. El yoga tiene lugar aquí y *ahora*. En su esencia, el yoga es una práctica de presencia.

El segundo verso de Patanjali, «Yogas-citta-vritti-nirodhah», continúa diciéndonos que la meta principal del yoga es «detener el patrón de la conciencia» o «restringir las modificaciones de la mente». En otras palabras, practicamos yoga para calmar nuestra mente.

Dentro de los *Yoga Sutras*, Patanjali traza un camino de ocho etapas para alcanzar la iluminación. Las posturas físicas del yoga (conocidas como *asana*) son la tercera etapa en el óctuple sendero que en última instancia sirve como vehículo para preparar el cuerpo para sentarse inmóvil durante largos períodos de tiempo en meditación profunda. Las últimas tres fases se relacionan con la práctica de la meditación misma, que incluye la concentración de la mente (*dharana*) y el flujo ininterrumpido de concentración o meditación firme conocida como *dhyana*. Según Patanjali, cuando un yogui es finalmente capaz de dominar *dhyana* y las seis etapas precedentes, alcanza la octava fase, un estado de iluminación conocido como *samadhi*. En el *samadhi*, se obtiene un estado de éxtasis gracias a la trascendencia sobre el Ser.

Aunque la meditación ha sido una práctica venerada en las religiones del mundo, incluido el hinduismo, durante miles de años, la buena noticia es que no tienes que ser yogui, hablar sánscrito, adherirte a ninguna tradición o religión en particular, ni siquiera sentarte durante horas y horas en plena postura de loto para lograr muchos de los beneficios que los antiguos textos propugnaban.

Muchas investigaciones continúan descubriendo los numerosos beneficios que la meditación y el *mindfulness* ofrecen a nuestro cuerpo y mente, como la reducción del estrés, la disminución de la presión arterial, el alivio de la ansiedad y la depresión, la reducción del dolor, la reducción de la inflamación, la mejora de la digestión, la reducción de las apetencias, la mejora del sueño, el fortalecimiento de la función inmunológica, la mejora de la concentración y el aprendizaje, e incluso la ralentización de enfermedades como el Alzheimer.

Un estudio realizado en 2013 por la Universidad de Pittsburgh y la Universidad Carnegie Mellon reveló que la atención plena puede reducir el volumen de materia gris en la amígdala, el centro de lucha o huida de nuestro cerebro, lo cual se ha correlacionado con una disminución en los niveles de estrés y una menor reactividad a estímulos potencialmente amenazantes. Las resonancias magnéticas de los meditadores también han mostrado que, a medida que se reduce nuestro llamado centro de estrés, el córtex prefrontal —el centro de las funciones ejecutivas en el cerebro, como la atención, la consciencia y la planificación compleja— aumenta de volumen. Esencialmente, el *mindfulness* o atención plena nos da la habilidad de estresarnos menos y concentrarnos más.

La meditación *mindfulness* ha sido mi salvadora en mi batalla contra la ansiedad y los ataques de pánico. Atribuyo a mi práctica de meditación el no tener que tomar ni una sola píldora ansiolítica. A pesar de que mis ataques de pánico son cosa del pasado, sigo practicando constantemente la atención plena para aliviar el estrés cotidiano y crear resiliencia emocional.

Además de su capacidad para reducir el estrés, quizás una de las perspectivas más emocionantes del *mindfulness* es su eficacia en el tratamiento del dolor. El dolor crónico es una de las principales causas de discapacidad en los Estados Unidos. Según el Centro Nacional de Estadísticas de Salud (National Center for Health Statistics), en Estados Unidos hay 76,2 millones de personas que han sufrido dolor durante más de 24 horas, es decir, uno de cada cuatro estadounidenses.[1] No es de extrañar que Estados Unidos se enfrente hoy a una epidemia devastadora de opioides que recientemente ha sido declarada emergencia nacional. Más de noventa estadounidenses mueren todos los días por sobredosis de opiáceos, entre los cuales se encuentran analgésicos comunes con receta, como oxicodona, Vicodin y morfina. La adicción a los analgésicos y a las drogas sintéticas acabó trágicamente con la vida de mi enamorado de la secundaria. Era un gran deportista cuya carrera terminó con lesiones, lo que lo llevó a años de uso de medicamentos con y sin prescripción para lidiar con el dolor.

Otra exalumna de yoga me envió recientemente las valientes e inquietantes memorias de su madre, Nancy Shappell, *A Voice in the Tide*, publicadas por ella misma, donde relata sus años de horribles traumas y abusos en la infancia, que resultaron en lo que ella describe como una «vida de vergüenza en un cuerpo que lucha contra sí mismo».[2] El dolor crónico insoportable con el que ella vivió la llevó, en última instancia, a una adicción a la oxicodona y a una experiencia cercana a la muerte. En su libro, recuerda haberle preguntado a la enfermera que le dio una receta para el potente opiáceo: «Bueno, ¿cuánto tiempo lo voy a tomar y qué pasa cuando tenga que dejarlo?». La enfermera le respondió: «No se preocupe por eso ahora. Cuando sea el momento, simplemente lo reducirá y lo dejará, eso es todo». Deseosa de alivio, Nancy aceptó la receta en contra de su buen juicio. Como ella dijo, su instinto decía que no, pero su dolor decía que sí.

Nancy describe con desgarrador detalle el dolor incapacitante que sufrió y que casi la mata mientras se desintoxicaba de la peligrosa droga dos años después:

> Me arde el estómago. La diarrea estalla en cada inodoro sucio en el que me encuentro. Hasta el último centímetro de piel se me escama. Los fármacos se filtran por todos los poros. Por donde solían pasar mis nervios estallan rayos. Estoy loca de dolor. Empeora a medida que pasa el tiempo. Me sacudo y pataleo y me falta el aire. No bebo. No como. No duermo […]. No hay nada más bajo que estar acostada en el suelo frío y sucio de un manicomio, con tus partes íntimas embadurnadas de heces, y rogando a un ser querido que te salve.

Afortunadamente, la historia de Nancy termina con triunfo. Hoy en día, ella ayuda a la gente a sanar conscientemente de su propio trauma mediante el uso de herramientas holísticas como el *mindfulness*. Pero, para muchos otros, la adicción y el dolor son una batalla diaria. La noticia alentadora para las personas que sufren de dolor es que la meditación puede brindar un profundo alivio. Un estudio de 2011 publicado en el *Journal of Neuroscience* mostró que la meditación reduce el dolor entre un 40 y un 57 %, que es el doble de la capacidad de la morfina para aliviar el dolor.[3]

Como deportista, he tenido que lidiar con muchas lesiones, como roturas de ligamentos y de huesos. Cuando me operaron de la rodilla en 2016, el médico me envió a casa con una receta de analgésicos que me ordenaron tomar cada cuatro horas. Tomé media pastilla esa primera noche, y luego boté el resto del frasco. Sabía que los analgésicos simplemente enmascararían el dolor y me darían la falsa confianza para volver a mi práctica de yoga y artes marciales antes de que mi rodilla se hubiera recuperado. Para mí era importante *sentir*, para poder seguir mi verdadera curación. No voy a mentir. El dolor no era agradable, pero la respiración profunda y las técnicas de *mindfulness* lo hacían soportable.

El trastorno de estrés

Más allá de ayudar a aliviar el dolor, nuevas investigaciones sugieren que tanto el yoga como la meditación pueden realmente cambiar los genes y revertir las afecciones relacionadas con el estrés a nivel celular. ¡Vaya! Imagínate poder eliminar las vías genéticas que promueven la inflamación en tu cuerpo y disminuir la producción de proteínas inflamatorias simplemente quedándote quieta, respirando profundamente y haciéndote presente. Suena bastante radical por su simplicidad, pero eso es exactamente lo que la meditación puede hacer.

Un artículo titulado «Yoga and Meditation Can Change Your Genes, Study Says» (El yoga y la meditación pueden cambiar tus genes, según un estudio) en la revista *Time* señaló recientemente un análisis de dieciocho estudios publicados anteriormente que examinaban cómo la meditación, el yoga, el trabajo respiratorio, el qigong y el taichí nos afectan a nivel biológico. Se llegó a la conclusión de que estos tipos de prácticas mente-cuerpo podrían conducir a «la inversión del marcador molecular de los efectos del estrés crónico».[4]

El estrés crónico, como sabemos, causa estragos en nuestra salud física, mental y emocional. Afecta a todo, desde nuestro estado de ánimo hasta nuestro metabolismo, nuestra digestión, nuestras defensas e incluso nuestra libido y fertilidad. Para poner en perspectiva la gravedad de la epidemia de estrés de hoy, otro artículo de *Time*, «Save Yourself from Stress» (Sálvate del estrés), señala el impacto negativo que el estrés puede tener en nuestra fertilidad, o en la falta de ella. El estrés puede afectar negativamente la capacidad de la mujer para liberar óvulos y también afecta negativamente a la GnRH, la principal hormona de la reproducción.[5] En otras palabras, el estrés literalmente daña nuestra biología y la propagación de nuestra especie.

También debo señalar que *existe* algo así como el buen estrés. Piensa en el ejercicio, por ejemplo. Cuando hacemos ejercicio, ponemos nuestro cuerpo bajo estrés físico. El estrés estructural saludable en nuestros huesos (como mantener una postura de yoga durante dos minutos) en realidad hace que nuestros huesos sean más fuertes y puede ayudar a aumentar la densidad ósea.

Esta misma idea se aplica también en un sentido figurado. También es saludable cierto grado de estrés emocional porque nos enseña resistencia. Necesitamos caer para aprender que podemos levantarnos de nuevo. Sin muchos de los mayores desafíos de la vida, no aprenderíamos ni perfeccionaríamos habilidades valiosas como el coraje, la confianza y la perseverancia.

Pero, por supuesto, hay un punto de inflexión en el que el estrés ya no es útil y se vuelve perjudicial. Entonces, ¿cuál es la línea entre el estrés saludable y el estrés traumático? El estrés no debe incluir síntomas incómodos o dolorosos que no desaparezcan. Sí, pueden dolerte los músculos después de un entrenamiento intenso, pero esa sensación desaparece después de uno o dos días. Sí, puede que te duela el corazón después de una ruptura, pero unas semanas después vuelves a Match.com.

El estrés traumático es un tipo diferente de estrés que se apodera de nuestras vidas. Puede ser difícil de identificar, porque este tipo de estrés a menudo se presenta al principio de maneras aparentemente pequeñas. Tal vez siempre estés enfermándote o estés cansada todo el tiempo. Tal vez tengas constantemente dolores de cabeza, en el cuerpo, en el estómago, problemas digestivos o niebla cerebral. Curiosamente, muchos de nosotros nos hemos acostumbrado a aceptar la mayoría de estos síntomas físicos como normales. ¿Son comunes? Sí. ¿Son *normales*? No. ¡Todos estos son signos de que nuestro cuerpo está en peligro! Y estas alteraciones menores pueden indicar problemas más grandes en el futuro, como enfermedades crónicas y trastornos autoinmunes, que muchas personas con trauma y abuso o abandono infantil terminan desarrollando.

Hay una vieja parábola sobre un hombre religioso que se quedó atrapado en su casa durante una inundación. Subió al tejado y confió en que Dios lo salvaría. Un vecino se acercó en una canoa y le dijo: «Las aguas están subiendo; salta a mi canoa para que podamos llegar a tierra firme».

—No, gracias —respondió el religioso—. Sé que Dios me salvará.

Luego, un oficial de policía vino en una lancha a motor.

—Las aguas están subiendo; súbete a mi bote y te llevaré a un lugar seguro.

—No, gracias —respondió el religioso—. Confío en que Dios me salvará.

Poco después, apareció un helicóptero y un socorrista bajó por una escalera de cuerda.

—Las aguas están subiendo; sube y te llevaré a un lugar seguro.

—No, gracias —contestó el hombre—. Sé que Dios me salvará.

Las aguas de la inundación continuaron aumentando y el hombre se ahogó. Cuando llegó al cielo, estaba molesto con Dios.

—Mantuve mi fe en ti para que me salvaras, pero dejaste que me ahogara. No entiendo por qué —exclamó.

—Te envié una canoa, una lancha y un helicóptero —le respondió Dios—. ¿Qué más querías?

¿Qué tiene que ver esto con el estrés? Nuestro cuerpo rara vez se apaga sin previo aviso, si es que alguna vez se apaga. Nos envía señales fuertes y claras cuando no estamos bien o no estamos en equilibrio, pero, por desgracia, la mayoría de nosotros tendemos a ignorar o descartar estas señales.

El doctor Gabor Maté, reconocido experto en adicciones, investigador de traumas infantiles, conferencista y escritor, dice: «Cuando no nos han permitido aprender a decir que no, nuestros cuerpos pueden terminar diciéndolo por nosotros».[6] Piensa en todas las veces en tu vida que has dicho que sí a algo porque te sentías obligada o temías las consecuencias de decir que no. «Sí, haré ese turno extra en el trabajo, aunque estoy tan cansada que apenas puedo mantenerme en pie. Sí, terminaré ese informe de negocios esta noche, aunque signifique que no voy a dormir. Sí, tendré una cita contigo, aunque mi intuición me diga que no. Ahora piensa en cuánto estrés te ha causado decir que sí».

Todos nuestros síes colectivos llevan finalmente a nuestro cuerpo a decir «no». A veces nuestro «no» se nos quita cruelmente por la fuerza. Un niño en un hogar donde hay maltrato no tiene oportunidad de decir «no». Una mujer violada en un callejón oscuro no puede ejercer su «no». Pero ese niño y esa mujer probablemente experimentarán su «no» en la forma de alguna rebelión fisiológica interna más adelante en la vida. El «no» de tu cuerpo puede ser tu mayor regalo. Es la canoa que te rescata de la inundación. No esperes hasta necesitar un helicóptero y, desde luego, no esperes hasta ahogarte para escuchar lo que tu cuerpo está tratando de decirte.

Refuerza tu inmunidad al estrés

1. *Conecta con otros.* Algunos estudios demuestran que tener un sistema de apoyo reduce el estrés y fortalece la resiliencia. En nuestro interior, todos anhelamos la conexión y el sentido de pertenencia. En palabras de Bessel van der Kolk: «Estudio tras estudio demuestran que disponer de una buena red de apoyo constituye la protección más poderosa contra los traumas».[7] La recuperación de un trauma implica la (re)conexión con nuestros semejantes.

Fortalece tus conexiones programando tiempo cara a cara con la familia, llamando a un amigo, o uniéndote a un grupo de apoyo, comunidad religiosa o grupo de encuentros.

2. *Sal a la naturaleza.* Los investigadores japoneses han estudiado una práctica llamada *shinrinyoku*, más comúnmente conocida como «baño de bosque». En esencia, consiste en el arte de caminar conscientemente a través de un bosque. Un estudio publicado en 2010 reveló que caminar en ambientes forestales reducía las hormonas del estrés como la adrenalina y la noradrenalina y reducía significativamente la presión arterial.[8]

   ¿No tienes acceso a un bosque? No te preocupes. La clave aquí es encontrar un ambiente sereno y natural que te aleje del ajetreo de tu vida diaria. Esto puede ser la orilla de una masa de agua, un sendero natural o incluso una calle tranquila flanqueada por árboles.

3. *Empieza un diario de gratitud.* La gratitud es una de las maneras más rápidas de cambiar nuestro estado emocional. Los estudios han confirmado que la gratitud es una manera efectiva de mejorar nuestro estado de ánimo, reducir la depresión y mejorar la salud psicológica general.

   Cuando te levantes por la mañana, escribe cinco cosas por las que estás agradecida; haz lo mismo por la noche antes de acostarte. Cuando prepares tu lista de gratitud, recuerda que las pequeñas cosas cuentan. Tal vez te encanta la forma en que la luz del sol entra por tu ventana, o tu taza de café matutino. Sea lo que sea, la gratitud atrae naturalmente la energía de la abundancia y cambia nuestro lente para enfocarnos en la belleza de nuestras vidas. Cuando nos centramos en lo que está bien en lugar de en lo que está mal, empezamos a cambiar radicalmente nuestra relación con el mundo que nos rodea.

4. *Adopta a un amigo peludo.* Sin duda alguna, mis dos perros de rescate son dos de las mayores bendiciones de mi vida. Siempre digo que *ellos me* rescataron. Compartir la vida con una mascota ha demostrado tener beneficios para la salud, como, por ejemplo, disminución de la presión arterial, disminución de la ansiedad y la depresión, aumento de las defensas e incluso disminución del riesgo de ataque cardíaco y de accidente cerebrovascular.

   Si eres una persona introvertida como yo, tener una mascota también puede ayudarte a salir del aislamiento. Pasear a tus perros o llevarlos al parque es una buena manera de socializar con otros perros, ¡y con los humanos también!

Multitarea, nuestra manera de estresarnos

Siempre me ha parecido fascinante nuestra tendencia humana a glorificar el estrés. Hablamos de ello con cierto orgullo, como si, cuanto más estrés tuviéramos y más tareas diarias gestionáramos, más eficaces y de alto rendimiento seríamos. En la cultura empresarial, la multitarea es algo que se elogia y se convierte en un requisito estándar del trabajo. Sin embargo, hay investigaciones que demuestran que la multitarea puede reducir la productividad hasta en un cuarenta por ciento.[9]

Según una investigación de la Universidad de California, Irvine, no solo tendemos a cambiar de actividad a una asombrosa velocidad de una vez cada tres minutos durante el curso de un día de trabajo típico, sino que la multitarea también nos hace tomarnos un tiempo significativamente más largo para volver a la tarea original porque nuestro cerebro tiene que «alternarse» de una cosa a la otra.[10] Un estudio de la Universidad de Michigan mostró que los participantes que hacían varias tareas a la vez escribiendo un informe y revisando el correo electrónico tardaban una vez y media más en terminar que los que hacían una tarea y luego la otra.[11]

La conclusión es que el estrés nos hace menos eficaces en el trabajo, en la cancha de atletismo y en la vida. La atención plena puede ayudar. En su forma más simple, la atención plena consiste en monotarea. Se trata de estar presente en cada momento y de observar lo que el momento nos depara sin juzgar. Si estás lavando platos, sumérgete completamente en la experiencia. Fíjate en el peso del plato en tu mano. Observa su color y textura. Siente la temperatura del agua en tu piel. Convertir las tareas sin sentido en momentos de atención puede reconfigurar nuestros cerebros para obtener más eficiencia, claridad y calma.

Combate la multitarea con una desintoxicación digital

Hace unos años me di cuenta de algo aleccionador: yo era adicta al iPhone. Mi teléfono era lo primero que comprobaba cuando me despertaba por la mañana y lo último que veía antes de acostarme por la noche. Lo llevaba a todas partes conmigo, a la tienda de comestibles, a la playa e incluso al baño cuando sentía la llamada de la naturaleza. Si saliera de casa sin él, entraría en pánico.

Un día, salí a pasear a mis perros con mi nariz prediciblemente enterrada en mi teléfono, cuando uno de mis perros se detuvo inesperadamente y no se movió. Con la cara aún metida en Facebook, jalé su correa, molesta por su desobediencia. Al no moverse, me volteé y me di cuenta de que se había detenido a oler una flor. Literalmente, se había detenido a oler las rosas. Me sentí como una imbécil y me di cuenta en ese instante de lo insana que se había vuelto mi adicción a la tecnología.

Piénsalo. ¿Con qué frecuencia revisas tu teléfono, correo electrónico, iPad, ordenador o redes sociales a lo largo del día? Un estudio realizado en 2015 por Deloitte reveló que, como promedio, los estadounidenses revisan sus teléfonos cuarenta y seis veces al día. Esto significa que revisamos colectivamente nuestros teléfonos más de 8.000 millones de veces al día como nación. Es una cantidad *absurda* de tiempo frente a una pantalla.[12]

Los especialistas en desarrollo infantil también notan que nuestra adicción a los dispositivos está afectando negativamente a nuestros niños y a la manera en que aprenden e interactúan en el mundo. La doctora Jenny Radesky, pediatra y especialista en desarrollo infantil, dijo en la radio pública nacional que los niños «aprenden observándonos cómo conversar, cómo leer las expresiones faciales de otras personas. Y, si eso no está sucediendo, los niños se están perdiendo hitos importantes en el desarrollo».[13] ¿Cuántos momentos de lazos afectivos cruciales te estás perdiendo cuando tu bebé te mira desde su sillita de paseo, solo para descubrir que mamá o papá están ocupados viendo una divertida recopilación de videos de gatos en YouTube? ¿Y qué mensaje le está enviando eso a tu hijo?

Ponte el desafío de desintoxicarte digitalmente. No tienes que dejarlo de golpe. Usa estos consejos para ayudarte a reducir el tiempo que pasas frente a una pantalla. Pronto te darás cuenta de que no necesitas wifi para conectarte. Las mejores conexiones se hacen cara a cara.

- Despeja tu teléfono inteligente eliminando todas las aplicaciones innecesarias.

- Desactiva todas las notificaciones de medios sociales de tus dispositivos.

- Crea un horario para el teléfono. Por ejemplo, puedes usar tu dispositivo solo para medios sociales o correos electrónicos de 9:30 a 10:00 a.m. nada más. Comprométete a tenerlo desconectado el resto del día.

- Limita la tentación de revisar tu teléfono cada cinco minutos manteniéndolo fuera de la vista. Guárdalo en una gaveta o en otra habitación.

- Cuando lleves el teléfono encima, siléncialo y ponlo en modo avión.

Capítulo 11

Cultivar una práctica de atención plena

Practica mientras puedas. Lo necesitarás cuando no puedas.
—Krishna Das

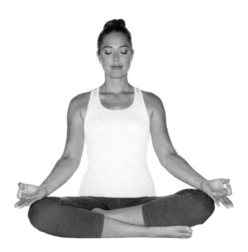

Las palabras *meditación* y *mindfulness* (atención plena) se usan a menudo de forma inter-cambiable, aunque no sean la misma cosa. (Sin embargo, como veremos más adelante, *hay* cierta superposición). Lo que ambas prácticas tienen en común es que se ha demostrado que mejoran la salud física y mental.

La meditación es una práctica formal en la que los practicantes dedican deliberadamente tiempo a practicar técnicas que ayudan a desarrollar la concentración, la claridad, la serenidad, y un estado mental bien enfocado. Cuando medito, tallo un tiempo fijo en mi día, creo un es-pacio de paz libre de distracciones, pongo un temporizador para veinte minutos, y luego escojo una práctica de meditación para sentarme ese día. Hay muchos tipos diferentes de meditación, como la meditación zen, la meditación mantra, la meditación trascendental, la meditación kundalini, la meditación *metta* (también conocida como meditación de la bondad amorosa) y, sí, la meditación *mindfulness*.

El *mindfulness* también puede ser una práctica de meditación formal, con sus raíces en las prácticas de meditación budistas tradicionales, que han sido adaptadas con el tiempo. Una de las prácticas de atención plena más populares y respaldadas por las investigaciones en Occidente hoy en día es la reducción del estrés basada en el *mindfulness* (MBSR, por sus siglas en inglés), que desarrolló en 1979 el doctor Jon Kabat-Zinn. La MBSR se utiliza en hospitales, clínicas de salud e incluso en prácticas de psicoterapia para ayudar a las personas con depresión, ansiedad, adicción, dolor crónico y diversas afecciones médicas.

A diferencia de la meditación, el *mindfulness* también puede entenderse como una práctica informal que se puede hacer en cualquier momento, en cualquier lugar y durante cualquier actividad o interacción. En este sentido, la atención plena es simplemente ser consciente. Se trata de traer consciencia a cada momento notando y observando pensamientos, sentimientos, sensaciones, colores, texturas, vistas, sonidos y comportamientos sin juzgarlos. Es el arte de estar presente en todo lo que sucede a tu alrededor y dentro de ti. La atención plena se puede practicar en la fila del supermercado, mientras se lavan los platos, se pasean los perros o se conversa con un amigo.

¿Sigues confundida? Piensa en la *meditación* como una práctica formal en la que pones un temporizador para una cantidad específica de tiempo o asistes a una clase especial. La *meditación de atención plena* es otra forma de meditación (también puedes programar un temporizador o ir a una clase). Y el *mindfulness* en sí mismo es simplemente estar consciente. Las prácticas que se indican a continuación son una combinación de las tres.

La importancia de la atención plena

Ahora sabemos que el *mindfulness* o atención plena tiene el poder de contribuir a erradicar la ansiedad, la depresión, el dolor crónico e incluso la adicción. Pero, ¿cómo logra exactamente estas cosas?

- *La atención plena nos afianza en el momento presente.* Esto nos libera del dolor del pasado y del miedo al futuro y nos ayuda a poner fin a los pensamientos obsesivos. ¿Te has dado cuenta de que cuando estás realmente angustiada por algo, por lo general está ligado a un evento o persona del pasado o vinculado al miedo de cómo resultará algo en el futuro? Por ejemplo, te levantas el domingo por la mañana y, en lugar de disfrutar del fin de semana sin obligaciones ni planes, te estresas con esa gran presentación que tienes que hacer en el trabajo el lunes. Recorres escenarios imaginarios de los peores casos, como olvidar tu discurso y quedarte ahí, como un ciervo ante los faros, delante de tu jefe y tus colegas. Antes de darte cuenta, tu día libre ha pasado y lo has desperdiciado pensando en el trabajo. O tal vez pasas el domingo analizando cómo te fue en tu cita a ciegas de anoche. ¿A qué se refería cuando dijo: «Tengo la semana ocupada, pero ya nos pondremos en contacto»? ¿Esa era su forma de ignorarte? ¿Por qué no fue a buscar un beso? ¿Estaba siendo un caballero o no se sentía atraído por ti?

No podemos predecir el futuro, y preocuparnos por el pasado solo nos quita lo que tenemos delante. Como dice en los *Yoga Sutras*, «Heyam duhkham anagatam». El dolor que aún no ha llegado es evitable. Si permitimos que nuestro presente se llene de miedo al sufrimiento futuro, sufrimos innecesariamente dos veces.

- *La atención plena nos ayuda a reconocer y separar nuestros pensamientos de nuestras emociones y sensaciones físicas.* Es difícil tomar decisiones claras y sensatas cuando son nuestras emociones las que llevan la batuta. Las habilidades que cultivamos a través de la atención plena nos permiten reconocer cuándo nuestras emociones tienen el control, y pueden ayudarnos a salir de la vertiginosa e irracional espiral que a menudo los acompaña. La atención plena también puede ayudarnos a sobrellevar sensaciones abrumadoras. Si alguna vez has experimentado un ataque de pánico, sabes que sensaciones como latidos rápidos del corazón pueden desencadenar emociones intensas como el miedo, que en última instancia te lleva a la sala de emergencias pensando que estás sufriendo un ataque cardíaco. Cuando podemos observar el latido de nuestro corazón sin añadirle ningún tipo de predicción o significado basado en el miedo, comenzamos a liberarnos de las garras del pánico.

  La atención plena nos enseña que las sensaciones son temporales y los sentimientos no son hechos. Escribe eso en una nota adhesiva y pégala en el espejo de tu baño. *Las sensaciones son temporales y los sentimientos* no son *hechos.*

- *La atención plena nos ayuda a ser menos reactivos y a tener más control de nuestras emociones, pensamientos y comportamientos.* ¿Alguna vez has recibido críticas y has tomado represalias al instante con un insulto del que después te has arrepentido? Eso es *reaccionar*. La atención plena crea el espacio para *responder* en lugar de reaccionar. Por ejemplo, primero se nota la emoción de la ira que surge. A continuación, se hace una pausa y se respira profundamente. Te preguntas de dónde viene la otra persona. Luego eliges responder con consideración en lugar de a la defensiva.

Poner en práctica la atención plena

Ahora mismo, tómate unos minutos para practicar el *mindfulness* o atención plena. Para empezar, lee las siguientes instrucciones hasta el final, luego ¡deja este libro y pon a trabajar tus habilidades de *mindfulness*!

1. **Ponte cómoda.** Busca una posición cómoda sentada o, si lo prefieres, acuéstate. Ajusta un temporizador a 5 minutos.

2. **Fíjate en las sensaciones físicas.** Dirige tu atención a todos los puntos donde tu cuerpo está en contacto con la superficie sobre la que estás sentada o acostada. ¿Sientes tu cuerpo pesado, ligero, tenso, cómodo? ¿Estás experimentando dolor, presión o incomodidad? ¿Cuál es la textura de la superficie sobre la que estás sentada o acostada? ¿Suave, áspera, dura, blanda, cálida, fría? Dedica unos minutos a la curiosidad y a la observación.

3. **Fíjate en los sonidos.** Abre tus sentidos y comienza a prestar atención a todo lo que escuchas a tu alrededor. Fíjate en los sonidos de la sala, así como en los de la distancia. Si te encuentras en un ambiente tranquilo, es posible que al principio no escuches ningún sonido. Pero incluso en los entornos más silenciosos, siempre hay sonido. Tal vez sea el suave zumbido de tu refrigerador o la brisa que susurra entre los árboles. ¿Puedes oír el sutil sonido de tu propio aliento? Tómate unos minutos para dedicar toda tu atención a todos los sonidos.

4. **Fíjate en lo que ves.** Si tienes los ojos cerrados, ábrelos y mira con curiosidad el entorno que te rodea. Mira el piso. ¿Existe un patrón, textura o color? ¿Es azulejo, alfombra, concreto, césped? Mira desde el suelo y explora el resto de la habitación. Si estás dentro de tu casa, fíjate en las paredes: fíjate en su color y textura. Fíjate en lo que hay en la habitación contigo. Observa los muebles, el techo y la ventana. Permanece completamente presente mientras observas.

5. **Observa cuándo divaga tu mente.** Mientras exploras todas las sensaciones, vistas y sonidos a tu alrededor y dentro de ti, presta atención a los momentos en los que tu mente se desvía en tus pensamientos o te distraes. Observa con curiosidad estas momentáneas pausas de presencia y, cuando te encuentres divagando, guíate suavemente de vuelta al ejercicio. Recuerda que nuestras mentes están hechas para divagar. No estás haciendo «mal» *mindfulness* cuando de repente empiezas a pensar en lo que vas a almorzar. La práctica es notar *cuándo* nuestra mente ha divagado y traerla de vuelta al momento en cuestión. ¡Cuanto más divague, más oportunidades tendrás de perfeccionar tus habilidades!

Prácticas de respiración consciente

Nuestra respiración es la manera más rápida y efectiva de liberarnos de nuestros pensamientos obsesivos, calmar nuestro sistema nervioso y sintonizarnos con el *momento presente*. Recordarás que las técnicas de respiración consciente establecen las bases de todas nuestras secuencias de movimiento. Así es con nuestras técnicas de atención y meditación. La respiración es el camino de entrada.

Etiquetar la respiración

La respiración se produce en el momento presente, lo que la convierte en una de las formas más poderosas de sintonizar con la experiencia del ahora. Ponerle una etiqueta mental, como aprenderemos a hacer con este ejercicio, añade otra capa de concentración, lo cual te ayuda a mantener tu mente centrada en el presente.

- Busca una posición cómoda, sentada o acostada. Si te resulta cómodo, cierra los ojos. Ajusta un temporizador a 5 minutos.
- Comienza a inhalar y exhalar lentamente por la nariz.
- Coloca una mano con delicadeza sobre tu barriga y siente cómo tu abdomen se infla suavemente como un globo al inhalar y cae naturalmente al exhalar. Observe cualquier sensación física mientras respiras ¿Tienes alguna tensión o rigidez muscular? ¿Te sientes hinchada? ¿Sientes que tu respiración es cálida o fría?
- Continúa respirando. Etiqueta tu próxima inhalación diciendo mentalmente «dentro». Mientras exhalas, di mentalmente «fuera». Sigue repitiendo en silencio «dentro» y «fuera» en sincronía con cada inhalación y cada exhalación.
- Si pierdes la noción de las etiquetas y descubres que tu mente se ha distraído, guíate suavemente hacia tu respiración y comienza tus etiquetas de nuevo.

Contar las respiraciones

El recuento de respiraciones es una de mis prácticas favoritas de *mindfulness*. Cuando decidí aprender a meditar por primera vez, no tenía una brújula real que me guiara. Puse un temporizador para veinte minutos, cerré los ojos y recé para que mi mente se desconectara. Probablemente puedas adivinar lo bien que fue. Mis ojos se abrieron treinta segundos más tarde, momento en el cual me exasperó completamente que mi cháchara mental se hubiera negado a silenciarse. Aprender a hacer el conteo de mi respiración fue un gran cambio porque le dio a mi mente de mono un punto de enfoque.

- Busca una posición cómoda, ya sea sentada o acostada. Si te apetece, cierra los ojos.

- Comienza a inhalar y exhalar lentamente por la nariz. Pon una mano suavemente sobre tu vientre y siente cómo tu abdomen se infla suavemente como un globo al inhalar y cae naturalmente al exhalar.

- Sigue respirando y comienza a contar cada ciclo completo de respiración mentalmente en cada exhalación. Por ejemplo, inhala profundamente y, mientras exhalas, cuenta mentalmente «uno». Toma otra inhalación completa y, mientras exhalas, di mentalmente «dos». Continúa contando cada exhalación hasta diez. Una vez que llegues a diez, cuenta hacia atrás en cada exhalación hasta que llegues a uno.

- Si eres nueva en el conteo de la respiración, inevitablemente encontrarás que pierdes la cuenta en algún momento de tu viaje de uno a diez. Es posible que olvides en qué número estabas o que te encuentres contando hasta la veintena. Cuando notes que has perdido la cuenta o has contado más de diez, simplemente vuelve a poner la atención en tu respiración y comienza a contar de nuevo a partir de uno.

- Establece puntos de referencia para ti misma. Tu primer punto de referencia es simplemente pasar del uno al diez sin que tu mente se desvíe. Puede que pasen unas cuantas sesiones antes de que logres alcanzar las diez respiraciones sin distraerte. Una vez que seas capaz de contar de uno a diez con una presencia totalmente enfocada, desafíate a contar hacia atrás hasta uno. Luego, pon un temporizador para 10 minutos y ve si puedes mantener la concentración enfocada de forma continua contando de uno a diez y de diez a uno hasta que suene el temporizador. Como siempre, sé paciente contigo misma y aborda la práctica con curiosidad y no con juicio.

Etiquetar las emociones

Desarrollar una atención consciente hacia nuestras emociones es una herramienta poderosa que nos da más control sobre nuestros pensamientos y sentimientos. El etiquetado ayuda a desactivar la reactividad emocional porque la parte de nuestro cerebro que procesa el lenguaje es diferente de la que actúa como centro emocional. Dar a nuestras emociones una etiqueta verbal como «ira» puede ayudar a disminuir la intensidad de esa emoción.

- Busca una posición cómoda, ya sea sentada o acostada. Si te parece bien, cierra los ojos.

- Comienza a inhalar y exhalar lentamente por la nariz. Ponte una mano con delicadeza sobre el vientre y siente cómo tu abdomen se infla levemente como un globo al inhalar y cae de forma natural al exhalar. Fíjate en las sensaciones a medida que surgen.

- Después de hacer entre 5 y 8 respiraciones, comienza a dirigir tu atención a todas las emociones que estés experimentando. Podrías empezar simplemente preguntándote: «¿Cómo me siento en este momento? ¿Feliz, triste, nerviosa, inquieta, tranquila, en paz, agitada, enojada, impaciente?». Quédate con tus emociones hasta que realmente puedas identificar lo que estás sintiendo. Dale a tu emoción una etiqueta como «dolor», «vergüenza», «culpa» o «alegría».

  Es posible que sientas una serie de emociones gritándote a la vez. Identifica a la que tenga la voz más fuerte.

  Puede que no sientas ninguna emoción. Si es así, te invito a que recuerdes una situación en tu vida que tenga una carga emocional, algo que sientas que no se ha resuelto. Puede estar relacionado con una persona o evento en particular. En lugar de dejarte atrapar por los detalles de la historia, simplemente dirige tu atención a cualquier emoción que surja cuando recuerdes este hecho.

- Una vez hayas etiquetado la emoción, pregúntate dónde vive. ¿En qué parte de tu cuerpo sientes esta emoción? ¿Se muestra como un apretamiento en la mandíbula?, ¿una opresión en el pecho?, ¿un nudo en el estómago?, ¿tensión en los hombros?, ¿dolor entre los omóplatos? Siente curiosidad, sumérgete y explora dónde está almacenada la emoción.

- Si puedes hacerlo con comodidad, una vez que hayas localizado el lugar físico de tus emociones, coloca una o ambas manos sobre la parte de tu cuerpo donde reside la emoción. Puedes colocar tus manos sobre tu corazón o suavemente sobre tu vientre. Continúa respirando profundamente con la atención enfocada en el área donde descansan tus manos. Quédate ahí unos minutos. Fíjate si la sensación o emoción comienza a cambiar. ¿La emoción llega a un crescendo? Una vez que llega a su punto máximo, ¿disminuye la intensidad? ¿Se atenúan los márgenes de la emoción? Observa con curiosidad y acoge todos los sentimientos a medida que surgen y caen.

Etiquetar los pensamientos

Nuestros pensamientos se manifiestan de dos maneras principales: pensamientos visuales o imágenes mentales, y pensamientos auditivos o nuestro monólogo interior. Si te pidiera que visualizaras un árbol, lo más probable es que crearas una imagen mental de un árbol en tu cabeza. Podrías visualizar un roble o una palmera, pero cualquier imagen que se te ocurra es un ejemplo de un pensamiento visual.

Un pensamiento auditivo es un pensamiento que nos llega en forma de lenguaje. Si estás en un ascensor lleno de gente y alguien lleva demasiado perfume, es posible que escuches tu propia voz en tu cabeza diciendo: «Qué asco. Alguien tiene que dejar el *spray* corporal». Cada vez que escuchas hablar tu voz interior, es un pensamiento auditivo.

Algunas personas piensan principalmente en imágenes, otras en palabras y otras en una combinación de ambas. Las siguientes prácticas de etiquetado de pensamientos nos ayudan a reconocer y separar nuestros pensamientos para que ya no nos abrumen, nos limiten ni nos definan.

ATENCIÓN CONSCIENTE A LOS PENSAMIENTOS VISUALES

- Busca una posición cómoda, ya sea sentada o acostada. Para esta práctica, es útil cerrar los ojos para poder concentrarse en los pensamientos visuales. Pon el temporizador en 5 minutos.

- Comienza a inhalar y exhalar lentamente a través de la nariz. Tómate unos momentos para afianzarte en la sensación de tu respiración.

- Fíjate en lo que ves con los ojos cerrados. Te estarás preguntando: «¿Cómo puedo ver *algo* con los ojos cerrados?». (Esto, por cierto, ¡sería un ejemplo de un pensamiento auditivo!). Incluso con los ojos cerrados, tenemos una «pantalla mental». Podríamos ver sombras de negro, manchas parpadeantes, manchas de color o luz filtrándose en nuestros párpados. Concentra tu atención en tu pantalla mental y simplemente espera a que aparezca tu próxima imagen mental.

- Cuando aparezca una imagen mental, etiquétala mentalmente como «ver dentro», que es tan solo una forma abreviada de decir que *ves* una imagen *en* tu mente. La imagen puede ser un recuerdo visual, un sueño despierto, una imagen mental de lo que vas a cenar, la cara peluda de tu perro, una visión de un lugar que tiene significado para ti, o un lugar u objeto completamente aleatorio.

  Observa que no tienes que etiquetar *lo que* estás viendo, como «lago sereno» o «cena de espaguetis». Solo usa la frase «ver dentro». Esto evitará que te veas atrapada en una historia y mantendrá el foco en la consciencia del pensamiento mismo. Si no aparece ninguna imagen, no hay problema. Continúa respirando profundamente y concentrándote en tu pantalla mental, etiquetando cualquier pensamiento visual que surja con «ver dentro».

- Fíjate en lo que pasa cuando etiquetas tu pensamiento mental. ¿Desaparece la imagen? ¿Se queda por ahí? ¿Se transforma en otra imagen? ¿Vuelves a tu pantalla mental? Para la mayoría de nosotros, en el momento en que nos convertimos en observadores de nuestros pensamientos, el pensamiento mismo se evapora por un momento. En ese instante, podemos experimentar una quietud mental absoluta.

Usar la atención plena para reconfigurar nuestro cerebro para la resiliencia

- Cuando se dispare el temporizador, abre los ojos y siéntate con tu experiencia por unos momentos. Observa cómo te sientes. ¿Puedes recordar cuántas imágenes mentales se te presentaron en esos 5 minutos?

ATENCIÓN CONSCIENTE A LOS PENSAMIENTOS AUDITIVOS

- Busca una posición cómoda, ya sea sentada o acostada. Para esta práctica, es útil cerrar los ojos para poder concentrarte en los pensamientos auditivos, pero te invito a que los mantengas abiertos si te resulta más cómodo. Ajusta el temporizador para 5 minutos.

- Comienza a inhalar y exhalar lentamente por la nariz. Tómate unos momentos para afianzarte en la sensación de tu respiración.

- Determina tu intención de concentrarte en tus pensamientos auditivos. Siéntate en silencio y espera a que aparezca tu próximo pensamiento auditivo. Tu siguiente pensamiento podría ser algo así como «¿Qué quiere decir con esperar a mi próximo pensamiento?» o «No sé si estoy haciendo esto bien». Ambos son ejemplos de pensamientos auditivos.

- Cuando escuches tu voz interior, etiquétala como «escuchar», que es simplemente una forma abreviada de decir que *escuchas* un pensamiento *en* tu mente. Puede haber períodos largos o cortos de silencio mental entre los pensamientos, o es posible que tus pensamientos vayan a toda velocidad. Recuerda: no hay forma buena ni mala ni existe manera de fallar en esto. Simplemente estamos practicando la observación de nuestros pensamientos.

- Después de unos instantes de usar la etiqueta «oír dentro» cada vez que aparece un pensamiento auditivo, puedes probar a añadir una segunda etiqueta de «oír fuera». Oír fuera se refiere a cualquier sonido que oigas fuera de tu experiencia interior, por ejemplo, un coche que pasa por la calle, pájaros que cantan en los árboles o un perro que ladra a lo lejos. Siéntate en silencio y anota mentalmente cualquier sonido de tu entorno exterior con la etiqueta «oír fuera» y cualquier pensamiento auditivo de tu entorno interior con la etiqueta «oír dentro». En momentos de ausencia de pensamiento o de sonido, deja que haya un espacio de silencio sin etiquetas.

- Cuando salte el temporizador, abre los ojos y siéntate con tu experiencia por unos momentos. Fíjate en cómo te sientes. ¿Puedes recordar cuántos pensamientos te surgieron en esos 5 minutos? ¿Pudiste observar tus pensamientos en lugar de identificarte con ellos? Con una práctica sistemática, llegamos a ser más capaces de liberarnos del drama de nuestros pensamientos y ser simples testigos de ellos como observadores curiosos.

Guía de meditación para principiantes

Si has evitado la meditación en el pasado porque «no puedes estarte callada», o porque tu «mente nunca se apaga», o simplemente porque estás «demasiado ocupada», tengo buenas noticias: la meditación se hizo precisamente para ti. A menudo son las personas que se resisten más a la meditación las que más se benefician de ella. Lo digo con autoridad, porque yo solía ser una de esas personas que pensaban que la meditación era una completa pérdida de tiempo. El solo hecho de pensar en quedarme sentada con los ojos cerrados, a solas con mis pensamientos acelerados, me ponía nerviosa.

Las técnicas de meditación de este libro están diseñadas para hacer que la meditación sea accesible, práctica y fácil de encajar en tu ajetreada vida. Algunas técnicas pueden tener más impacto que otras. Usa lo que te funcione y deja lo que no. He aquí algunas pautas básicas para comenzar.

No te preocupes por hacerlo «bien»

Muchas personas abandonan la meditación antes de empezar porque sienten que no lo están haciendo bien. Olvídate de lo correcto y lo incorrecto. Tu práctica de meditación te parecerá diferente cada día. Algunos días tus pensamientos se acelerarán y te distraerás fácilmente. Otros días, te dedicarás sin esfuerzo a tu práctica. Deja ir las expectativas y el juicio. Lo más importante es que te presentes. Comprométete a flexionar el músculo de la meditación, aunque sea solo por cinco minutos.

La consistencia es la clave

Piensa en tu meditación como en un entrenamiento. Cuanto más usas tus músculos, más fuertes se vuelven. Lo mismo sucede con la meditación. Cuanto más practiques, más beneficios a largo plazo cosecharás. Con la práctica regular, puedes reducir tu nivel de excitación emocional. En otras palabras, te encontrarás recurriendo con menos frecuencia al miedo y con más frecuencia a la paciencia y la serenidad.

Crea un espacio sagrado

Siempre que sea posible, crea un espacio que invite a la paz y la tranquilidad. Elige un lugar tranquilo en tu casa u oficina. Decóralo con velas, plantas u objetos que te generen sensación de bienestar. Desconecta cualquier distracción como el teléfono, la computadora, la radio o la televisión cuando te prepares para una práctica formal de meditación.

Aunque estamos hablando de meditación, vale la pena mencionar que esto no se aplica necesariamente al *mindfulness*. Cuando practiques *mindfulness*, cuantas más distracciones tengas, mejor, porque te da la oportunidad de estar presente de una manera no reactiva y sin juzgar lo que te rodea.

Viste ropa cómoda

Usa ropa suave y suelta que te permita respirar bien. Cuando tu cuerpo físico está en paz, tu mente tiene la oportunidad de estarlo también. Busca tu posición perfecta.

Busca tu posición ideal

Muchas formas tradicionales de meditación se hacen sentados en el suelo o en un cojín de meditación con la columna vertebral erguida y las piernas en posición cruzada (o postura de loto). Si esto le resulta cómodo a tu cuerpo, hazlo. Pero la meditación también se puede practicar de pie, sentada en una silla o acostada. Apóyate en todo lo que necesites para crear mayor comodidad y soltura.

Practica con el estómago vacío

Esta no es una regla estricta. De hecho, no hay reglas estrictas en este libro. Solo está lo que funciona para ti y lo que no. Sin embargo, prefiero practicar con el estómago vacío porque la meditación después de una comida pesada puede hacerme sentir somnolienta. En una práctica de meditación formal, la idea es crear un estado de calma y alerta, no un estado de sueño. Sin embargo, nunca desanimo a mis estudiantes a dormirse durante la meditación. Muchas personas con las que trabajo sufren de insomnio, ¡y quedarse dormido durante la meditación es un regalo que su cuerpo puede necesitar desesperadamente!

Preguntas comunes e ideas erróneas sobre la meditación

¿La meditación es una religión?

No. Aunque la meditación tiene sus raíces en muchas de las religiones más importantes del mundo y muchas personas la utilizan como práctica espiritual, no es necesario adherirse a ninguna religión o tradición en particular para meditar. Es una herramienta respaldada por la investigación que ayuda a aliviar la angustia psicológica y a crear mejor salud y bienestar.

Me sigue sonando demasiado a «hippie chiflado»

Te entiendo. Tuve un ex que proclamaba que cada domingo iba a ser «Domingo de silencio», un día dedicado a la meditación sin hablar. Si quería comunicarme con él, recibí instrucciones de hacerlo a través de notas adhesivas. Es un ejemplo de lo que yo llamo un «cretino espiritual». Eso fue suficiente para desconectarme de la meditación por unos años. Pero estoy muy agradecida de haber redescubierto la meditación a mi manera, sin dogmas ni egos. Hay muchos estilos y técnicas diferentes. Si un estilo no te convence, déjalo ir y prueba otro. Mi regla general es que, si un maestro te dice que su camino es el único camino o el camino correcto, aléjate.

¡No puedo desconectar mis pensamientos!

Yo tampoco. El objetivo no es detener tus pensamientos. Nuestra mente está predispuesta para divagar. La meditación consiste en observar cuándo tu mente se ha desviado y agarrarte antes de que vaya demasiado lejos. El simple acto de observar las fluctuaciones de nuestra mente nos afianza de nuevo en el momento presente.

¿Qué pasa si me quedo dormida?

¡Genial! Tu cuerpo probablemente necesitaba descansar. Es cierto que muchas formas tradicionales de meditación abogan por una postura rígida y erguida con el objetivo de evitar que los practicantes se duerman. El contraargumento a eso es que muchos veteranos de combate con TEPT señalan que la meditación es una de las pocas veces durante el día en que pueden relajarse tanto que se quedan dormidos.

¿Necesito estudiar con un maestro?

Aunque te animo a que estudies con un maestro que te enseñe cómo funciona todo y a que rindas cuentas, está perfectamente bien que lo practiques sola. Además de los ejercicios que se ofrecen a continuación, hay miles de meditaciones guiadas gratuitas disponibles para descargar en línea. También hay un montón de excelentes aplicaciones como Headspace o Insight Timer que ofrecen meditaciones guiadas para empezar.

Capítulo 12

Meditaciones y prácticas de atención plena para sanar

Pensamientos, descansen sus alas. Aquí hay un hueco
de silencio, en el que incubar sus sueños.
—Joan Walsh Anglund

Las siguientes meditaciones y prácticas *mindfulness* están pensadas para acompañarte en momentos de necesidad. Llévalas a cabo cuando necesites salir de tus acelerados pensamientos y afianzarte en tu corazón. Están diseñadas para reconfortarte y apoyarte en momentos de estrés, ansiedad, ira, dolor, aturdimiento, dolor y miedo.

Las meditaciones que se presentan a continuación están organizadas de una manera que te permite pasar fácilmente a la práctica que más necesitas en función de cualquier problema físico, mental o emocional que estés sufriendo en un día determinado. Incluyen una variedad de prácticas de *mindfulness* y técnicas de meditación, que te ofrecen la opción y la libertad de usar lo que te funcione y descartar lo que no. Puedes seguir con una sola técnica, o encontrar múltiples prácticas que te parezcan adecuadas. Muchas de las meditaciones usan mantras o afirmaciones. Si los mantras o afirmaciones sugeridos no te resultan convincentes, no dudes en crear los tuyos propios. *Recuerda, este es tu ejercicio.* Aunque sinceramente espero que te sirva como una guía práctica y eficaz, confía en que las respuestas están y siempre han estado en tu interior.

Por último, ten en cuenta que la meditación y la atención plena producen mejores resultados cuando se practican de manera sistemática. Cuando incorpores estas poderosas herramientas de presencia en tu vida diaria, experimentarás una mayor calma, claridad, concentración, satisfacción, conexión, intuición, resistencia emocional, empoderamiento y bienestar.

Meditación para la depresión

La depresión se caracteriza por la falta de impulso, motivación y energía. Puede que te sientas aletargada, aturdida, desconectada, desanimada, triste o sin esperanza. Para sanar de la depresión es necesario reconectarse a la energía de la fuerza vital. Esta meditación tiene dos fases, una práctica activa de respiración y una práctica sentada.

Fase 1: respiración gozosa

Hemos cubierto esta técnica de respiración energizante y estimulante en la parte II de este libro y la ofrecemos de nuevo aquí como una herramienta eficaz para animar tu cuerpo y tu mente cuando te sientes abatida. Por favor consulta la página 80 para ver las instrucciones.

Fase 2: meditación sentada

- Busca una posición cómoda, ya sea sentada o acostada. Cierra los ojos o mantenlos abiertos, según lo que te resulte más cómodo.

- Comienza a inhalar y exhalar lentamente por la nariz. Tómate unos momentos para afianzarte en la sensación de tu respiración.

- Levanta los brazos a la altura del pecho con los codos ligeramente doblados y los brazos arqueados, como si estuvieras sosteniendo una pelota gigante. Visualiza que esta pelota es ahora una roca. Siente el peso de la roca en tus brazos. Observa cómo el peso de esta roca afecta tu cuerpo, tu postura y tu respiración. Siente la energía que se necesita para simplemente levantar los brazos. Observa cualquier pensamiento y emoción que surja de cargar con este enorme peso. Respira en todas las sensaciones, pensamientos y emociones que surjan.

- Permítete poner con cuidado la piedra en el suelo y libera el peso que has estado cargando durante tanto tiempo. No es un peso que tengas que soportar. Mientras dejas que tus manos descansen suavemente en tu regazo, repite mentalmente la siguiente afirmación: «Libero este peso. Elijo soltarlo».

- Observa lo que se siente al desprenderte de este peso. Fíjate en las sensaciones físicas. ¿Te sientes más liviana, más alta, más cálida, más fresca, más amplia, más firme? Fíjate en los pensamientos y emociones que están presentes. Acógelos todos. Tómate unos momentos para respirar en este nuevo espacio de liviandad.

- Con los brazos todavía apoyados suavemente en tu regazo, repite las siguientes afirmaciones en silencio para ti misma o en voz alta:

Yo soy suficiente. Soy más que suficiente.

Mi vida tiene sentido.

Soy digna.

Soy amada.

Yo me amo incondicionalmente.

- Dedica unos momentos a sentarte en silencio y sentir cómo resuenan estas afirmaciones en tu cuerpo.

Mindfulness *y meditación para la ansiedad y el pánico*

El trauma acumulado en mi vida me dejó con ganas de una válvula de escape, lo que fuera para mitigar el dolor y no tener que sentir todas las emociones que amenazaban con aplastarme a diario. Así que me volví a las drogas. Psicodélicos, para ser exactos. No fue sorpresa que se trató de una mala decisión.

Yo solo había consumido drogas un puñado de veces en mi vida, y nada más duro que fumar ocasionalmente mientras me crie en Hawái. Pero en este período particular de mi vida, los hongos mágicos parecían ser una elección inteligente. Los primeros minutos de euforia psicodélica se convirtieron rápidamente en miedo. Una hora después, quería desesperadamente salir de la montaña rusa. Cuando finalmente desaparecieron los efectos, estaba exhausta y aterrorizada. Había experimentado mi primer ataque de pánico y, desafortunadamente para mí, aunque los hongos ya no estaban, la ansiedad seguía ahí.

Es como si esos hongos se metieran en mi médula, descubrieran las capas de trauma atrapadas en mis huesos y decidieran que ya había llegado el momento de sacarlo todo a la luz. Después de esa noche empecé a experimentar ataques de pánico regulares e incapacitantes. Me aterrorizaba ir a dormir porque estaba convencida de que no me iba a despertar. Los contornos de la realidad se difuminaron, mi corazón parecía que iba a explotar, se me entumecían los brazos y las piernas, y estaba totalmente segura de que me estaba volviendo loca. Vivía con un agudo sentido de fatalidad, y mi ámbito vital comenzó a estrecharse. Tenía miedo de conducir, subirme a un avión o salir en público. Simple y llanamente, tenía miedo de vivir. El diagnóstico oficial fue trastorno de pánico y agorafobia (PDA, por sus siglas en inglés). Un terapeuta muy reputado y caro me dijo que tenía un camino muy largo y difícil por delante.

Yo quería con desesperación una solución rápida. Por desgracia, se prescriben muchos «remedios rápidos» en forma de ansiolíticos, a pesar de su larga lista de efectos secundarios adversos. Mi bendición encubierta era el hecho de que no importaba cuánto deseara tomar una píldora mágica, el pensamiento de poner cualquier tipo de droga (incluso algo tan inofensivo como una aspirina) en mi cuerpo puso instantáneamente a mi sistema nervioso en modo de lucha o huida. Quería que la tierra me tragara y, por primera vez, comprendí con total claridad que el suicidio podía ser la opción menos dolorosa.

Sabía que tendría que encontrar una solución natural para mis ataques de ansiedad y pánico. Y no solo una venda. No quería algo que simplemente me ayudara a sobrellevar la situación. Lo que necesitaba era esperanza.

Y así fue como encontré la atención plena. Se convirtió en la lámpara que necesitaba para salir de la oscuridad.

¿Qué es el trastorno de pánico?

Piensa en el trastorno de pánico como un sistema de alarma para el hogar. Estás durmiendo en medio de la noche cuando, de repente, tu alarma de seguridad suena sin previo aviso. La reacción de lucha o huida se activa cuando los ojos se abren, saltas de la cama, los músculos se tensan y el corazón se acelera al agarrar el bate de béisbol, preparada para enfrentarte a un intruso. Pero supongamos que tienes un sistema de alarma defectuoso y, en lugar de activarse solo cuando hay peligro real, se activa *todo el tiempo*, incluso cuando no hay peligro.

Ya sea que estés experimentando una amenaza real o una imaginaria, tu cuerpo responde de la misma manera. Si esa alarma continúa sonando todas las noches, muy pronto estarás viviendo en un ansioso estado de hipervigilancia, con miedo a cerrar los ojos. Se crea un ciclo de miedo que se autoperpetúa. Una de las definiciones más simples del trastorno de pánico que he oído es «miedo al pánico». ¿Te preguntas si encajas en la situación? Estos son algunos indicios de que podrías tener un problema de ansiedad o pánico:

- Evitar ciertas actividades por temor a que puedan desencadenar síntomas de ansiedad.

- Evitar ciertos lugares porque temes sufrir un ataque de pánico en público.

- Usar drogas o alcohol para reducir la ansiedad.

- Recurrir a atracones, autolesiones u otros comportamientos poco saludables para reducir la ansiedad.

- Evitar salir de su casa.

- Evitar ver películas de terror o ciertos programas de televisión porque causan ansiedad.

- Sensibilidad extrema a ruidos fuertes.

- Dificultad para concentrarte y la consecuente preocupación de que no serás capaz de realizar tareas importantes.

- Temor de ir a dormir.

- Experimentar ataques repentinos y repetidos de miedo intenso.

- Miedo a perder el control durante un ataque de pánico.

- Miedo a las sensaciones físicas, como una frecuencia cardíaca rápida u hormigueo en los brazos y las piernas.

- Miedo a cuándo ocurrirá el próximo ataque de pánico.

Cómo puede ayudar la atención plena

Gran parte de la ansiedad que experimentamos a diario la desencadena el miedo a un futuro imaginario. Desarrollar habilidades de atención plena nos ayuda a anclarnos en el momento presente. La atención plena nos enseña cómo observar nuestros pensamientos, sensaciones y emociones aquí y ahora, y puede ayudarnos a discernir la diferencia entre los hechos y los sentimientos. Como dijimos anteriormente, cuando estamos en modo de lucha o huida, nuestro cerebro superior se desconecta. Recuerda, es un instinto de supervivencia. Si hay una amenaza inminente, tenemos que reaccionar primero y pensar después. En el caso de la ansiedad y el pánico, en los que no existe una amenaza real, la práctica del *mindfulness* puede hacer que el cerebro superior vuelva a conectarse, lo que contribuye a amortiguar el impacto de la respuesta límbica.

Cómo evitar la trampa de la evasión

Un terapeuta cognitivo-conductual me lo explicó así: imagínate que tu pánico es un perro grande y aterrador que solo te perseguirá si corres; aunque el perro puede parecer y sonar a fiera asesina, la realidad es que se parece más a un inquieto chihuahua. El ladrido del pánico siempre es más fuerte que su mordisco. En el momento en que dejas de correr, el perro deja de perseguirte y, en vez de eso, te abraza y comienza a mover la cola.

La paradoja de la ansiedad y el pánico es que, cuanto más tratamos de evitarlos, más fuerte golpean a la puerta. Si sencillamente abrimos la puerta y los invitamos a entrar, comenzamos a reentrenar nuestro sistema nervioso para no tenerles miedo.

Practica convertirte en la observadora de tu ansiedad

Compruébalo contigo misma para empezar. En una escala del uno al diez (uno es el más bajo y diez el más alto), ¿cómo calificarías tu nivel actual de ansiedad?

Practica algunas respiraciones lentas, profundas y diafragmáticas. Inhala y exhala por la nariz despacio y por completo. Siente cómo tu vientre se infla poco a poco como un globo mientras inhala y cómo cae suavemente mientras exhala. Comienza a alargar de forma intencionada tus exhalaciones a una proporción de 2:1, haciendo que tu exhalación sea el doble de larga que tu inhalación. Por ejemplo, inhala a la cuenta de dos y luego exhala a la cuenta de cuatro. Si te sientes cómoda, aumenta gradualmente tu inhalación hasta contar cuatro y la exhalación hasta contar ocho. Respira en esta proporción de 2:1 durante 5 a 10 ciclos completos de respiración. Extender las exhalaciones de esta manera tiene un fuerte efecto fisiológico calmante sobre el sistema nervioso.

Ahora vuelve a evaluarte. En una escala del uno al diez, ¿cómo calificarías tu ansiedad ahora? Quizás no ha cambiado nada, tranquila. El simple hecho de observar ya está contribuyendo a volver a entrenar el cerebro. Con el tiempo, te darás cuenta de que todo lo que hace la ansiedad es subir y bajar. ¡Eso es todo! Puede que parezca aterradora y amenazante, pero esa es la mentira de la ansiedad y el pánico. No estás en peligro. Es solo una falsa alarma.

Puede ser un reto practicar tus habilidades de *mindfulness* mientras estás en medio de un ataque de pánico, así que prepárate para el triunfo practicando tus habilidades durante períodos de ansiedad relativamente leve. Chequéate varias veces al día. Cuando te despiertes por la mañana, califica tu ansiedad. Cuando estés preparando tu desayuno, ¿dónde está tu nivel de ansiedad? Cuando te encuentres en un atasco de tráfico, examínate y observa cualquier sensación que puedas estar experimentando. Ponle un número a tu ansiedad. Comienza a tomar nota de cualquier patrón. ¿Hay ciertos momentos del día o ciertas actividades que desencadenan niveles más altos de ansiedad? ¿Hay ciertos momentos del día o ciertas actividades que ayudan a aliviar la ansiedad? Descubrir patrones te ayudará a cambiarlos.

Familiarizarte con tu ansiedad, en lugar de evitarla, transformará fundamentalmente tu relación con ella.

Respiración y meditación mantra para la ansiedad

Esta meditación tiene dos fases: una práctica de respiración consciente para calmar rápidamente el sistema nervioso, seguida de una simple meditación mantra para calmar la ansiedad y crear una sensación de seguridad y bienestar en el cuerpo y la mente.

Fase 1: respiración 4-7-8

Tratamos esta técnica de respiración relajante en la parte II de este libro y la ofrecemos de nuevo aquí como una herramienta eficaz que ayuda a aliviar la ansiedad en el acto. Por favor, consulta la página 77 para ver las instrucciones. La práctica de respiración por fosas nasales alternas de la página 75 también es una técnica de respiración eficaz para calmar el sistema nervioso cuando te sientes estresada o angustiada.

Fase 2: meditación mantra

- Busca una posición cómoda sentada. Siéntate sobre un cojín de meditación o una manta doblada, o en una silla cómoda. También puedes practicar acostada. Dirige tu atención a todos los puntos de contacto de tu cuerpo con cualquier superficie sobre la que estés sentada o acostada. Si estás en una silla, siente tus pies firmemente asentados en el suelo. Siente tu trasero apoyado en el asiento de la silla. Siente tu espalda apoyada.

- Luego, empieza a dirigir tu atención a tu respiración. Haz 5 respiraciones lentas, profundas e incluso diafragmáticas por la nariz. Siente cómo tu vientre se expande al inhalar y baja suavemente al exhalar.

- Una vez que te sientas conectada a tierra y afianzada en tu respiración, comienza a repetir mentalmente la afirmación: «Estoy a salvo».

- Repítete «Estoy a salvo» en silencio durante unos minutos. Si notas que tu mente comienza a divagar, llévala de regreso al mantra con delicadeza. Si sientes que tu cuerpo comienza a tensarse o a llenarse de sensaciones desagradables, redirige suavemente tu atención a la respiración.

- Termina tu práctica con una inhalación completa y profunda por la nariz y una exhalación audible por la boca.

Meditación para la ira

La ira necesita una salida. Podemos pensar en ella como una tetera. Cuando el agua hierve, el vapor y la presión tienen que liberarse por un orificio en el tubo de salida.

La ira no es intrínsecamente mala. Es una emoción humana normal que sirve a un propósito saludable. Nos ayuda a crear límites y puede ser el catalizador para la transformación y la revolución. Cuando estamos hartos y cansados de estar hartos y cansados, la ira puede estimularnos a la acción y al activismo. Pero la ira se vuelve tóxica cuando nos aferramos a ella y la dejamos pudrirse en la oscuridad.

Por lo general, cuando se trata del enojo, trabajo con dos tipos de personas: las que dejan que su enojo se desborde y acabe por explotar en las personas que las rodean, y las que reprimen su ira, niegan su existencia y finalmente implosionan sobre sí mismas. Las primeras se manifiestan como violencia, lo que conduce al autodesprecio y la vergüenza, mientras que las segundas pueden manifestarse como depresión.

La meta es darle a nuestra ira una salida saludable para ser sentida y liberada de modo que no dañemos a otros ni a nosotros mismos. Esta meditación para liberar la ira tiene dos partes: una práctica activa de respiración y una práctica sentada de perdón.

Si ves el perdón como un estiramiento, no lo fuerces. Permítelo en tus propios términos. Recuerda que la ira es una máscara para el dolor. Perdonar no significa traspasar nuestros límites o dar vía libre a alguien que nos ha hecho daño. Simplemente significa que ya no estamos dispuestos a llevar la carga de nuestro propio dolor.

Fase 1: respiración de fuego

Tratamos esta estimulante técnica de respiración en la parte II de este libro y la ofrecemos de nuevo aquí como una herramienta eficaz para liberar la ira y otras emociones que están enterradas en lo más profundo. Por favor lee las instrucciones de la página 82 y fíjate en las advertencias y contraindicaciones de la página 83.

Fase 2: meditación del perdón

- Busca una posición cómoda, ya sea sentada o acostada. Cierra los ojos o mantenlos abiertos, lo que te resulte más cómodo.

- Comienza a inhalar y exhalar lentamente por la nariz. Tómate unos momentos para anclarte en la sensación de tu respiración.

- Reflexiona sobre algunas de las maneras en que te han herido o les has hecho daño a otros. Reconoce el lugar herido dentro de ti que guio tus acciones. Invítate al perdón repitiéndote las siguientes frases en silencio:

  Practico el perdón por la serenidad de mi espíritu.
  Para cualquier persona a la que haya lastimado de forma intencional o no,
     por favor, perdóname.
  A quien me haya hecho daño intencionada o involuntariamente, te perdono.
  Por los momentos en que me he lastimado voluntaria o involuntariamente,
     me perdono.

- Puedes acortar las frases a:
  Perdóname.
  Te perdono.
  Me perdono.

- Observa y atenúa cualquier sensación, pensamiento y emoción que surja. Contémplate como una persona que merece el perdón, la compasión y el amor. Concluye ofreciéndote un momento de gratitud por practicar la bondad y permitir que el perdón entre en tu corazón.

Meditación para el miedo

El miedo es el mecanismo de defensa incorporado en nuestro cuerpo que nos mantiene a salvo de cualquier daño. El miedo fue diseñado para protegernos, pero, si dejamos que guíe nuestros pensamientos, emociones y acciones, puede sabotear nuestras relaciones, carrera, salud y felicidad. Yo solía pensar que el objetivo era no tener miedo. Sin duda, ninguna de las personas a las que admiraba, como Oprah, Maya Angelou o Brené Brown, tenía miedo. Luego vi un episodio de *SuperSoul Sunday* y oí a Brené Brown decirle a Oprah: «Todos tenemos miedo. Solo tenemos que llegar al punto en que entendamos que eso no significa que no podamos ser valientes».

Desecha el concepto de no tener miedo. Elimínalo de tu vocabulario y conciencia, porque ninguno de nosotros está exento de miedo; tratar de erradicar el miedo de nuestras vidas solo nos preparará para el fracaso. Mi meta ya no es no tener miedo; mi meta es ser valiente. Una de las mejores definiciones que he encontrado para el valor es sentir miedo y tomar medidas a pesar de todo. En lugar de eliminar el miedo y convertirlo en nuestro enemigo, la meditación que sigue te ayudará a entablar amistad con el miedo para que puedas enfrentarte a él en lugar de huir de él.

Meditación del «miedo amigo»

- Busca una posición cómoda, ya sea sentada o acostada. Cierra los ojos o mantenlos abiertos, lo que te resulte más cómodo.

- Comienza a inhalar y exhalar lentamente por la nariz. Tómate unos momentos para anclarte en la sensación de tu respiración.

- Trae a tu mente una situación de tu vida que haya sido una fuente de miedo. Si surgen múltiples escenarios, opta por trabajar con el que te parezca más relevante para tu vida en este momento.

- ¿Cómo te hace sentir pensar en esta situación? ¿Qué pensamientos y emociones surgen? Examina tu cuerpo. ¿Dónde vive este miedo? Fíjate en cualquier reacción o sensación física, como una frecuencia cardíaca acelerada, un subidón de calor o sudor en las palmas de las manos.

- Suelta la historia o situación que visualizaste y quédate con los sentimientos o sensaciones que dejaste atrás. Haz lo posible por sentarte con lo que realmente parece tu miedo por unos momentos. Fíjate en su peso, color, sabor, forma, sensación y ubicación.
- El siguiente paso puede sonar un poco exagerado, pero ten paciencia conmigo. Dale un nombre a tu miedo. Sí, un nombre propio, como George o Diane. Si es posible, elige un nombre neutral, uno que no esté asociado con nadie que te provoque. El nombre puede ser algo totalmente absurdo, como doña Skittles.

    Sé que suena un poco ridículo, pero darle un nombre a tu miedo hace que el miedo en sí mismo sea menos aterrador. Le quita parte de su carga emocional. Cuando tu miedo se llama doña Skittles, es difícil que tenga el mismo impacto. Tómate unos minutos para encontrar un nombre que te suene bien.

- Agradece a tu nuevo amigo aterrador. Recuerda que, por diseño evolutivo, la función del miedo es simplemente protegerte. Mi miedo se llama George. Así que yo diría algo así como: «Gracias, George, por venir a ayudarme y protegerme. Sé que solo intentas hacer tu trabajo. Gracias por todas las veces que me cuidaste cuando yo no sabía cuidarme».

    Piensa en todas las ocasiones en que el miedo ha sido una bendición en tu vida. ¿Puedes recordar alguna vez en que el miedo te ayudó? ¿Hubo alguna vez en que las alarmas de temor te ayudaron a crear límites o a salir de una situación o relación que no era segura? De verdad, dale las gracias a tu miedo por hacer todo lo posible por protegerte.

- Hay dos tipos de miedo: el miedo que te sirve y el miedo que te mantiene estancada.

    Ahora mismo, concentrémonos en este último y pensemos en todas las veces que el miedo te ha frenado. Comenzarás a crear una relación saludable con el miedo cuando puedas discernir la diferencia entre peligro real y falsas alarmas.

- Por cualquier momento en que tu miedo te haya impedido decir, hacer, crear o lograr algo en tu vida, invita a tu miedo a retirarse. Hazle saber a tu miedo que sus servicios ya no son necesarios en esa área en particular. Por ejemplo: «Gracias, George, por hacer tu trabajo de protegerme, pero tus servicios ya no son necesarios. Este es un trabajo para mi coraje, no para mi miedo».

- Ahora ponle nombre a tu coraje. Mi coraje se llama Dory, por el pececillo azul de la película de animación de Disney Pixar *Buscando a Nemo*. Sé que no es exactamente el nombre de un guerrero de corazón de león, pero siempre se me ha grabado algo del lema eternamente alentador de Dory: «¡Sigue nadando!». Siempre que el miedo me frena hasta el punto de dejarme paralizada, oigo la voz de Dory en mi cabeza: «¡Sigue nadando!». Gracias a esto, siempre puedo volver a moverme.

Pienso en mi miedo y en mi valentía como en mi propio equipo de fútbol personal; puedo cambiar a los jugadores y elegir al mejor jugador para la próxima jugada. Cuando estés sustituyendo al equipo, es útil recordar que el miedo y el coraje pueden parecer casi idénticos. Una vez oí a alguien decir que los efectos físicos del miedo en nuestros cuerpos (ritmo cardíaco elevado, palmas sudorosas, respiración más rápida) son exactamente los mismos efectos fisiológicos del coraje. Así que, cuando vayas al despacho de tu jefe en el trabajo a pedir un aumento de sueldo y sientas el corazón en el pecho, replantea tu miedo como si tu cuerpo entrara en un acto de coraje.

- Haz una respiración profunda y completa. En tu próxima inhalación, llama a tu coraje. Con tu próxima exhalación, libera tu miedo. Continúa respirando. Inhala para hacer acopio de tu coraje. Exhala para liberar tu miedo.

- Concluye tu meditación con unos momentos de afirmación, recitados en silencio o en voz alta:

  Estoy a salvo.

  Tengo apoyo.

  Tengo los pies en la tierra.

  Soy audaz.

  Soy valiente.

  Soy valerosa.

- Tómate un momento para sentarte en silencio. Junta las palmas de tus manos en el centro de tu corazón y date las gracias por afrontar tu miedo con compasión.

Mudra del rayo para el valor y la confianza

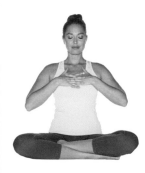

Los mudras son gestos de las manos que pueden ayudar a cambiar nuestro estado mental y emocional. El mudra del rayo ayuda a crear confianza en uno mismo y coraje. Para hacer el mudra, entrelaza tus dedos. Mantén los pulgares hacia arriba y ponte las manos sobre el corazón. Respira hondo unas cuantas veces. Puedes optar por recitar mentalmente el siguiente mantra: «Estoy confiada. Soy valiente». O utiliza la afirmación que prefieras.

Meditación para el duelo

El duelo se presenta en muchos tamaños, formas y maneras. La gente suele asociarlo con la muerte, pero el duelo puede aparecer con una pérdida de cualquier tipo. Podemos hacerlo por la pérdida de un matrimonio cuando termina en divorcio. Podemos hacer duelo por la ausencia de nuestros hijos que dejan la casa para ir a la universidad. Podemos hacerlo por la pérdida de un lugar que llamábamos hogar cuando nos mudamos. Podemos hacer duelo por la pérdida de una amistad, un trabajo o el sueño de una vida que habíamos planeado. No hay una manera correcta o incorrecta de hacer duelo. Podemos hacerlo en los brazos de los demás. Podemos hacer duelo en soledad. Podemos hacerlo con lágrimas, risas, meditación, movimiento u oración. La única regla es que guardemos nuestros corazones con el mayor cuidado y nos concedamos el espacio para sentir y el espacio para sanar sin límites de tiempo ni expectativas.

Yo creía que sería una experta en sobrellevar mi duelo cuando mi madre muriera. Después de todo, ella fue la persona que me enseñó cómo lidiar con las pérdidas. Como directora de una funeraria y asesora en el luto, mi mamá dedicó más de veinticinco años de su vida a ayudar a la gente a superar el dolor.

A través de esta experiencia, aprendí que nada lógico puede prepararte en realidad para ese tipo de pérdida. Recuerdo que mi mamá me dijo que la realidad llega seis semanas después de la muerte de un ser querido. Hasta entonces, estás entumecida o preocupada con los asuntos de la defunción: facturas médicas, tramitación de herencias, comunicación con familiares y seres queridos. Luego la realidad te golpea con la fuerza de una coz en el estómago. «Te curas, ¿pero eso de superarlo? Nadie lo supera jamás —dijo una vez mi madre—. Aprendes a vivir con ello. Aprendes a lidiar con la tristeza y, con el tiempo, aprendes a dejar que la alegría vuelva a tu vida. La gente dice: "Deberías sentir esto o aquello". No hay ningún *deber* con los sentimientos. Simplemente existen».

Ella tenía razón. Durante meses estuve aturdida. No estaba allí cuando murió y no lloré cuando supe que se había ido. De hecho, no me dio ningún vuelco el corazón. Fui a trabajar al día siguiente y continué con mi vida como de costumbre, a pesar de que todo había cambiado. Cuando por fin llegaron las emociones siete meses después, me golpearon en la cabeza como un maremoto, y pensé que nunca podría volver a respirar. Pero lo hice... y tú también lo harás.

Meditación para liberar el duelo

- Busca una posición cómoda, ya sea sentada o acostada. Cierra los ojos o mantenlos abiertos, lo que te resulte más cómodo.

- Comienza a inhalar y exhalar lentamente por la nariz. Siente cómo se inflan y desinflan los pulmones en el pecho. El duelo tiene la capacidad de echar raíces en el pecho y de envolver el corazón. Concentra tu atención en cualquier sensación en esa área.

- Coloca una o ambas manos con ternura sobre tu corazón y determina la intención de crear un espacio seguro de bondad amorosa para ti misma. Respira en el centro de tu corazón y siente el apoyo y el consuelo de tu propio toque de amor.

- Trae a tu mente la pérdida que estás experimentando. Respira suavemente en cualquier pensamiento, imagen, recuerdo, sentimiento y sensación que llegue. Si vienen lágrimas, que fluyan. Si viene la ira, que se desahogue. Si viene el miedo, abrázalo con compasión. Si viene sonido, déjalo vibrar. Crea espacio para tu duelo.

- Para que tu duelo se desplace a través y fuera de ti, inhala profundamente por la nariz y exhala lentamente por la boca, haciendo un sonido *sssssss*, como un siseo. Debería sonar como si dejaras salir el aire de un neumático. La vibración del sonido junto con la respiración es una herramienta eficaz para liberar las emociones de lo profundo de nuestro ser.

- Visualiza cómo la luz dorada te llena al inhalar, y cómo cualquier duelo te deja mientras exhalas y haces sonar cl *sssssss*. Si vienen lágrimas, que fluyan; si no vienen lágrimas, que esa sea tu experiencia, sin ningún juicio. Continúa durante tantos ciclos de respiración como sea necesario hasta que te sientas completa.

- Tómate un momento para sentarte en silencio y observar cómo te sientes.

Meditación para la autoestima y el amor incondicional a uno mismo

Quizá hayas oído la frase cómica y autocrítica de Groucho Marx: «No quiero pertenecer a ningún club que esté dispuesto a aceptarme como miembro». Estas palabras nunca dejan de hacerme reír y querer llorar al mismo tiempo. La tristeza viene de esa parte en mí que nunca se ha sentido lo suficientemente bien. Desde que tengo memoria, me he sentido como una extraña. Yo era una niña tímida, torpe e introvertida que nunca se sentía lo suficientemente inteligente, lo suficientemente carismática, lo suficientemente divertida, lo suficientemente talentosa, lo suficientemente bella o lo suficientemente genial. Cargué esta historia de «no lo suficiente» hasta la adultez, lo que me llevó a conductas de autosabotaje, relaciones tóxicas, a jugar a la insignificancia en mi carrera, a una vida social inexistente y a situaciones de ansiedad y depresión.

En mis talleres y cursos de formación de maestros, siempre le pregunto al grupo: «¿Cuántos de ustedes no se han sentido lo suficientemente buenos?». Todas las manos se levantan sin excepción. Siempre.

Debajo de la baja autoestima está el cimiento de la vergüenza. La vergüenza es una emoción tóxica que erosiona lentamente nuestra autoestima. Es la creencia de que somos intrínsecamente malos. Y normalmente está programada en nosotros antes incluso de que lleguemos a la secundaria. La vergüenza nos mantiene encerrados en patrones autodestructivos inconscientes. En su libro *Straight from the Heart*, los autores Layne y Paul Cutright escriben: «Una mente culpable espera castigo. La culpa te hará atraer a personas o situaciones que validen tus pensamientos culpables no resueltos sobre ti mismo».

Aunque la vergüenza y la culpa no son exactamente lo mismo (la culpa se define generalmente como *hacer* algo que sentimos que es malo en lugar de creer que *somos* malos), ambas pueden conducir a un comportamiento de autosabotaje cuando no se sanan. Para sanar la vergüenza, primero debemos aprender a abrazar nuestra sombra. No hay nadie en este planeta que esté libre de pecado. Todos hemos mentido, engañado, manipulado o lastimado a alguien o a nosotros mismos en algún momento. Es parte de ser humano. Así que sé amable contigo mismo, querido humano.

Ofrécete el perdón. Si tus acciones han causado sufrimiento, encuentra la manera de enmendarlo. En el programa de los doce pasos de Alcohólicos Anónimos, el octavo consiste en hacer una lista de todas las personas a las que has hecho daño y hallar el propósito de enmienda. El noveno paso es emprender la acción de realizar enmiendas directas siempre que sea posible, excepto cuando hacerlo podría perjudicarlos a ellos o a otros. La gente que conozco en recuperación me ha dicho que estos dos pasos han sido los más impactantes para limpiarse de la vergüenza. Si la persona con la que necesitas enmendarte eres tú misma, practica la meditación del perdón de la página 206. Luego procede con la siguiente meditación que te ayudará a invitar al amor a ti misma.

Meditación para generar autoestima y amor incondicional a uno mismo

- Busca una posición cómoda, ya sea sentada o acostada. Cierra los ojos o mantenlos abiertos, lo que te resulte más cómodo.

- Comienza a inhalar y exhalar lentamente por la nariz. Siente cómo tu abdomen se infla suavemente al inhalar y baja suavemente al exhalar.

- Con cariño, ponte una mano sobre el corazón y la otra sobre el vientre. A la vergüenza le gusta escarbar en nuestras tripas. Respira en tu barriga y da la bienvenida a cualquier sensación o emoción que surja.

- Repite mentalmente las siguientes afirmaciones:

    Lo que he *hecho* en el pasado no define quién *soy* en el presente.

    Confío en mí.

    Yo pertenezco a este lugar.

    Soy suficiente.

    Soy digna.

    Soy capaz.

    Soy merecedora de mi amor y afecto.

    Me amo y me acepto incondicionalmente.

- Tómate unos instantes para sentarte en silencio y observar cómo te sientes.

Mindfulness *para la disociación*

La disociación es un mecanismo de defensa que se activa cuando hemos alcanzado nuestro umbral de dolor mental y físico, como sucede con traumas físicos o emocionales severos.

La disociación puede aparecer como un desapego leve o extremo, una separación de nuestra memoria o conciencia de nuestra experiencia presente, o un aturdimiento emocional o físico. Brené Brown dice: «No podemos adormecer selectivamente las emociones; cuando adormecemos las emociones dolorosas, también adormecemos las emociones positivas».[1] Cuando hemos experimentado dolor, es natural que queramos no sentir, porque asociamos sentimiento con dolor. Pero el entumecimiento nos aleja del momento presente. Y el momento presente es el único lugar donde sucede la vida. El trabajo es abrirnos a sentir en dosis pequeñas y seguras y con el tiempo expandir nuestra ventana de tolerancia para que podamos experimentar con seguridad sensaciones, pensamientos y emociones más grandes sin sentirnos abrumadas o colapsadas. Usa la práctica *mindfulness* de conexión a tierra que se describe a continuación para mantenerte asentada en el presente.

Práctica 5–4–3–2–1 de conexión a tierra

La técnica 5–4–3–2–1 es una herramienta simple y poderosa de consciencia sensorial que puedes usar en cualquier momento en que te sientas distante, angustiada o desarraigada. Puedes hacer este ejercicio dondequiera que estés ahora mismo.

- Nombra 5 cosas que ves en tu sala o en tu entorno actual. Por ejemplo, una mesa o un sofá.

- Nombra 4 cosas que puedas sentir, como tus pies en el piso o la textura de tu camisa.

- Nombra 3 cosas que puedas oír, como el sonido de tu respiración o el tráfico.
- Nombra 2 cosas que puedas oler. Si no hay olores obvios a tu alrededor, huele tu ropa o un objeto cercano.
- Nombra 1 cosa que puedas saborear. Si no tienes nada de comida o bebida cerca, solo fíjate en el sabor de tu lengua o tus labios.
- Una vez completados los cinco pasos, planta los pies con firmeza en el suelo, respira profundamente por la nariz y observa cómo te sientes. Te invito a que repitas mentalmente las siguientes afirmaciones:

  > Estoy a salvo.
  > Estoy conectada a tierra.
  > Estoy en equilibrio.
  > La tierra me sostiene.
  > Mi aliento me sostiene.
  > Mi cuerpo me sostiene.

Mudra y meditación mantra de conexión a tierra para la disociación

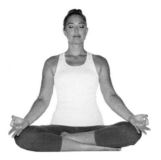

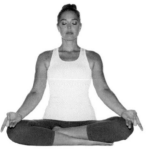

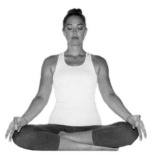

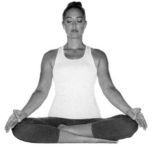

Si te sientes fragmentada o desconectada de tu cuerpo, usa este mudra que te conecta con la tierra y esta meditación mantra para afianzarte de nuevo en tu presencia física y cultivar la paz mental en el aquí y ahora. Empieza en una posición cómoda sentada con las manos apoyadas boca arriba en tu regazo, con el dedo índice y el pulgar unidos en cada mano. Luego, suelta el dedo índice y lleva el dedo corazón hasta tocar el pulgar. Suelta el dedo corazón y lleva el dedo anular hasta tocar el pulgar. Suelta el dedo anular y lleva el meñique hasta tocar el pulgar. Cuando todos los dedos hayan tocado el pulgar, vuelve a empezar la secuencia desde arriba. Para enfocar tu mente, puedes introducir el siguiente mantra: «Siento cómo me sano». Mentalmente, di cada palabra mientras tocas cada dedo. Por ejemplo, di «Siento» al conectar el índice con el pulgar; «cómo» al conectar el dedo corazón con el pulgar; «me» al conectar el anular con el pulgar; «sano» al conectar el meñique con el pulgar. Repite el mantra en sincronía con el mudra tantas veces como sea necesario para trasladarte al momento presente.

Meditación para la curación del trauma sexual

Hay pocas cosas que atenten más contra nuestro cuerpo, mente y espíritu que el trauma sexual. Las personas con las que he trabajado y que han experimentado abuso sexual describen una sensación de desconexión, desapego e incluso asco por sus cuerpos. Es común sentirse avergonzada, aturdida o incluso sucia después del abuso, pero es importante recordar que no es culpa tuya. No hiciste nada malo. Dónde estabas, con quién estabas, qué hacías, qué llevabas puesto, qué decías o no decías, o qué sentías en ese momento no era culpa tuya. La agresión sexual *nunca* está bien y *nunca* es tu culpa. Libera el peso de la vergüenza que no puedes cargar.

El viaje de curación del trauma sexual es un viaje de amistad con tu cuerpo, de apertura a tu respiración, y de permitirte sentir de nuevo (¡incluido el placer!) sin ninguna culpa o vergüenza. Muchas modalidades de curación pueden ayudar a liberar la huella de trauma sexual de nuestro cuerpo y psique, entre ellas la respiración, la hipnosis, los ejercicios de liberación de tensión y trauma (TRE, por sus siglas en inglés), la desensibilización y reprocesamiento del movimiento ocular (EMDR, por sus siglas en inglés), la psicoterapia sensomotriz, el tantra, la danza, el yoga, la meditación y muchas más. La clave es encontrar lo que te funciona. No hay una manera correcta o incorrecta de sanar. Te propongo las siguientes prácticas de meditación y afirmaciones para ayudarte a empezar a reclamar tu cuerpo, tu voz, tu poder y tu derecho innato a amar y ser amada.

Fase 1: meditación de abrazo a la niña interior

Si tu trauma se produjo durante tu infancia, te invito a abrir una conversación amorosa con tu niña interior para que puedan sanar juntas las heridas de tu pasado.

- Busca una posición cómoda, ya sea sentada o acostada. Cierra los ojos o mantenlos abiertos, lo que te resulte más cómodo.

- Comienza a inhalar y exhalar lentamente por la nariz. Siente cómo tu abdomen se infla suavemente al inhalar y baja suavemente al exhalar.

- Coloca con ternura una o ambas manos sobre tu corazón como si estuvieras cuidando a un niño pequeño, luego tómate unos minutos para visualizarte como si fueras una niña pequeña. Mírate como eras cuando eras pequeña. ¿Qué edad tienes? ¿Qué aspecto tienes? ¿Cómo es tu voz? ¿Qué llevas puesto? ¿Qué gestos tienes?

- Empieza a hablarle amorosamente a tu niña interior. Tal vez hasta puedas visualizar cómo la meces en tus brazos mientras hablas. Dile a tu niña cuánto la amas y cuánto lamentas todo por lo que tuvo que pasar. Hazle saber a tu niña interior que nada fue por su culpa. Ellas no tienen la culpa. Aprecia la fuerza y el coraje de tu niña interior. Deja que tu niña interior sepa lo orgullosa que estás de ella por haber hecho todo lo que tenías que hacer para sobrevivir. Deja que tu niña interior sepa lo agradecida que estás con ella y cuán resistente te has vuelto. Dile a tu niña interior lo hermosas, radiantes, completas y perfectas que son ambas, entonces y hoy. Que tu niña interior sepa que ahora están a salvo y libres para ser por fin la niña despreocupada, alegre y juguetona que siempre debieron ser. Continúa hablando con tu niña interior hasta que hayas dicho todo lo que necesites decir.

- Concluye visualizando cómo tu yo actual abraza con amor al yo de tu niña. Permite que tu yo adulto y tu yo infantil se conviertan en uno. Mírate a ti misma como un todo y plenamente integrada, merecedora de amor, bondad y cuidado.
- Repite mentalmente las siguientes afirmaciones:

> Yo con amor abrazo y cuido a mi niña interior.
>
> Estoy a salvo.
>
> Estoy completa.
>
> Ahora soy libre de vivir la vida de alegría, tranquilidad, propósito y amor que me corresponden por nacimiento.
>
> El Universo (o Dios o un poder superior) me apoya para crear y hacer realidad esta vida de alegría y amor.

Fase 2: afirmaciones para la sanación de un trauma sexual

Si la meditación del niño interior no ha tenido repercusión en ti o si tu trauma sexual se produjo en una etapa posterior de tu vida, te invito a que pruebes las siguientes afirmaciones:

- Busca una posición cómoda, ya sea sentada o acostada. Cierra los ojos o mantenlos abiertos, lo que te resulte más cómodo.
- Comienza a inhalar y exhalar lentamente por la nariz. Siente cómo tu abdomen se infla suavemente al inhalar y baja suavemente al exhalar.
- Repite mentalmente las siguientes afirmaciones:

> Confío en mi cuerpo.
>
> Mi cuerpo está a salvo.
>
> Me siento segura al sentir.
>
> Invito a los sentimientos para poder comenzar a sanar.
>
> Abrazo con amor todas las partes de mí misma y de mi cuerpo.
>
> Reclamo mis fronteras.

Soy digna y merecedora de amor.

Abro la puerta a mi corazón.

- Si algunas de las afirmaciones anteriores no te resultan convincentes, siéntete libre de crear las tuyas propias que sientas más auténticas. Recuerda, no hay una manera incorrecta de hacer esto.

- Respira en tu vientre y siente en tu corazón. Tómate un momento para sentarte en silencio y observar cómo te sientes.

Después de explorar las prácticas de esta sección, te invito a considerar la posibilidad de permitir que el perdón entre en tu corazón para apoyar aún más tu curación del trauma. Si sientes que surge resistencia o enojo con solo pensar en perdonar a la persona que te hizo daño, no te preocupes. El perdón no es un proceso que deba acelerarse o abordarse sin sinceridad. Abandona la idea por ahora y vuelve a ella solo cuando estés preparada.

El perdón no significa que toleres, consientas, absuelvas o invites a esta persona a volver a tu vida. No es necesario escribirle o expresarle el perdón en voz alta a esta persona. El perdón no es para ellos. El perdón es para ti. El perdón no les da ningún poder; te ayuda a reclamar tu poder. Si estás lista para este paso, consulta la meditación del perdón en la página 206 y, como siempre, siéntete libre de añadir tus propias afirmaciones y las palabras que mejor se adapten a tu experiencia.

Mindfulness *para un sueño reparador*

Cualquiera que haya luchado contra el insomnio sabe lo incapacitante que puede ser. Has probado todos los trucos del libro y nada funciona. Cada minuto que pasa te sientes más desesperada. La ansiedad por no poder dormir crea un ciclo frustrante y recurrente de —lo adivinaste— incapacidad para dormir. Olvídate del sueño como objetivo; en su lugar, procura la relajación total del cuerpo. Dite a ti misma que no hay problema si no te duermes inmediatamente o si te quedas despierta, porque la relajación profunda puede tener efectos curativos y restauradores casi tan poderosos sobre el cuerpo y la mente como el sueño.

A menudo practico yoga nidra (traducido como «sueño yóguico»), que me ayuda a dormirme cuando no puedo apagar mis pensamientos acelerados. El yoga nidra es una forma de yoga de gran poder reconstituyente que consiste en poco más que acostarse boca arriba y ser guiada metódicamente a través de cada parte del cuerpo con el fin de inducir un estado de máximo descanso. Varios estudios han confirmado la efectividad del yoga nidra en el tratamiento del TEPT, y están apareciendo más estudios sobre esta disciplina como tratamiento para el dolor crónico y los trastornos del sueño. Un estudio de 2014 publicado en el *International Journal of Yoga Therapy* «reveló disminuciones significativas en los pensamientos negativos de culpa y depresión» entre quienes practicaron yoga nidra dos veces por semana durante diez semanas en un centro médico de veteranos de Long Beach.[2] Este estudio se llevó a cabo específicamente con un grupo de mujeres que habían sufrido violación y trauma sexual en el ejército.

En 2015, tuve la oportunidad de estudiar y entrenar con Richard Miller, psicólogo clínico, investigador y fundador del Integrative Restoration Institute y de yoga nidra iRest. Me resfrié la noche antes de tener que viajar y llegué al entrenamiento falta de sueño y sintiéndome fatal. No estaba segura de cómo iba a superar ocho horas de entrenamiento al día durante cinco días consecutivos. Afortunadamente, ¡había venido al lugar correcto! Después de solo una hora de yoga nidra iRest, sentí como si mi cuerpo se hubiera puesto al día con varias horas de sueño.

Puede sonar demasiado bueno para ser verdad, pero hay una base científica contrastada que explica por qué el yoga nidra es tan eficaz. Funciona así: cuando nos quedamos dormidos, nuestras ondas cerebrales cambian de ondas beta activas, despiertas (¡y a menudo estresantes!) al estado relajado y más lento de las ondas alfa. Las ondas alfa producen un estado de descanso en vigilia, que es un estado de meditación característico. La transición de beta a alfa se considera una etapa previa al sueño. La fase 1 del sueño se da cuando nuestro cerebro pasa de las ondas alfa a las ondas theta, que son de frecuencia aún más lenta que las ondas alfa. Esta fase se considera «sueño ligero» y es común que las personas digan que no estaban realmente dormidas si se despiertan durante esta fase.

Los practicantes de meditación experimentados alcanzan a menudo un estado theta durante la meditación profunda, induciendo un estado de profunda relajación. En la fase 2 del sueño, las ondas theta se mantienen, la temperatura corporal disminuye y la frecuencia cardíaca comienza a disminuir. La fase 3 es una etapa de transición entre el sueño ligero y el sueño profundo donde emergen las ondas delta. La fase 4 es nuestro sueño más profundo, donde predominan las ondas delta, que tienen la frecuencia más lenta. El yoga nidra (y otras formas profundas de meditación) nos lleva al umbral entre alfa y theta, donde nuestro cuerpo «duerme» mientras nuestra mente está lúcida. Así que salimos de una sesión sintiéndonos renovadas, despiertas y bien descansadas, aunque no hayamos dormido.

La mejor manera de practicar yoga nidra es en una clase con un maestro capacitado que te pueda guiar en el proceso. La segunda mejor opción es descargar cualquiera de las muchas aplicaciones de meditación que ofrecen meditaciones de sueño guiadas. Recomiendo la aplicación Insight Timer, que ofrece cientos de meditaciones guiadas para elegir, incluyendo meditaciones de yoga nidra específicas para dormir. Dos de mis favoritas en Insight Timer son la meditación «Breathing into Sleep» de la profesora Bethany Auriel-Hagan y «Yoga Nidra for Sleep» de Jennifer Piercy. No puedo decirte cómo terminan, ¡porque nunca he estado despierta lo suficiente para acabar ninguna de las dos!

Aparte de las aplicaciones, hacer ejercicio durante el día y crear un ritual de relajación a la hora de acostarte por la noche ayudará a tu cuerpo a liberar energía de ansiedad para que puedas relajarte y recibir el descanso que necesitas. Recomiendo el uso de la secuencia del insomnio, incluyendo la relajación muscular progresiva, de la página 156, como parte de tu ritual nocturno. Si aun así tienes problemas para conciliar el sueño, prueba estas dos meditaciones de respiración relajante.

Fase 1: respiración abdominal para el sueño profundo

- Busca una posición cómoda tumbada boca arriba. Mira hacia arriba a un punto del techo por encima y más allá del nivel de los ojos. Esto hará que los músculos de tus ojos tengan que trabajar un poco más duro, lo que finalmente cansará tus ojos, y los hará pesados en preparación para el sueño. Mientras miras fijamente este punto, cuenta despacio hacia atrás de diez a uno. Respira profundamente hacia adentro y hacia afuera por la nariz, sintiendo cómo tu estómago sube y baja mientras cuentas hacia atrás. Cuando llegues a uno, deja que tus ojos se cierren con suavidad.

- Haz tres ciclos de respiración abdominal profunda con los ojos cerrados, luego ábrelos de nuevo y mira al mismo punto en el techo. Repite la cuenta atrás de diez a uno. Repite este ciclo 2 veces más.

  Para la tercera ronda, tus párpados desearán estar cerrados. Déjalos que se cierren suavemente y mantenlos cerrados (si te sientes cómoda) conforme avanzas a la siguiente parte de la práctica respiratoria.

- Continúa inhalando y exhalando lentamente por la nariz. Siente cómo tu abdomen se infla suavemente como un globo mientras inhalas y baja de forma natural mientras exhalas.

- Comienza a contar mentalmente la duración de tus inhalaciones y la duración de tus exhalaciones, con el objetivo de hacer que tus exhalaciones sean el doble de largas que tus inhalaciones. Por ejemplo, inhala hasta contar 3, luego exhala hasta contar 6. Prueba a extender tu respiración un poco más, inhala hasta contar 4 y exhala hasta contar 8. Si esto te parece demasiado largo o te encuentras sin aliento, vuelve a una proporción de 3:6 o prueba 2:4.

Extender las exhalaciones tiene el efecto fisiológico natural de calmar el cuerpo y el cerebro. La concentración mental añadida que proporciona el conteo ayuda a silenciar los pensamientos acelerados y las cháchuras mentales que a menudo interfieren cuando estamos tratando de dormir.

Fase 2: respiración nasal izquierda

En la tradición del kundalini yoga, se cree que hay dos caminos energéticos que se entrelazan en nuestra columna vertebral. El canal derecho es el *pingala nadi*, que comienza debajo del chacra raíz (que se encuentra en la base de la columna vertebral) y sube hasta la fosa nasal derecha. *Pingala* se asocia con el sol y la energía activa, ardiente, masculina. El canal izquierdo es el *ida nadi*. También comienza en el chacra raíz y termina en la fosa nasal izquierda. *Ida* gobierna el lado izquierdo del cuerpo y se asocia con la energía lunar, refrescante, tranquilizadora y femenina.

Si todo esto te suena demasiado esotérico, puedes pensar en el *pingala* como el equivalente de tu sistema nervioso simpático (que activa, energiza, «hace sonar la alarma») e *ida* como tu sistema nervioso parasimpático (que calma, refresca, «descansa y digiere»). Para entrar en el sueño, queremos que caiga nuestro sistema nervioso parasimpático, al que, según la sabiduría kundalini, se puede acceder respirando por la fosa nasal izquierda.

- La respiración por la fosa nasal izquierda se practica tradicionalmente sentada con la columna vertebral erguida. Te recomiendo que lo practiques entre 3 y 11 minutos sentada antes de acostarte en la cama (sin embargo, si ya estás acostada, puedes practicar de espaldas, asegurándote de que tu columna vertebral esté estirada). Si este marco de tiempo parece extrañamente específico, es porque lo es. La sabiduría kundalini sostiene que se necesitan al menos 3 minutos de respiración para que surta efecto en la circulación y en la química sanguínea; a los 11 minutos, nuestra glándula pituitaria y nuestros nervios comienzan a aprender y a cambiar.

- Cierra la fosa nasal derecha colocando el pulgar derecho suavemente contra ella. Mantén tu fosa nasal izquierda abierta y toma una inhalación profunda completa a través de tu lado izquierdo solamente. Exhala a fondo por la fosa nasal izquierda. Continúa inhalando y exhalando por la fosa nasal izquierda de 3 a 11 minutos.

- Cuando termines tu práctica de respiración, libera la fosa nasal derecha y respira normalmente por ambas fosas nasales.

Meditación para el dolor crónico

Vivir con dolor crónico puede robarte la vitalidad y la alegría de la vida. Una buena amiga mía sufrió un dolor crónico que comenzaba en el cuello y le bajaba por la columna vertebral. Le dolía girar la cabeza, sentarse, estar de pie y dormir; en otras palabras, siempre tenía dolor. Tomaba analgésicos, lo que la hacía sentirse atontada. A menudo se disculpaba por no ser ella misma. Además del dolor, luchaba con la ansiedad. El dolor alimentaba la ansiedad y la ansiedad alimentaba el dolor.

Cansada de vivir aturdida, y desesperada por una solución mejor, me pidió ayuda. Le recomendé una serie de suplementos naturales contra la inflamación que le ayudarían a controlar el dolor (lo explicaré con más detalle en la sección que comienza en la página 261); estiramientos suaves para los hombros, la espalda y el cuello doloridos; y sí, lo adivinaste, meditación.

El doctor Danny Penman, autor de *Tú no eres tu dolor: mindfulness para aliviar el dolor, reducir el estrés y recuperar el bienestar, un programa de ocho semanas*, dice que el dolor viene en dos formas: primaria y secundaria. «El dolor primario surge de una enfermedad, lesión o daño al cuerpo o al sistema nervioso. Se puede entender como la información en bruto enviada por el cuerpo al cerebro. El dolor secundario es la reacción de la mente al dolor primario, pero a menudo es mucho más intenso y duradero. Está controlado por un "amplificador" en el cerebro que gobierna la intensidad del sufrimiento». El doctor Penman continúa diciendo que la meditación «baja el control del volumen del dolor» y puede reducir el dolor crónico en un 57 % en los meditadores principiantes y en más del 90 % en los meditadores «consumados».[3]

Meditación para aliviar el dolor crónico

- Busca una posición sentada o acostada en la que te sientas cómoda y con apoyo. Cierra los ojos o mantenlos abiertos, lo que te resulte más cómodo.

- Deja que tu cuerpo se relaje en el apoyo completo de la superficie que tienes debajo de ti. Visualízate siendo acunada y abrazada con cariño, y liberando todo esfuerzo físico.

- Comienza a inhalar y exhalar lentamente por la nariz. Siente cómo tu abdomen se infla suavemente al inhalar y baja suavemente al exhalar. Dirige tu atención a las fosas nasales. Fíjate en la sensación de frescor del aire al inhalar por las fosas nasales. Fíjate en la sensación ligeramente más cálida que adquiere el aire al salir de las fosas nasales. Quédate con esta suave sensación de aliento que fluye hacia adentro y hacia afuera por las fosas nasales por unos momentos.

- Mientras sigues respirando profundamente, abre tu campo de conciencia a cualquier sensación fuerte, desagradable o dolorosa de tu cuerpo. Es posible que notes muchas sensaciones, pero elige centrarte en la que te parece más fuerte y palpable en este momento. Empieza a explorar todos los aspectos de esta sensación con un poco de curiosidad. ¿Esta sensación tiene contornos? ¿Puedes sentir sus contornos? Fíjate dónde comienza y dónde termina. ¿Se desplaza a otras partes del cuerpo o no se mueve? ¿Tiene forma, color, textura o sonido? ¿Qué diría esta sensación si pudiera hablar? ¿Cambia, se altera, disminuye o se intensifica la sensación solo por el hecho de que le prestes atención?

- Permanece con tu sensación mientras comienzas a controlar tu respiración. Concéntrate en tus exhalaciones. Visualiza tus exhalaciones como una fuente de energía sanadora y dirige con amor tu aliento sanador hacia tu sensación. Siente cómo tu aliento abraza suavemente tu dolor, acunándolo como si estuviera consolando a un niño. Deja que tu respiración suavice el dolor, suavizando sus aristas. Deja que tu respiración se mueva directamente hacia el dolor con un toque suave y susurrante, como una nube que acaricia el cielo. Si las sensaciones se vuelven demasiado intensas, permítete retroceder.

- Continúa enviando con amor tu aliento a tu dolor y observa cualquier efecto. Con cada exhalación, puedes decir mentalmente «suavizar», «soltar» o «liberar». Continúa respirando con o sin la afirmación mental por unos momentos más. Fíjate en si tus sensaciones están cambiando de forma, desvaneciéndose o retrocediendo.

- Continúa enviando con amor tu aliento a tu dolor y observa cualquier efecto. Con cada exhalación, puedes decir mentalmente «suavizar», «soltar» o «liberar». Continúa respirando con o sin la afirmación mental por unos momentos más. Fíjate en si tus sensaciones están cambiando de forma, desvaneciéndose o retrocediendo.

- Deja de poner el foco en la sensación y trae tu atención de vuelta al aire que fluye dentro y fuera de tus fosas nasales. Quédate ahí un momento y observa cómo te sientes sin juzgarte.

Automasaje energético para calmar el dolor

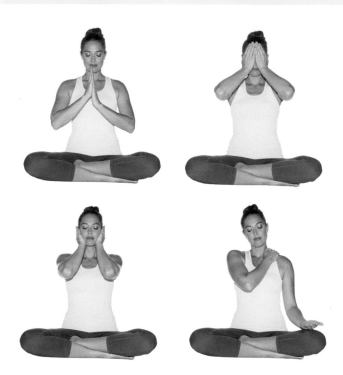

Nuestras manos tienen el poder de la autocuración. Para acceder a tus capacidades naturales de curación, simplemente frótate las palmas de las manos con fuerza durante unos treinta segundos. Sigue frotando hasta que sientas que se acumula calor entre tus manos. Pon suavemente tus manos sobre tus ojos y luego tus oídos para ayudar a aliviar la fatiga, el estrés y la tensión. Luego, con delicadeza y amor, pon tus manos sobre cualquier otro lugar de tu cuerpo donde estés experimentando tensión, dolor o incomodidad.

Mindfulness *para la salud digestiva*

Me declaro culpable de haberme llevado una bolsa de comida rápida al auto y de haberme metido papas fritas en la cara en un semáforo más veces de las que me gustaría admitir. En estos días, he cambiado las papas fritas por rebanadas de manzana o batidos de frutas frescas, pero todavía me encuentro comiendo en el camino por lo menos dos o tres veces a la semana. Culpo a mi apretada agenda de no encontrar casi nunca el tiempo para sentarme a disfrutar de una comida, pero hace poco me di cuenta de que soy yo quien fija mi agenda.

Comer sin cabeza es algo que todos hemos hecho. Estoy segura de que te identificas con eso de abrir una bolsa de papas fritas o un vaso de tu helado favorito y luego tumbarte en el sofá frente al televisor. Veinte minutos más tarde, tienes una bolsa vacía o un recipiente de cartón, con dolor de estómago y mala conciencia.

Comer con consciencia consiste en cambiar la relación con los alimentos prestando atención a lo que hay en el plato y a cómo tus sentidos lo perciben. Es sintonizar con las señales de hambre o saciedad de tu cuerpo y notar cómo responde este. Es observar cualquier pensamiento, sentimiento o emoción que surja en torno a tu relación con ciertos alimentos y dedicar tiempo a preguntarte si realmente estás escuchando a tu cuerpo. Hay estudios que sugieren que una alimentación consciente puede frenar los impulsos de comer, reducir la ingestión de alimentos relacionada con el estrés, ayudar a reducir el azúcar en la sangre, mejorar los niveles de colesterol y crear una relación general más saludable con los alimentos.

Comer con consciencia

- Antes de cada comida, pregúntate de qué tienes realmente ganas. La respuesta podría ser una hamburguesa con queso o una pizza. Pero indaga un poco más. ¿Tienes hambre porque tu cuerpo necesita las calorías? ¿Tienes hambre de la compañía social que te puede proporcionar compartir una comida con tus amigos? ¿Buscas una forma de pasar el tiempo? ¿Tienes hambre de amor o de aceptación?

  A menudo comemos porque estamos aburridos, solos o estresados. Cuando nos preguntamos qué hay detrás de nuestra hambre, podemos darnos cuenta de que la hamburguesa con queso que se nos antoja no es realmente lo que nos apetece. Libera todo juicio y haz estas preguntas con una curiosidad sencilla.

- Cuando te sientes a comer, usa los cinco sentidos durante la experiencia. Fíjate en el color, la forma, la textura, el olor, la consistencia, el sabor, el gusto, la temperatura y el sonido de lo que comes. ¿Es crujiente, esponjoso, pastoso, caldoso, caliente, frío, amargo, dulce, gustoso, picante, suave? Involúcrate con todos sus aspectos. Si es un plato complejo, ¿puedes distinguir en tu paladar todos los ingredientes que saboreas? Incluso puedes visualizar de dónde proceden estos ingredientes (como la cúrcuma, de la India).

- Al comer, mastica despacio y saborea cada bocado. La digestión comienza en la boca. Cuanto mejor mastiques los alimentos y cuanto más pequeños sean los trozos en que puedas triturarlos, mejor prepararás tu cuerpo para una digestión sana y una absorción óptima.

- Mientras continúas comiendo, sigue las indicaciones de tu cuerpo. ¿Continúas comiendo simplemente porque le enseñaron a limpiar su plato? ¿O sigues comiendo porque tu cuerpo necesita el combustible? Honra a tu cuerpo nutriéndolo cuando esté vacío y deteniéndote cuando ya esté lleno.

- Antes, durante y después de cada comida, observa cómo te sientes mental, física y emocionalmente. ¿Te sientes culpable o bien alimentada? ¿Te sientes ligera, pesada, perezosa, cansada, con energía, calmada, ansiosa, irritable o con la mente nublada? Exploraremos todo esto mucho más a fondo en la siguiente sección, pero por ahora comienza a prestar atención a cómo te hace sentir la comida que consumes.

El arte de pelar una naranja con atención plena

Para practicar la ingesta consciente de alimentos, he aquí un breve y delicioso ejercicio para ensayar.

- Toma una naranja. Sostenla con ambas manos. Siente su peso y recorre su forma. Siente la textura de la cáscara exterior. Fíjate en el color. Observa cualquier mancha, hendidura o marca. Póntela frente a la nariz y respira su aroma.

- Comienza a pelar la naranja lentamente. Siente la cáscara debajo de las uñas. Fíjate en la parte blanca («la médula») entre la piel y el fruto. ¿Cuál es su textura, sabor, olor?

- Continúa pelando hasta que llegues a la pulpa. Separa lentamente cada gajo. Fíjate en las «venas» blancas de cada gajo. Observa el tamaño y la forma de cada pedazo mientras los separas con delicadeza.

- Al morder la naranja, presta atención al sabor, la textura y el sonido que tiene. ¿Es jugosa, dulce, amarga, ácida? Fíjate en la forma, la textura y el color de las pepitas. Siente cómo te gotea el jugo por los dedos. Experimenta la naranja con todos tus sentidos bien despiertos.

- Cuando hayas terminado, tómate un momento para sentarte en silencio y observar cómo te sientes. ¿Qué sensación produce acercarse a cada comida con ese mismo nivel de presencia y conciencia sensorial?

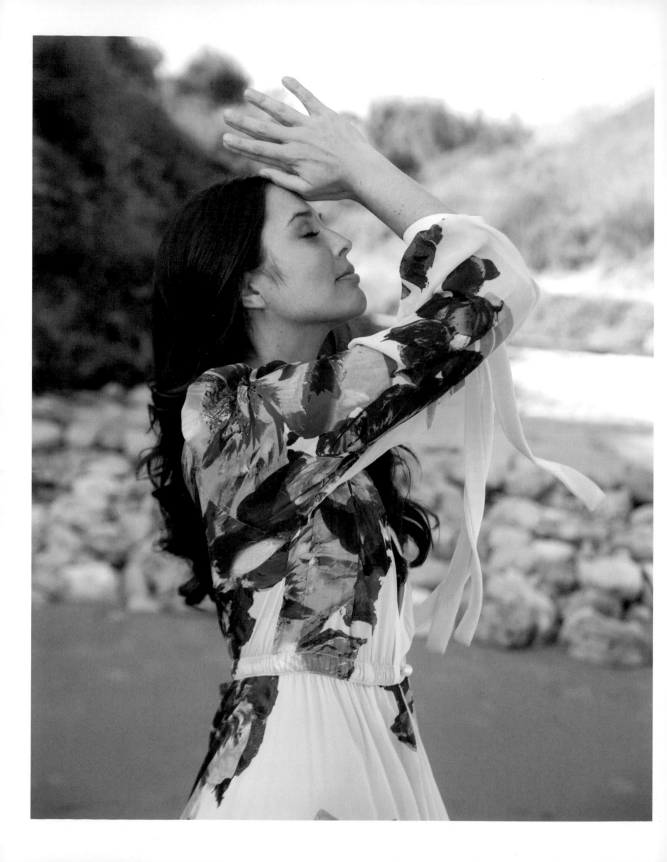

Parte IV

Comer para sanar

Capítulo 13

Toda la salud comienza en el intestino

*Es mucho más importante saber qué persona tiene
la enfermedad que qué enfermedad tiene la persona.*
—Hipócrates

El panorama de la nutrición puede ser increíblemente confuso y contradictorio. Al igual que la política y la religión, la comida es uno de los temas con mayor carga emocional y más debatidos. En más de una ocasión, he sido testigo de cómo en las conferencias sobre salud y bienestar los médicos se enfrentan con acritud en relación con los consejos y la información nutricional. He escuchado historias de amistades y parejas que se rompen a causa de las opciones nutricionales.

La comida suele estar profundamente arraigada en nuestras creencias culturales, religiosas y espirituales. Está tan incrustada en nuestra psicología que puede llegar a ser parte de nuestra identidad. Utilizamos etiquetas para describir no solo nuestras preferencias alimenticias, sino también quiénes somos y qué defendemos en la vida. Cuando la etiqueta de alguien está en contradicción con la nuestra, puede ser motivo de profunda indignación. Solo por eso, constituye un desafío inmenso cambiar el punto de vista de otra persona sobre los alimentos, por no hablar de nuestra propia relación con ellos.

Entonces, ¿por dónde empezar? Comenzaré diciendo que no importa dónde estés en el gran debate sobre la comida, la única verdad universal es que lo que comemos afecta profundamente nuestra salud, y no solo a nivel físico. Sin duda, nuestras elecciones alimenticias tienen un gran impacto en nuestra salud mental. Por suerte, cada vez se utiliza con más frecuencia la terapia nutricional tanto en el tratamiento como en la prevención de algunos de los principales problemas de salud mental a los que nos enfrentamos hoy en día, como la ansiedad y la depresión. Resulta que Thomas Edison tenía razón cuando predijo: «El médico del futuro no dará ningún medicamento, sino que interesará a sus pacientes en el cuidado de la estructura humana, la dieta y la causa y prevención de la enfermedad».

La segunda verdad es que no existe un enfoque único para la alimentación. Lo que causa una respuesta inflamatoria en una persona puede tener poco o ningún efecto en otra. A algunos les puede ir mejor con una dieta que incluya carne, mientras que a otros les puede ir mejor con una dieta vegetariana. El gluten puede significar un desastre digestivo para una persona, pero puede ser fácilmente tolerado por otra. La cafeína podría exacerbar enormemente la ansiedad de una persona y causar estragos en sus glándulas suprarrenales, mientras que a otros les va bien con moderación. Hay muchos factores que desempeñan un papel en la determinación de cómo un individuo reacciona a los alimentos, como la genética, la bioquímica particular, el trauma y las experiencias adversas de la infancia (ACE, por sus siglas en inglés), la historia clínica, el uso de antibióticos, cómo naciste (¡lo creas o no, el hecho de que el parto fuera por vía vaginal o por cesárea marca una gran diferencia en la flora intestinal!), los niveles de estrés, el estilo de vida, el uso de drogas y alcohol, y la lista continúa. La conclusión es que lo que les funciona a otros puede que no te funcione a ti, y no hay ningún libro que pueda escribir una receta para todas las personas.

Precisamente por el carácter individualizado de la sanidad, este libro no ofrece un plan de dieta específico. De hecho, no me gusta nada la palabra *dieta*, ya que con demasiada frecuencia se asocia con una alimentación restrictiva y con el control del peso. Salir del trauma ya es bastante difícil; desde luego, no necesitamos añadir culpabilidad o vergüenza por nuestro tamaño, peso o apariencia. Si la comida representa una lucha para ti en cualquier aspecto, no estás sola y no encontrarás ningún juicio en estas páginas.

Lo que encontrarás aquí es información basada en evidencias sobre cómo ayudar a reparar tu intestino y tu cerebro, sobre la base de estudios científicos e investigaciones de médicos, neurocientíficos y nutricionistas titulados que están marcando la pauta en sus campos. También encontrarás más de veinticinco recetas exclusivas para mejorar el estado de ánimo y sanar tu intestino, creadas en colaboración con mi querida amiga Elise Museles, que es una cocinera brillante, *coach* titulada en salud holística y *coach* diplomada en psicología de la alimentación. Ella ha escrito *Whole Food Energy*, y sus recetas de curación intestinal se han publicado en los éxitos de librería *La buena digestión* y *La solución microbioma*, de la doctora Robynne Chutkan, gastroenteróloga integral y experta en microbioma.

Espero que la información y las recetas que se presentan a continuación abran un camino de descubrimiento para que comiences a ver la comida como uno de tus mayores aliados en el camino hacia una mejor salud física y un mejor bienestar mental. Este libro tiene por objeto reunirnos donde estás hoy y servir como punto de partida para tu viaje. Conforme avanza la travesía, puede haber ciertas áreas en las que necesites más orientación y apoyo. Siempre recomiendo buscar un nutricionista acreditado, un naturópata, un médico o un especialista en medicina funcional en tu localidad para que supervise cualquier cambio importante en la dieta y la terapia nutricional. Un médico clínico cualificado puede indicar diferentes pruebas de sangre, heces y saliva para identificar deficiencias nutricionales, alergias alimentarias y sensibilidad a los alimentos; detectar cualquier bacteria o parásito dañino; medir los niveles de cortisol; y recetar las dosis correctas de suplementos nutricionales, como vitaminas, minerales, glandulares y aminoácidos.

Pero, si no tienes los recursos o el acceso a un profesional cualificado en nutrición, no te preocupes. Algunos de los pasos más simples pueden crear los cambios más profundos. Tengo una gran esperanza en que las páginas que siguen te ayudarán a dar los primeros pasos hacia la consecución de tu máxima salud y vitalidad.

Mi trayectoria con la comida

Mi interés personal en la nutrición comenzó cuando a mi mamá le diagnosticaron cáncer de páncreas en fase IV. Los médicos le dijeron que la quimioterapia podría prolongar su vida unos meses, pero que no haría mucho para salvarla. Como la medicina occidental nos decía que no había nada que hacer, mi hermana y yo comenzamos a investigar alternativas holísticas que, al menos, le dieran a nuestra madre una sensación de control y fortaleza en su lucha. De esta manera, empecé a aprender sobre la relación entre la comida y la enfermedad y el poder curativo de las dietas antiinflamatorias.

Mi propia lucha contra la ansiedad y los ataques de pánico intensificó mi determinación de entender todo lo que pudiera, no solo sobre la comida y las enfermedades físicas, sino también sobre la conexión entre la comida y la salud mental. Leí todos los libros que pude conseguir, busqué naturópatas y médicos de medicina funcional, seguí cursos en la Escuela de Medicina Funcional Aplicada y obtuve un certificado de nutrición vegetariana de la Universidad de Cornell.

Mi propia travesía por la salud mental y mis problemas digestivos crónicos han hecho de mí una estudiante vitalicia de la nutrición; sin embargo, no soy doctora ni dietista. Ahora bien, no puedo concebir la idea de escribir este libro sin una sección sobre lo que considero el principal eslabón perdido para ayudar a las personas a superar el trauma: la comida.

Cuando estaba atravesando mi propia noche oscura del alma, pasé incontables horas investigando maneras de salvarme de mí misma, pero no pude encontrar ni un solo recurso para sanar el trauma en los tres lugares donde habita: el cuerpo, la mente y el intestino. Fue un viaje agotador y a veces frustrante en el que me vi obligada a armar las piezas yo misma. Quiero ahorrarte ese tiempo.

Comiéndome mis emociones

Siendo por naturaleza alta y delgada, pude salir adelante comiendo casi cualquier cosa que me apeteciera durante la mayor parte de mi vida y dando la impresión de estar «sana». Pero si hubieras podido echar un vistazo a mi mundo interno durante mis años de formación y la mayor parte de mi adultez, mi tracto digestivo habría contado una historia mucho más horripilante. Provengo de una gran familia hawaiana, en *todos* los sentidos de la palabra. Para bien o para mal, la comida siempre ha sido lo que nos ha unido. Todas nuestras fiestas y reuniones familiares giraban en torno a la comida, a montones. Cuando había un nacimiento en la familia, comíamos. Cuando había una muerte en la familia, comíamos. Cuando había una boda, una graduación, un partido de fútbol, una celebración o una tragedia, comíamos. La comida era la forma que tenía mi familia de decir «te quiero», y también era una venda que usábamos para tapar nuestro dolor.

Cuando yo era adolescente, mi abuelo fue arrestado por exhibirse ante un menor de edad en la playa. Fue una noticia impactante que causó mucha vergüenza y bochorno a mi familia. Mis padres insistieron en confrontar a mi abuelo y organizaron una reunión en su casa con un consejero presente. No recuerdo mucho de lo que se dijo esa noche, pero recuerdo estar sentada tranquilamente en la esquina llorando, deseando que todo fuera una pesadilla. Cuando ya no quedaba nada que decir, mi abuela nos invitó a todos a comer como si nada hubiera pasado. Así que comimos. Cuando terminó la comida, la vida volvió a la normalidad y nunca volvimos a hablar de ello.

En teoría, nuestro plato es el lugar más sencillo para hacer cambios radicales y duraderos en nuestra salud y vitalidad. Sin embargo, en la práctica, es uno de los más difíciles, precisamente porque la mayoría de nosotros tenemos una relación muy complicada y emocional con la comida.

Para ser totalmente sincera, la comida sigue siendo el área en la que más lucho. Aunque he acumulado horas de investigación sobre el tema, he trabajado con los mejores naturópatas y médicos de medicina funcional, y he revisado drásticamente mi dieta, todavía tengo momentos en los que ansío la azucarada y procesada «comida reconfortante» de mi pasado. Como es natural, estos antojos suelen aparecer durante momentos de estrés o confusión emocional. Resulta que hay una razón para esto.

La conexión intestino-cerebro

Cuando empecé a sufrir ataques de pánico y ansiedad paralizante, no tenía ni idea de que los alimentos que consumía para poder «calmarme» en realidad contribuían a mi ansiedad y pánico. Tampoco podía concebir la posibilidad de que mi salud física y mental ya estuviera siendo condicionada por mi intestino desde que estaba en el vientre de mi madre.

El intestino se conoce como nuestro «segundo cerebro» o sistema nervioso entérico (ENS, por sus siglas en inglés). Están compuestos por más de 100 millones de neuronas (¡más neuronas de las que tenemos en la médula espinal!). El ENS rige nuestro sistema digestivo, pero su labor no termina ahí. Influye en todo nuestro cuerpo a través de una red de neurotransmisores. Y fíjate: ¡es nuestro ENS, o nuestro «cerebro intestinal», el que produce el 95 % de la serotonina de nuestro cuerpo! Sí, la misma serotonina que los psiquiatras antes pensaban que residía solo en el cerebro, ¡en realidad *está* en nuestro intestino! Nuestro ENS también es responsable de la producción del 50 % de la dopamina de nuestro cuerpo, un neurotransmisor esencial que está relacionado con el centro de placer y recompensa de nuestro cerebro, así como con nuestra capacidad para concentrarnos, aprender y retener información por medio de la memoria. La inflamación en el intestino puede afectar la capacidad de nuestro cuerpo para crear de manera eficiente estos neurotransmisores críticos que equilibran el estado de ánimo.

Nuestro intestino y nuestro cerebro están en constante comunicación. El intestino envía señales al cerebro no solo sobre las sensaciones intestinales, como el hambre, la saciedad y las náuseas, sino también sobre nuestro bienestar. Nuestro cerebro responde, generando reacciones intestinales. Estos sentimientos intestinales nuestros pueden parecer fugaces, pero no lo son. Nuestro cerebro guarda una biblioteca virtual de estos sentimientos, a la que accede más tarde en el momento de tomar decisiones. Esto significa que la forma en que nos sentimos en nuestro intestino afecta no solo lo que comemos, sino también nuestras decisiones y sentimientos acerca de la vida en general.

Todos hemos experimentado la sensación de «mariposas» en el estómago cuando estamos nerviosos o excitados, o hemos tenido un «presentimiento en las tripas» sobre algo que no podíamos quitarnos de la cabeza. Resulta que los sentimientos viscerales son una realidad. Según el doctor Emeran Mayer: «Estudios recientes sugieren que [...] los intestinos [...] pueden influir en las emociones básicas, la respuesta al dolor y las relaciones sociales, e incluso en muchas de las decisiones que tomamos...».[1] Así es, «instintos viscerales» y «confiar en tus entrañas» son mucho más que simples coloquialismos. Cuando nuestro intestino nos dice algo, es el resultado fisiológico de las relaciones anatómicas entre el cerebro y el intestino y las señales que se transmiten de un lado a otro entre ambos a través de nuestro torrente sanguíneo.

En su libro, el doctor Mayer describe dos estudios fascinantes con ratones. En uno de los estudios, la transferencia de heces fecales que contenían microbiota intestinal de un ratón «extrovertido» a un ratón «tímido» fue suficiente para cambiar el comportamiento de este último ratón y convertirlo en una criatura más «gregaria», similar al comportamiento del ratón donante. En el segundo estudio, el trasplante de heces de un ratón obeso a un ratón delgado convirtió al ratón delgado en una máquina de comer.[2]

Las implicaciones de estos y otros estudios incipientes sobre la conexión intestino-cerebro podrían cambiar la manera en que diagnosticamos y tratamos los problemas de salud física y mental. Imagínate si parte de la solución a la mayoría de nuestros problemas de salud pudiera ser tan simple como cambiar lo que hay en nuestro plato.

La salud intestinal comienza antes que nosotros

Una nueva investigación indica que la salud intestinal comienza en el útero, incluso antes de nacer. Durante las últimas décadas, la creencia científica generalizada era que los bebés nacen con un intestino aséptico y que su primera exposición a las bacterias comienza cuando el bebé recorre el canal de parto de su madre, que coloniza el intestino del bebé con sus primeros microbios. Los bebés adquieren más microbios una vez que salen del útero mediante el contacto piel a piel y la lactancia materna, y continúan añadiéndolos a su flora microbiana durante los primeros años de vida.

Sin embargo, los científicos han descubierto recientemente pequeñas cantidades de bacterias presentes en el líquido amniótico y la placenta de la madre, así como en el meconio del recién nacido (¡un término científico para la primera caca de un bebé!). Esto sugiere que el microbioma de un bebé en realidad comienza en el útero. Una teoría es que las bacterias de la boca de la madre viajan a través del torrente sanguíneo y llegan al feto en el útero, ya sea a través de la placenta o del líquido amniótico. Otra teoría es que los microbios se abren camino desde la vagina de la madre hasta el útero.

Desde hace mucho tiempo, se ha relacionado el estrés de la madre durante el embarazo con problemas de salud de los bebés. Cualquier estrés físico y psicológico que tu madre experimentara durante el embarazo, así como lo que comió, contribuyeron a preparar el escenario para tu salud futura.

Piensa en tu propia historia de nacimiento. ¿Sabes cómo fue la experiencia del embarazo de tu madre biológica y qué factores de estrés pueden haber estado presentes? ¿Fue parto vaginal o por cesárea? ¿Fuiste medicada con antibióticos por alguna razón cuando eras bebé? Todas estas cosas influyen en la formación de nuestro microbioma.

De hecho, es posible que experimentes síntomas de trauma por un dolor que no es realmente tuyo, sino que se ha transmitido de una generación a otra. En este sentido, me fascina el trabajo del doctor Mayer. En sus investigaciones, ha descubierto que, cuando una madre está estresada durante el embarazo, eso cambia literalmente el cerebro y el sistema de respuesta al estrés de su bebé. Esto se ve acentuado por la influencia y la interacción de la madre con su hijo después del parto. Cuando una madre transmite a su hijo el mensaje de que el mundo es potencialmente peligroso, los instintos del niño están predispuestos de tal manera que se preparan para exactamente eso. Y no es solo el hijo de esa madre quien lleva la carga. Según Mayer, a través de los microbios de su vagina, una madre estresada o traumatizada altera el microbioma intestinal de su bebé de tal manera que se activan genes clave de respuesta al estrés que pueden permanecer durante varias generaciones.

Esta función biológica es otro ejemplo de un rasgo que arrastramos desde la época del hombre de las cavernas hasta los tiempos modernos y que ya no desempeña su función prevista. Cuando el mundo era menos civilizado, un niño se beneficiaba de heredar una fuerte respuesta de lucha o huida y comportamientos más cautelosos, menos extrovertidos y más agresivos para sobrevivir mejor en un mundo peligroso. ¿Hoy? No tanto.[3]

Aunque existe una predisposición genética a ciertos aspectos emocionales de nuestra vida, también estamos influenciados por los hechos de nuestros primeros años de vida. Mayer escribe:

> Por ejemplo, podemos heredar genes que nos predispongan a que el programa para el miedo o la ira consista en una reacción exagerada si nos encontramos en una situación de estrés. Si a la vez hemos experimentado un trauma emocional siendo niños, el cuerpo agregará ciertas sustancias químicas a esos genes clave para la respuesta al estrés. El resultado es que, como adultos, es más probable que presentemos reacciones intestinales exageradas al estrés. Esto explica por qué dos individuos expuestos a la misma situación de estrés reaccionan de distinta forma: mientras que uno no experimenta ninguna reacción intestinal destacable, el otro se ve bloqueado por las náuseas, los retortijones y la diarrea.[4]

El intestino y las defensas

El cuerpo humano se compone de 30 a 50 trillones de células. Ninguna de estas células puede funcionar correctamente si nuestro sistema gastrointestinal se encuentra en mal estado. Entre el 70 y el 80 % de nuestro sistema inmunológico reside en nuestro intestino. Aparte de nuestra piel, que es el órgano más grande de nuestro cuerpo, nuestro tracto gastrointestinal o sistema digestivo es el principal punto de contacto con el mundo exterior. Mide de 8 a 10 metros de largo, comenzando en la boca y terminando en el ano.

Ingerimos bacterias y microbios todos los días. Algunos de estos microorganismos son útiles y otros son dañinos. El intestino tiene la función importantísima de distinguir entre ambos. Lo curioso es que las células humanas de nuestro cuerpo son superadas en número por las células bacterianas ajenas.

Entonces, ¿cómo sobrevivimos a esta avalancha de invasores externos? Afortunadamente, la gran mayoría de las bacterias de nuestro cuerpo son beneficiosas. Actúan como socios microbianos de nuestro intestino ayudándonos a digerir los alimentos y a absorber los nutrientes; produciendo y secretando importantes enzimas, vitaminas, grasas beneficiosas y aminoácidos; sirviendo como barrera protectora contra las toxinas dañinas; y manteniendo nuestro sistema inmunológico bajo control al regular la inflamación. De hecho, toda la extensión de nuestro tracto digestivo está recubierta por una barrera mucosa protectora en la que viven las bacterias.

Es evidente que no podemos funcionar de manera óptima sin la ayuda de nuestros amigos microbianos. Cuando tratamos a nuestros microbios con amabilidad, nos recompensan con salud y vitalidad. La flora intestinal normal crea las condiciones propicias para que prosperemos. Cuando nuestra flora intestinal se ve comprometida y nuestras bacterias beneficiosas resultan dañadas, el revestimiento de nuestro intestino se debilita y nos volvemos más vulnerables a la invasión.

Enemigos de la flora intestinal

Entonces, ¿qué es lo que daña a nuestros amigos microbios? Echemos un vistazo a algunos de los principales factores de estrés que pueden dañar nuestra flora intestinal y causar estragos en nuestra salud.

Trauma

El trauma, y en particular el trauma infantil, puede tener un impacto importante en la salud intestinal. Un estudio reciente dirigido por investigadores de la UCLA en el que participaron pacientes diagnosticados con síndrome de intestino irritable (SII) en comparación con un grupo de control que no tenía SII reveló que el trauma infantil puede provocar cambios de por vida en el microbioma intestinal de una persona.[5]

En la primera parte abordamos el hecho de que, aunque todos experimentamos traumas en diferentes grados en nuestra vida, no todos los que experimentan traumas desarrollarán TEPT, en función de diversos factores de riesgo y resiliencia. Ahora bien, una nueva investigación ha mostrado que puede haber otro factor en las posibilidades de que un individuo desarrolle TEPT: su microbioma intestinal. Un nuevo estudio realizado por un equipo internacional de investigadores de la Universidad de Stellenbosch de Sudáfrica identificó tres cepas de bacterias diferentes que aparecían en niveles significativamente más bajos en individuos con TEPT. La investigadora principal Stefanie Malan-Müller explica: «Lo que hace que este hallazgo sea interesante es que los individuos que experimentan un trauma infantil tienen un mayor riesgo de desarrollar TEPT más tarde, y estos cambios en el microbioma intestinal posiblemente ocurrieron a una edad temprana en respuesta a un trauma infantil».[6]

Estas tres cepas de bacterias regulan nuestro sistema inmunológico. No es coincidencia que los investigadores hayan notado que los individuos que sufren de TEPT tienen mayores niveles de inflamación y alteración de la regulación inmunológica. Estas dos irregularidades afectan la función cerebral y el comportamiento. Aunque existe una clara correlación entre la inflamación y la regulación inmunológica y el TEPT, los investigadores todavía están tratando de determinar si son estos factores los que nos hacen más susceptibles al TEPT o si son la consecuencia del mismo. Lo que sí sabemos con seguridad es que el microbioma puede alterarse con prebióticos, probióticos, simbióticos (una combinación de prebióticos y probióticos) e intervención dietética.[7]

Estrés

El estrés dificulta la digestión saludable. Como ya hemos discutido, la digestión se interrumpe durante la reacción de lucha o huida cuando la sangre se desvía de nuestro intestino y es bombeada a nuestras extremidades para que nuestros músculos estén a su máximo nivel para sobrevivir. El estrés detiene literalmente la digestión, inhibe la absorción de nutrientes vitales y puede crear síntomas molestos como acidez estomacal, náuseas, vómitos, diarrea y estreñimiento. Cada vez que llevo a mi perra a un nuevo parque canino, donde se encuentra con una manada de perros desconocidos, le da diarrea al instante. Puede parecer un ejemplo tonto, pero el estrés puede literalmente enfermarnos tanto a nosotros como a nuestros animales.

Mi perra no es el único ejemplo de esto. El doctor Mayer cita estudios realizados con macacos Rhesus adolescentes que desarrollaron ansiedad y diarrea por separación después de dejar a sus madres por primera vez. Señala que muchos adolescentes desarrollan los mismos síntomas digestivos que los monos jóvenes cuando salen de casa para ir a la universidad.

Si bien el estrés a corto plazo tiene efectos claros en nuestro sistema gastrointestinal, nuestra flora intestinal suele recuperarse rápidamente y volver a los niveles normales de bacterias sanas después de que haya pasado el suceso estresante. El estrés crónico, en cambio, puede causar daños a largo plazo en nuestro sistema digestivo. El estrés a corto plazo hace que las glándulas suprarrenales produzcan más cortisol, lo que aumenta temporalmente nuestro nivel de azúcar en la sangre para generar más energía con vistas a una respuesta de emergencia. Cuando nuestros niveles de cortisol se desequilibran y se mantienen fuera de balance, pueden llevar a ansias de comida, acumulación de grasa no saludable, fatiga suprarrenal, hipoglucemia, diabetes, enfermedad cardíaca, depresión y ansiedad.

Antibióticos

Los antibióticos tienen una misión y solo una: destruir todo lo que está a la vista. Esto es útil e incluso salva vidas cuando se trata de erradicar una infección grave, pero hoy en día los antibióticos se recetan en exceso incluso para cuestiones menores que probablemente se resuelven de forma natural por sí solos. El problema es que los antibióticos carecen de la capacidad de discernir entre bacterias «buenas» y «malas». Como resultado, matan las bacterias beneficiosas de nuestro intestino, lo que nos hace vulnerables a una gran cantidad de problemas gastrointestinales. Se ha comprobado que el uso de antibióticos a largo plazo altera sustancialmente la flora intestinal e incluso puede provocar que ciertas cepas de bacterias sean resistentes a los mismos antibióticos, lo que hace necesarios medicamentos nuevos y más potentes. Puede convertirse en un círculo vicioso en el que nuestra salud y defensas se encuentren librando una batalla perdida.

Cuando era niña, fui muchas veces a la sala de emergencias por infecciones del oído, que siempre se resolvían con una receta de antibióticos. Luego vinieron mis problemas gastrointestinales. Desde que tengo memoria, siempre he tenido problemas de hinchazón severa después de comer. También desarrollé un eccema doloroso cuando era adolescente, lo que me llevaba a rascarme las piernas hasta sangrar. Pasé a desarrollar alergias incapacitantes que fueron abordadas mediante múltiples tratamientos con fármacos de gran potencia. Al crecer, nunca me di cuenta de que estos problemas aparentemente dispares podrían estar relacionados. Pero, como dijo Hipócrates: «Toda enfermedad comienza en el intestino».

La doctora Natasha Campbell-McBride, creadora del exitoso protocolo nutricional GAPS y autora de *El síndrome del intestino y la psicología*, dice que todavía no ha conocido a un niño con autismo, ADHD/ADD, asma, eccema, alergias, dispraxia o dislexia «que no tenga anomalías digestivas». En su libro, también señala que la mayoría de los pacientes de GAPS que atiende han estado expuestos a numerosos tratamientos con antibióticos durante su vida. «Dado que muchos de estos niños tuvieron pocas oportunidades de desarrollar una flora intestinal saludable desde el principio, estos tratamientos con antibióticos tienen un efecto devastador en su frágil ecología intestinal».[8]

Incluso si no has estado expuesta a los antibióticos por recomendación de tu médico, es probable que hayas estado expuesta a ellos a través de los alimentos. La industria cárnica y láctea se caracteriza por suministrar antibióticos a animales cuya carne, leche y huevos terminan en el supermercado local y más tarde en el tracto digestivo. Y no se limita a la carne y los productos lácteos; a los peces de piscifactoría también se les dan antibióticos.

Analgésicos, píldoras anticonceptivas y otros productos farmacéuticos

Los antibióticos son solo una clase de medicamentos que causan daños importantes a nuestro intestino. Otros fármacos comúnmente utilizados y recetados son los analgésicos, como la aspirina, las cremas esteroides, las píldoras anticonceptivas, los medicamentos para el reflujo ácido, las estatinas (medicamentos para reducir el colesterol, como Lipitor), los antidepresivos y los ansiolíticos.

Lo que estos fármacos tienen en común es que estimulan el crecimiento de bacterias que pueden llevar a la enfermedad. También pueden inhibir el sistema inmunológico y afectar negativamente a la flora intestinal. Y, lo peor de todo, estos medicamentos a menudo se recetan por largos períodos de tiempo.

Drogas y alcohol

Las drogas y el alcohol se utilizan a menudo como medio para hacer frente a traumas no resueltos, depresión y ansiedad. Por desgracia, esta estrategia termina creando un círculo vicioso que no hace más que agravar estas afecciones. El alcohol es un depresivo, lo que significa que beber demasiado puede hacernos sentir deprimidos y empeorar cualquier depresión preexistente. También se ha relacionado por mucho tiempo con los trastornos de ansiedad y el TEPT. Por si esto no fuera suficiente, los médicos ahora saben que el abuso del alcohol también causa daños graves al intestino, genera deficiencias nutricionales importantes y favorece el desarrollo de ciertos tipos de cáncer.[9]

Dieta

SAD es el acrónimo de «dieta americana estándar» en inglés, y es de hecho tan triste como lo parece en este idioma. La dieta típica estadounidense está relacionada con la obesidad, las enfermedades cardíacas, la diabetes y una gran cantidad de otras enfermedades que, en última instancia, se traducen en una muerte prematura. Incluso si llevamos una dieta bastante sana, hay muchas maneras de sabotear nuestra propia salud y vitalidad mediante decisiones alimenticias aparentemente inocuas. Hablaremos de esto en detalle, pero, para una referencia rápida, puedes consultar en la página 243 los «Villanos de la comida» que pueden estar minando tu salud y tu estado de ánimo, así como una lista de «Héroes de la comida» comunes y accesibles que pueden ayudarte a sanar tu intestino y aumentar tu energía y tu estado de ánimo. Pero primero echemos un vistazo a las sensibilidades y alergias más comunes a los alimentos, cómo pueden estar afectando tu salud y qué puedes hacer al respecto.

Alergias y sensibilidades alimentarias

Las alergias alimentarias pueden ser muy graves y potencialmente mortales, pero la buena noticia es que las *verdaderas* alergias alimentarias son en realidad bastante raras. En el caso de una alergia alimentaria, nuestro cuerpo produce anticuerpos (conocidos como IgE) que desencadenan una reacción inflamatoria inmediata y agresiva. Por ejemplo, las alergias al maní pueden causar una reacción inmediata de hinchazón, urticaria, dificultad para respirar y anafilaxis.

Por otro lado, las sensibilidades alimentarias son causadas por un tipo diferente de anticuerpo, conocido como IgG. En lugar de experimentar una respuesta inflamatoria inmediata, nuestro cuerpo tiene una reacción retardada, que generalmente ocurre entre veinticuatro y cuarenta y ocho horas después del consumo de un alimento en particular. Esta aparición retardada es la razón principal por la que muchas personas no tienen idea de que tienen sensibilidad a un alimento. Digamos que saliste a comer pizza con tus amigos. Comiste, la pasaste muy bien y dormiste muy bien esa noche. Dos días después te despiertas con un fuerte dolor de cabeza. Puedes atribuirlo al estrés o a quedarte despierta hasta muy tarde, pero lo más probable es que no lo relaciones con la pizza que comiste hace dos días.

La mayoría de las personas asocian la sensibilidad a los alimentos con un dolor de estómago o diarrea, pero la verdad es que la sensibilidad a los alimentos se manifiesta de muchas maneras sorprendentes, incluyendo eczema, acné, dolores de cabeza crónicos, fatiga, niebla cerebral, depresión, ansiedad, palpitaciones, dolor en las articulaciones, trastornos del sueño, congestión nasal y sinusal, y más. Aunque se estima que las alergias alimentarias afectan aproximadamente al 4 % de la población de Estados Unidos, las sensibilidades alimentarias están mucho más extendidas y afectan a millones de personas que no sospechan nada. A menudo son los alimentos que más se nos antojan aquellos a los que somos más sensibles. Eliminar un alimento al que tu cuerpo reacciona puede transformar radicalmente tu salud y vitalidad.

La sensibilidad se presenta cuando nuestro sistema inmunológico identifica erróneamente algo inofensivo como una amenaza. Nuestro sistema inmunológico puede sentirse desbordado y confundido debido a una variedad de factores, como el trauma, el estrés, la falta de sueño, la exposición a toxinas, los antibióticos, los medicamentos, los malos hábitos alimenticios, las deficiencias nutricionales, y más. Recuerda que la mayor parte de nuestro sistema inmunológico está alojado en nuestro intestino. Cuando nuestro sistema inmunológico se ve comprometido, puede dañarse el revestimiento de nuestro intestino, que cumple la importante función de protegernos de invasores extraños. En última instancia, esto puede conducir a enfermedades autoinmunes y a una afección conocida como intestino permeable. Cuando se tiene un intestino permeable, se es muy propenso a una mayor sensibilidad a los alimentos en el futuro.

Sensibilidades alimenticias comunes

He aquí una lista de las sensibilidades alimentarias más comunes. Pero hay que tener en cuenta que la sensibilidad a los alimentos es muy particular y puede variar de una persona a otra.

- Cítricos
- Maíz
- Productos lácteos (mantequilla, queso, leche, yogur)
- Huevos
- Gluten (que se encuentra en los cereales, como la cebada, el kamut, el centeno, la escanda, el triticale y el trigo)
- Verduras de la familia de las solanáceas (pimientos, berenjenas, papas y tomates)

- Cacahuetes
- Azúcares refinados
- Mariscos
- Soja
- Levadura (levadura de panadería, levadura de cerveza, mohos, vinagre y vino)

Síntomas comunes de la sensibilidad alimenticia

Si presentas cualquiera de los siguientes síntomas, puede ser indicio de sensibilidad alimenticia:

- Acné
- Ansiedad
- Neblina cerebral/incapacidad para concentrarse
- Úlceras bucales
- Depresión
- Eccema
- Fatiga/baja energía
- Enfermedad de reflujo gastroesofágico (GERD, por sus siglas en inglés)
- Dolor de cabeza

- Palpitaciones cardíacas
- Dolor/artritis articular
- Cambios de humor
- Náusea
- Dificultad para respirar
- Congestión sinusal o goteo posnasal
- Rigidez o dolor musculares
- Dolor de estómago
- Aumento de peso o incapacidad para perder peso

Si tienes sensibilidad alimenticia

La mejor manera de determinar si tienes sensibilidad a un alimento es realizar una prueba de eliminación. Así es como puedes hacerlo:

- Si crees que puedes ser sensible a uno de los alimentos mencionados arriba, elimínalo completamente de tu dieta durante 4 semanas. Si no sabes a qué alimentos puedes ser alérgica, considera la posibilidad de eliminar *todos* los alimentos mencionados anteriormente (lo sé, es una orden muy estricta). Reducir los alimentos dañinos a solo una vez por semana no funcionará, ni tampoco comer un poquito o picar de vez en cuando. Nuestro sistema inmunológico lo descubrirá y reaccionará sin lugar a dudas.

- Lleva un diario de alimentación durante el período de supresión de 4 semanas, anotando cómo te sientes física, mental y emocionalmente.

- Después de 4 semanas, vuelve a introducir los grupos de alimentos de uno en uno. Consume los alimentos diariamente durante al menos 3 días y lleva un registro de cualquier síntoma. Compara cómo te sentiste durante el período de supresión con cómo te sentiste durante la reintroducción.

- Si tus síntomas reaparecen durante el período de reintroducción, es muy probable que ese alimento en particular sea un factor desencadenante y debe ser eliminado de tu dieta. Puedes repetir la prueba después de unos meses para ver si el alimento todavía te causa sensibilidad.

Capítulo 14

Héroes y villanos de la comida

La comida que se ingiere puede ser la forma más segura y
eficaz de medicina o la forma más lenta de veneno.
—Ann Wigmore

Lo que hay en nuestro tenedor puede hacer o deshacer nuestra salud. Identificar los alimentos que favorecen tu salud mental y física y los que la perjudican hace que el poder de la sanación esté en tus manos. A continuación encontrarás una lista de alimentos comunes que pueden estar saboteando en secreto tu salud y bienestar. También aprenderás qué alimentos deberías incorporar para mantener tu cerebro y tu cuerpo en forma.

Los villanos comunes de los alimentos

A continuación, se enumeran los alimentos más comunes que pueden afectar negativamente nuestro estado de ánimo, desgastar nuestra energía y agudizar, y en algunos casos incluso *provocar*, problemas de salud mental y síntomas que se asemejan a la depresión. Conforme leas la lista, observa qué villanos comunes tienen una gran presencia en tu vida, presta atención a los apetitos y síntomas descritos, y compáralos con cualquier síntoma que puedas estar experimentando. Eliminar o reducir estos alimentos puede hacer maravillas por tu salud.

Azúcar y carbohidratos refinados

Es bien sabido que el consumo excesivo de azúcar de los alimentos procesados, como caramelos, pasteles, galletas y otros dulces, puede llevar al sobrepeso, la obesidad y la diabetes. Pero el azúcar también está relacionado con una serie de problemas de estado de ánimo y de salud mental, como la depresión y la ansiedad. Diversos estudios han demostrado que incluso puede afectar a nuestras capacidades cognitivas, como la memoria y el aprendizaje.

El azúcar es altamente adictiva, y algunos funcionarios de salud pública llegan a llamarla «la droga más peligrosa de este tiempo». Se ha demostrado que el consumo excesivo de azúcar puede aumentar los niveles de dopamina en nuestro cerebro de manera similar a drogas como el tabaco, la cocaína y la morfina.[1] Con el consumo prolongado, nuestros niveles de dopamina en realidad disminuyen con el tiempo, creando un ciclo similar al abuso de sustancias, en el que necesitamos dosis cada vez más altas de azúcar para satisfacer los centros de placer de nuestro cerebro con el fin de evitar estados anímicos bajos. Es una trampa viciosa de deseos, caídas, ansiedad y cambios de humor, que puede llevar a sentimientos de vergüenza, culpa y depresión.

El consumo de azúcar refinada puede hacer que se descontrolen nuestros niveles de azúcar en la sangre. Cuando nuestro nivel de azúcar en la sangre sube, nuestros niveles de insulina responden subiendo también. Después del pico inicial, hay una inevitable caída en el nivel de azúcar en la sangre. Cuando el nivel de azúcar en la sangre desciende, el cuerpo quiere más azúcar para recuperarse y el ciclo continúa.

Las crisis de azúcar pueden causar irritabilidad, cambios de humor, ansiedad, fatiga, pensamientos confusos y dolores de cabeza. Los cambios en el nivel de azúcar en la sangre también repercuten en las glándulas suprarrenales, que responden produciendo más cortisol. Como recordarás, cuando nuestras glándulas suprarrenales están saturadas con una sobreproducción prolongada de cortisol, pueden fatigarse y acabar produciendo menos cortisol, lo que puede provocar agotamiento suprarrenal y acentuar la ansiedad o la depresión. El azúcar refinada también agota los nutrientes vitales de nuestro cuerpo, como las vitaminas B y minerales como el zinc, el manganeso, el magnesio y el calcio, muchos de los cuales ayudan a estabilizar nuestro estado de ánimo.

Si tienes problemas con la adicción al azúcar, debes saber que no es tu culpa y que no estás sola. Mucha gente se flagela por carecer de fuerza de voluntad o de disciplina propia para vencer sus ganas de azúcar y caen en el odio hacia sí mismas cada vez que buscan algo dulce. Tómate un momento y bríndate una gran dosis de bondad y compasión. No eres débil. No eres una fracasada. El azúcar cambia la química de tu cerebro, lo que literalmente hace que la fuerza de voluntad sea inútil. Y está disimulada maliciosamente en algunos de los alimentos más comunes, incluyendo los que se comercializan como «saludables». Puedes encontrarla al acecho en cereales, avena envasada, pan envasado, yogur, sopas enlatadas e instantáneas, aderezos para ensaladas, salsas embotelladas, barras de aperitivos «saludables» (como barritas de cereales y barras de proteínas), kétchup y muchos más alimentos.

Controlar el consumo de azúcar es una prioridad para recuperar la salud y equilibrar el estado de ánimo. Como primera medida de defensa, intenta eliminar todo el azúcar durante treinta días. Si simplemente no puedes dejar el hábito, te recomiendo que busques a un naturópata o a un médico que pueda examinar y tratar cualquier desequilibrio de neurotransmisores, sobrecrecimiento del hongo *Candida* o problemas suprarrenales que puedan estar en juego. Abordar estos desequilibrios puede cambiar radicalmente tu salud al frenar tus antojos y, en última instancia, mejorar tu estado de ánimo.

La doctora Kelly Brogan, especialista en el tratamiento de la depresión mediante intervenciones nutricionales, escribe en su libro *Tu mente es tuya: la verdad sobre la depresión femenina, ¿enfermedad o síntoma?* que «el secreto para poner fin a la depresión podría muy bien estar en detener los altibajos (la montaña rusa del azúcar) que tienen lugar en el torrente sanguíneo y, por implicación, en el cerebro». Continúa escribiendo que equilibrar el caos de azúcar en sangre también puede evitar potencialmente el trastorno de pánico, la ansiedad generalizada, los síntomas asociados con los diagnósticos de TDA/H y el trastorno bipolar, así como evitar la necesidad de medicamentos potencialmente perjudiciales.[2]

PLANTÉATE ELIMINAR LAS SIGUIENTES FUENTES DE AZÚCAR PROCESADO::

- Pan
- Cereales para el desayuno
- Dulces, pasteles, galletas, tartas
- Zumo de frutas
- Helado

- Pasta
- Sodas y sodas *light*
- Bebidas para deportistas
- Yogures edulcorados

Azúcar con otros nombres...

...bueno, puede seguir siendo igual de dulce, pero también es igual de malo para ti. ¡Lee atentamente las etiquetas! Evita todos los edulcorantes artificiales, como el aspartamo, la sacarina y la sucralosa, y presta atención a estos azúcares que suelen añadirse con nombres furtivos:

- Azúcar de remolacha
- Jarabe de maíz
- Dextrosa
- Jugo de caña evaporado

- Fructosa
- Jugo concentrado de frutas
- Glucosa
- Jarabe de maíz alto en fructosa

- Azúcar invertida
- Lactosa
- Azúcar de malta
- Maltosa

- Melaza
- Sacarosa
- Sirope

Consejos para frenar las ansias de azúcar

Lo sé, lo sé. Saber que se debe eliminar el azúcar es una cosa, pero *hacerlo* es algo totalmente diferente. Pero esta es la realidad: los fabricantes de alimentos también lo saben. Recupera el poder. Estos son algunos de mis consejos favoritos para dejar ese hábito del azúcar, o al menos reducirlo.

- *Consume suficientes proteínas, especialmente en el desayuno.* Incorporar proteínas en el desayuno te ayudará a controlar tus niveles de azúcar en la sangre al iniciar el día. Las fuentes de proteína de calidad son los huevos, el pescado fresco, las carnes ecológicas y las aves de corral. Si no comes carne ni huevos o prefieres beber tu desayuno en lugar de comerlo, agrega una cucharada de tu proteína vegetal en polvo favorita a un batido de frutas. Se puede reducir el contenido de azúcar sustituyendo el plátano por aguacate o coliflor al vapor y congelada.

- *Incorpora grasas saludables en tu dieta.* Nuestro cerebro tiene casi un sesenta por ciento de grasa y funciona mejor cuando se lo alimenta con grasas saludables. Cuando se cambia el azúcar como fuente primaria de energía por grasas saludables como el aguacate, el coco, los frutos secos y las mantequillas de frutos secos, se puede salir de la montaña rusa de azúcar en la sangre. Las grasas saludables también sacian el apetito y mantienen la sensación de saciedad por más tiempo, por lo que es menos probable que busques un tentempié azucarado.

- *Bebe agua infusionada con fruta fresca.* Añade rodajas de limón, lima, naranja o pepino para que el agua resulte más atractiva.

- *Elimina los edulcorantes artificiales.* Esto no significa que tengas que sacrificar el gusto. Trata de reemplazarlos con especias como la canela o el regaliz, que pueden ayudar a satisfacer los deseos de sabor dulce.

Lácteos

Yo vivía para el queso. Tuve un serio romance con ese bello y pegajoso oro, pero nunca consideré la posibilidad de que estuviera contribuyendo a tantos de mis problemas de salud y digestivos. Mi naturópata me sugirió que eliminara los lácteos por unas semanas para ver si esto ayudaba a eliminar algunas de mis alergias y el molesto eccema. En menos de un mes, mis alergias prácticamente se curaron y mis problemas de piel desaparecieron. Ya no empezaba cada mañana con mi atractivo ritual de limpiar la cavidad sinusal, que consistía en expulsar el moco por la nariz y toser bolitas de flema en el fregadero antes de cepillarme los dientes. ¡Qué asco, lo sé!

Aunque la industria láctea niega cualquier conexión entre los productos lácteos y el aumento de la producción de moco y es cierto que la investigación sobre el tema no ha sido concluyente, muchos naturópatas, médicos de medicina funcional y profesionales de la salud holística recomiendan a los pacientes que eliminen los productos lácteos de sus dietas, con gran resultado. El doctor Andrew Weil, pionero en el campo de la medicina integral y director del Arizona Center for Integrative Medicine de la Universidad de Arizona, anima a suprimir los productos lácteos para aliviar los síntomas de alergia, como el asma y el eccema.[3]

Aparte de las alergias, se calcula que aproximadamente el 75 % de la población mundial es intolerante a la lactosa. La lactosa es un tipo de azúcar que se encuentra en la leche. Las personas intolerantes a la lactosa carecen de la enzima lactasa, necesaria para digerir la lactosa. Los síntomas incluyen dolor de estómago, hinchazón, diarrea y gases.

Ahora, cuando busco queso, elijo opciones vegetales no lácteas como la almendra o el anacardo (me gustan las marcas Kite Hill y Daiya), pero admito que la vista y el olfato de una pizza de queso todavía me hacen girar la cabeza y se me hace la boca agua. Sé que no soy la unica. Como la doctora Kelly Brogan señala en su libro *Tu mente es tuya*, los productos lácteos (y el trigo) incluyen en realidad exorfinas similares a la morfina, que activan nuestros receptores de opiáceos.[4]

Hablando del cerebro, estudios recientes asocian la caseína, una proteína que se encuentra en los productos lácteos, con la esquizofrenia, la depresión y el autismo. Yo diría que esto es un argumento convincente para probar una dieta libre de caseína eliminando los lácteos.

Una nota final sobre los productos lácteos: recuerda que lo que a algunos les funciona puede no funcionarles a todos. Si eliminas los lácteos de tu dieta con poco o ningún resultado, es posible que los lácteos no supongan un problema para ti, y puedes volver a incorporarlos con seguridad a tu dieta.

PLANTÉATE ELIMINAR LAS SIGUIENTES FUENTES DE LÁCTEOS:

- Productos horneados, como pasteles, galletas, panecillos y bollos, que suelen contener leche como ingrediente
- Mantequilla
- Queso (incluyendo todos los quesos de leche de vaca y de cabra, requesón y queso para untar)
- Crema/mitad y mitad (atenta a los lácteos en aderezos cremosos para ensaladas, salsas cremosas y sopas cremosas)
- Natillas
- Helado
- Leche y suero de mantequilla
- Alimentos procesados que contengan proteína de suero o caseína, que se encuentra generalmente en polvos de proteína y barritas de proteína
- Crema agria y nata líquida
- Yogur

Sustitutos de los lácteos

Sustituye tus deseos de leche, mantequilla y yogur con alternativas como la leche de frutos secos (almendras, arroz, cáñamo, anacardos o coco), yogur de coco y mantequillas hechas a partir de frutos secos.

Gluten

El gluten es una proteína que se encuentra en el trigo, el centeno y la cebada. Su nombre se debe a su consistencia pegajosa, que mantiene la harina unida y ayuda a que la masa mantenga su forma. Al igual que la caseína, el gluten puede tener un efecto similar al de los opiáceos en el cerebro, desencadenando apetitos adictivos y las consiguientes recaídas que nos hacen buscar la panera.

El doctor David Perlmutter, autor de *Cerebro de pan: la devastadora verdad sobre los efectos del trigo, el azúcar y los carbohidratos en el cerebro*, considera que el gluten es «un veneno moderno».[5] El gluten impide la absorción de nutrientes y no se puede digerir con facilidad, lo que, en última instancia, puede provocar el deterioro del revestimiento de nuestro intestino delgado.

Aunque muchos reciben alertas por la reacción negativa de su cuerpo al gluten mediante síntomas como dolor abdominal, náuseas, diarrea y estreñimiento, otros no presentan indicios obvios de sufrimiento gastrointestinal, mientras que otras partes del cuerpo, como el sistema nervioso, están sufriendo una agresión silenciosa.

Aunque la enfermedad celíaca (un trastorno autoinmune grave que causa daño al intestino delgado y que se desencadena al comer gluten) afecta solo a cerca del uno por ciento de la población estadounidense, la sensibilidad al gluten afecta a muchas más personas, la mayoría de las cuales no tienen ni idea de que es un problema. El doctor Marios Hadjivassiliou, profesor e investigador del Royal Hallamshire Hospital de Inglaterra, afirma que la sensibilidad al gluten puede ser una enfermedad principalmente neurológica. Siguiendo esta teoría, realiza pruebas de sensibilidad al gluten en todos los pacientes que acuden a él con problemas neurológicos inexplicables. El doctor Perlmutter resume los hallazgos del doctor Hadjivassiliou: «Las personas con sensibilidad al gluten pueden tener problemas con la función cerebral sin tener ningún problema gastrointestinal».[6]

Y no termina aquí. El gluten puede afectarnos negativamente de muchas maneras muy serias, como por ejemplo depresión, convulsiones, dolores de cabeza, esclerosis múltiple o desmielinización múltiple, ansiedad, síntomas asociados con diagnósticos de TDA/H, ataxia (pérdida de control de los movimientos corporales) y daño a los nervios.[7]

Como escribe Trudy Scott, nutricionista y autora de *The Antianxiety Food Solution*: «He visto a muchos clientes experimentar mejoras espectaculares en el estado de ánimo cuando evitan el gluten, por lo que siempre recomiendo que mis clientes con ansiedad y otros problemas anímicos se liberen del gluten. Hacerlo puede resolver completamente los síntomas de ansiedad, sobre todo entre las personas que no encuentran beneficio en los ansiolíticos».[8]

PLANTÉATE ELIMINAR LAS SIGUIENTES FUENTES DE GLUTEN:

- Cebada
- Bulgur
- Trigo duro
- Farina
- Harina de Graham

- Kamut
- Kashi
- Harina de matzo
- Centeno
- Sémola

- Escanda
- Triticale
- Trigo

EVITA EL GLUTEN «OCULTO» EN LOS SIGUIENTES ALIMENTOS:

- Productos horneados, como galletas, pasteles, bollería, tartas
- Bicarbonato sódico y levadura en polvo
- Cervezas y vinos afrutados
- Pan

- Pan rallado (y alimentos empanados como los fritos)
- Dulces
- Cereales
- Galletas saladas y papas fritas
- Picatostes
- Sucedáneo de carne o marisco

- Pasta
- Aderezo para ensaladas
- Salchicha
- Seitán
- Sopas y salsas
- Salsa de soja
- Relleno
- Tabuli
- Salsa teriyaki
- Tortillas

Sustitutos del gluten

Cambia los productos con gluten por estas alternativas sin gluten: arroz, amaranto, arrurruz, mijo, alforfón, tef, harinas de frutos secos, semillas de lino molidas, quinua, batatas y avena (asegúrate de que estén etiquetados como «sin gluten»).

Cafeína

Mucha gente no puede imaginarse la vida sin su taza o tres tazas de café diarios. Si necesitas cafeína para pasar el día, puede ser el momento de reconsiderar tu relación con ella. La cafeína es una droga estimulante, aunque sea legal. Como cualquier droga, puede tener efectos secundarios. Cuando sugiero a mis clientes que su hábito de cafeína bien podría estar exacerbando su ansiedad, irritabilidad, insomnio y fatiga, usualmente me encuentro con fuertes protestas. Los que protestan más fuerte a menudo admiten más tarde que renunciar a su taza matutina fue la mejor decisión que han tomado porque redujo significativamente su ansiedad y pánico.

Si todavía te sigues aferrando a tu taza de café, tal vez te ayude saber que hay muchísimas investigaciones que respaldan la relación entre la cafeína y la ansiedad, lo cual puede ser particularmente problemático si tienes predisposición a los trastornos de pánico y a la ansiedad social.[9] Por ejemplo, el uso excesivo de cafeína puede llevar a un aumento en el uso de medicamentos ansiolíticos.[10] Puede causar acumulación de lactato, que contribuye a la ansiedad y a los ataques de pánico. La cafeína también puede estimular síntomas similares a los de un ataque de pánico, como palpitaciones cardiacas y temblores.[11,12] Un pequeño pero notorio estudio de 1989 dio seguimiento a seis pacientes con trastornos de ansiedad que consumían regularmente de 1½ a 3½ tazas de café al día. La supresión de la cafeína mejoró sus síntomas en una semana, cuando los fármacos y la psicoterapia no habían tenido efecto anteriormente. ¡Se mantuvieron mejor durante al menos seis meses de seguimiento con solo abstenerse de la cafeína![13]

Si la ansiedad, los ataques de pánico, la fatiga crónica y el insomnio no son problemas para ti, es posible que no sea necesario eliminar toda la cafeína. Una vez más, la clave es entender tus propias necesidades particulares y hacer los cambios que te sirvan de apoyo de forma personalizada.

Dejar la cafeína

Si decides eliminar la cafeína de tu dieta, ten en cuenta que dejar el café de golpe puede crear síntomas de abstinencia, por lo que es mejor que te desintoxiques lentamente. La siguiente estrategia me ha dado éxito:

- Comienza introduciendo poco a poco el descafeinado en tu taza. Prepara tres cuartos de café normal y un cuarto de café descafeinado durante una semana. Luego cambia a mitad de café normal y mitad descafeinado durante la segunda semana. Para la tercera semana, pasa a una cuarta parte de café normal y tres cuartas partes de descafeinado. A partir de ahí, se puede eliminar por completo el café normal.

- Si tomas varias tazas de café al día, también puedes probar a reducir simplemente a una taza al día y luego a media taza.

- También puedes intentar cambiar el café por té verde y, con el tiempo, cambiar el té verde por agua caliente con limón.

- Bebe mucha agua filtrada durante todo el proceso de eliminación.

Considera la suplementación durante el proceso de eliminación. Trudy Scott, nutricionista certificada y autora de *The Antianxiety Food Solution*, ha tenido un gran éxito en el tratamiento de síntomas de abstinencia como dolores de cabeza y fatiga en sus pacientes al hacerles tomar tirosina, un suplemento de venta libre. Consulta con tu nutricionista titulado, naturópata o médico para ver si la tirosina es adecuada para ti.

El doctor Mark Hyman, director del Centro de Medicina Funcional de la Clínica Cleveland, recomienda tomar 1.000 miligramos de vitamina C con el desayuno y la cena. La vitamina C puede aliviar los síntomas de abstinencia a la vez que ayuda a las glándulas suprarrenales. Un suplemento de magnesio también puede ser útil, sobre todo si experimentas irritabilidad o dificultad para dormir. El doctor Hyman sugiere una combinación de 500 miligramos de citrato de calcio y 250 miligramos de citrato de magnesio antes de acostarse.[14]

Alcohol

Hemos comentado brevemente sobre el alcohol y la forma en que afecta al intestino, pero nos referiremos aquí a por qué es imperativo eliminar el alcohol para quienes sufren de ansiedad. De acuerdo con los doctores Joseph Pizzorno y Michael Murray, autores de *Textbook of Natural Medicine*, el alcohol causa deficiencias nutricionales, elimina nutrientes que son importantes para prevenir la ansiedad y puede resultar en reacciones similares a las sensibilidades a los alimentos, todo lo cual aumenta la ansiedad.[15] Puede conducir a niveles más bajos de serotonina y se ha relacionado con la ira e incluso con la violencia.[16] También se ha vinculado con la ansiedad, la depresión y los problemas de sueño.

El alcohol también propicia un círculo vicioso. Provoca que los niveles de azúcar en la sangre bajen hasta doce horas después del consumo, lo que deja a las personas con deseos de azúcar y más alcohol, y eso empeora las cosas. El nivel bajo de azúcar en la sangre puede provocar ansiedad, mareos, dolor de cabeza y fatiga.[17]

Recuperación del alcohol

La recuperación de la adicción al alcohol puede ser de muchas formas y variará según el individuo. El mejor enfoque es un planteamiento multidimensional que incluya varias vías de apoyo. Puede incluir terapia para tratar cualquier trauma subyacente, grupos de apoyo como Alcohólicos Anónimos u otras organizaciones religiosas o espirituales, ejercicio, atención plena y terapia nutricional.

Para ayudar a reducir tu dependencia del alcohol, puede ser útil entender cuándo lo usas y por qué. ¿Lo tomas como estimulante para tomar fuerzas? ¿Te pone en marcha o te calma? ¿Lo usas como ayuda para dormir? ¿Como relajante muscular o analgésico? Según Trudy Scott, identificar cómo consumes alcohol puede ayudarte a hallar soluciones para equilibrar la química de tu cerebro, mejorar tu estado de ánimo y aliviar síntomas como la ansiedad.[18] Su libro *The Antianxiety Food Solution*, y el libro de Julia Ross, *The Mood Cure*, son dos excelentes recursos para profundizar en el tema de la terapia nutricional y los aminoácidos como un medio para mejorar tu salud mental y bienestar emocional.

Héroes de la comida

Hemos hablado de los alimentos comunes que pueden sabotear nuestro bienestar físico y mental, y ahora es el momento de descubrir alimentos que apoyen nuestra salud mental, estabilicen nuestros estados de ánimo y generen energía y vitalidad.

Grasas saludables

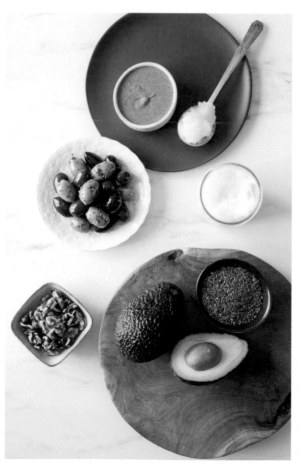

La grasa ha sido injustamente demonizada en las últimas décadas. Las grasas saturadas, en particular, comenzaron a tener mala fama en la década de 1950, cuando se formuló lo que se conoce como la hipótesis de los lípidos, según la cual las grasas alimentarias aumentaban el colesterol y las enfermedades cardíacas. La American Heart Association se subió al tren antigrasa y comenzó a desaconsejar el consumo de mantequilla, huevos, carne y otros alimentos ricos en grasas saturadas.

Así nació la moda de la comida baja en grasa. Las grandes marcas de alimentos aprovecharon la oportunidad para reenvasar y comercializar alimentos poco sanos como nuevas opciones saludables «bajas en grasa», como galletas, panecillos, yogur congelado, cereales para el desayuno, aderezos para ensaladas y demás. Sin embargo, lo que no les dijeron a los consumidores es que, cuando cortan la grasa, añaden azúcar, lo que hace que estas golosinas «bajas en grasa» sean menos saludables que nunca

Más de medio siglo después, los médicos e investigadores por fin están desmintiendo el mito de la grasa. Sorprendentemente, nuestro cerebro se compone de más del 70 % de grasa. «La grasa, no los carbohidratos, es el combustible preferido del metabolismo humano y lo ha sido durante toda la evolución humana», dice el doctor Perlmutter en *Cerebro de pan*.[19]

Grasa buena frente a grasa mala

Hay un meme popular sobre dos aguacates de caricatura. Uno de los aguacates sale corriendo y llorando, mientras que el otro va detrás de su amigo, exclamando: «¡He dicho que estás llena de grasa, pero de la *buena*!». Conducirse por el terreno de «grasa buena» frente a «grasa mala» puede resultar confuso. Permíteme ayudarte a simplificarlo. Las grasas se clasifican en dos grupos principales: saturadas e insaturadas.

En el grupo de las saturadas, tenemos alimentos como carne, huevos, queso, mantequilla y aceite de coco. Las grasas saturadas se han clasificado históricamente como grasas «malas», pero las investigaciones recientes están cambiando esta situación. Ahora sabemos que, de hecho, las grasas saturadas son esenciales para una buena salud.

Piensa en esto: los bebés que toman leche materna se crían literalmente con grasas saturadas, que constituyen el 54 % de la grasa de la leche materna. Esto no es sorprendente, porque todas y cada una de las células de nuestro cuerpo requieren grasas saturadas; son responsables del 50 % de nuestra membrana celular. Las grasas saturadas son vitales para el funcionamiento adecuado de nuestros pulmones, corazón, huesos, hígado y sistema inmunológico. Nuestros huesos requieren grasas saturadas, al igual que nuestro hígado. Las grasas saturadas también ayudan a nuestro sistema inmunológico a destruir gérmenes y a prevenir tumores.[20]

Ahora, con eso en mente, también es importante entender que no todas las grasas saturadas son iguales. Se deben evitar las carnes procesadas y enlatadas que contengan aditivos nocivos y conservantes artificiales, como por ejemplo los perritos calientes, el jamón cocido, la mortadela, las salchichas, la carne en conserva, los fiambres envasados y la cecina de res. También se debe evitar la carne de res alimentada con grano. Las vacas alimentadas con grano son transportadas a corrales de engorde abarrotados con el propósito de engordarlas rápidamente con una dieta basada principalmente en maíz y soja. A menudo se les administran hormonas para acelerar el crecimiento y antibióticos por sus condiciones de vida insalubres. Lo que come un animal determina la calidad de su carne y modifica su composición. La carne de res alimentada con grano carece de los saludables omega 3 que se encuentran en la carne de res alimentada con pasto. Siempre que sea posible, escoge un producto *grass-finished* (res alimentada con pasto en todo el proceso) en lugar de un producto *grass-fed* (alimentada con pasto) y un producto *grass-fed* en lugar de un producto *grain-fed* (alimentada con grano). ¿Cuál es la diferencia? Aunque el término *grass-fed* puede evocar imágenes de vacas felices pastando en campos verdes, las vacas clasificadas como *grass-fed* no están obligadas a tener una dieta estrictamente herbácea para ganarse la etiqueta en el envase de la carne. Muchas vacas *grass-fed* son trasladadas a corrales de engorde con grano antes de ir al matadero. Por otra parte, el término *grass-finished* se refiere al ganado que fue criado de principio a fin con una dieta de pasto y forraje. También debe evitarse la carne y los productos lácteos de granja. No solo se les administran antibióticos y hormonas de crecimiento artificiales, sino que también se los somete a crueldad y se los cría en condiciones inhumanas.

También hay otro grupo de grasas saturadas que debe evitarse a toda costa: las grasas trans artificiales. La mayoría de las grasas trans que se consumen hoy en día son de producción sintética y pueden identificarse en las etiquetas de los alimentos como «aceite parcialmente hidrogenado». Las grasas trans se encuentran en la margarina, en aceites vegetales parcialmente hidrogenados y una gran cantidad de otros alimentos procesados, como la pizza congelada, las galletas, las galletas saladas, las rosquillas, las papas fritas y otras frituras.

El grupo de las insaturadas se divide en grasas monoinsaturadas y poliinsaturadas. Entre las grasas monoinsaturadas se incluyen los aguacates, las nueces, las aceitunas y el aceite de oliva, todos los cuales son «buenas» fuentes de grasa. Por ahora, la mayoría sabemos que el aceite de oliva es conocido por sus beneficios para la salud, pero ¿sabías que en un reciente estudio con animales también se demostró que ayuda a reducir la ansiedad?[21]

Las grasas poliinsaturadas incluyen los ácidos grasos omega 3 que se encuentran en los pescados grasos (salmón, trucha, bagre, caballa), así como las fuentes vegetales, como los frutos secos y las semillas de lino, que también se consideran fuentes de grasa «buena». Joseph Pizzorno, un prominente médico naturópata, señala que el aceite de lino en particular es útil para los pacientes con agorafobia. Además de eso, el aceite de lino también ayuda con cosas como la piel seca, la caspa, las uñas quebradizas y los trastornos nerviosos.[22]

Explicación de los omegas

Es posible que hayas escuchado al mundo de la salud hablando sobre los beneficios de las grasas omega 3, mientras advertían sobre el consumo excesivo de grasas omega 6. Pero la mayoría no sabemos cuál es la diferencia. Ambos son ácidos grasos esenciales que nuestro cuerpo no produce naturalmente; por lo tanto, necesitamos obtenerlos de nuestros alimentos.

Los omega 3 son los superhéroes de la salud cerebral. Se ha demostrado que combaten la depresión y la ansiedad, reducen los síntomas del TDA/H en los niños, equilibran los cambios de humor, reducen la aparición de recaídas en personas con esquizofrenia y trastorno bipolar, reducen el riesgo de deterioro mental relacionado con la edad y la enfermedad de Alzheimer, y reducen la inflamación.

Aunque se ha demostrado que los ácidos grasos omega 3 disminuyen la inflamación, los ácidos grasos omega 6 son conocidos por *aumentarla*. Sin embargo, las grasas omega 6 en su forma no procesada (como frutos secos y semillas) no son todas malas. Cuando se consumen con moderación, tienen sus propios beneficios para el cerebro y la función inmunológica.

El problema no es la existencia de omega 6, sino la proporción entre omega 3 y omega 6 en la dieta estadounidense estándar. Los estudios antropológicos indican que los seres humanos evolucionaron consumiendo grasas omega 6 y omega 3 en una proporción de aproximadamente 1:1.[23] Las dietas occidentales de hoy en día tienen un consumo desproporcionadamente alto de grasas omega 6 y omega 3, con una proporción que oscila entre 15:1 y 17:1. Se ha relacionado este desequilibrio con una serie de efectos negativos en nuestra salud, como las enfermedades cardiovasculares, el cáncer y las enfermedades inflamatorias y autoinmunes.[24] Los omega 6 se encuentran en grandes cantidades en aceites vegetales procesados, como el aceite de colza, de maíz, de semillas de algodón, de cártamo, de soja y de girasol.

Grasas a incluir	Grasas a evitar
ACEITES SALUDABLES: · Aguacate · Coco · Lino (no usar para cocinar, ya que el aceite de lino es inestable cuando se calienta; rociar sobre ensaladas frías) · Macadamia · Oliva · Semillas de calabaza · Nueces · Pescado	**ACEITES:** · Colza · Maíz · Semillas de algodón · Maní · Cártamo · Girasol · Soja · «Vegetal»
MANTEQUILLA: · Ghee (mantequilla clarificada)	**SUSTITUTOS DE LA MANTEQUILLA:** · Margarina · Manteca
CARNE, PESCADO Y HUEVOS: · Carne de vacuno alimentada con pasto · Aves de corral ecológicas criadas en pastos · Huevos ecológicos, criados en pastos · Pescado salvaje	**CARNE, PESCADO Y HUEVOS:** · Carne de vacuno alimentada con grano · Aves de corral de granjas industriales · Huevos convencionales · Pescado de piscifactoría
LECHES Y MANTEQUILLAS DE FRUTOS SECOS: · Almendra · Anacardo · Coco · Cáñamo	**LÁCTEOS :** · Leche de vaca
FRUTOS SECOS Y SEMILLAS: · Almendras · Nueces de Brasil · Anacardos · Semillas de chía · Lino · Semillas de girasol · Semillas de calabaza · Nueces	
FRUTAS: · Aguacates · Aceitunas	

> ## Colesterol: ¿amigo o enemigo?
>
> Al igual que las grasas saturadas, el colesterol también ha sido vilipendiado en los últimos cincuenta años. Pero investigaciones recientes muestran que no se merece del todo su mala reputación. ¿Sabías que nuestro cerebro necesita colesterol para desarrollarse y funcionar correctamente? De hecho, el 25% del colesterol de nuestro cuerpo se encuentra en nuestro cerebro. Por lo tanto, cuando nuestros niveles de colesterol bajan demasiado, nuestro cerebro no funciona de manera óptima.
>
> Demasiado poco colesterol puede resultar en una serie de problemas neurológicos, que van desde la depresión hasta la demencia. Un estudio realizado en 1998 mostró que los pacientes de Alzheimer fallecidos tenían un nivel significativamente bajo de colesterol en su líquido cefalorraquídeo.[25]
>
> A un nivel más cotidiano, un estudio publicado por la Universidad de Boston en 2005 reveló que existe una relación entre los niveles de colesterol y el rendimiento cognitivo. Afectaba negativamente a capacidades como la atención, el razonamiento abstracto y la fluidez en las palabras.[26]
>
> Antes de comenzar a soñar con beicon y mantequilla en cada comida, debes saber que *ninguna* de las investigaciones sugiere que alguien deba consumir una dieta compuesta principalmente de mantequilla, carne y huevos. En su dieta de *Alimenta tu cerebro*, el doctor David Perlmutter recomienda que las frutas y verduras ricas en fibra cultivadas en superficie constituyan la mayor parte de tu plato, acompañadas de proteínas, en lugar del plato principal.

Proteína

La proteína es vital para la salud física y mental. Contiene aminoácidos, que afectan a los neurotransmisores que repercuten en nuestro estado de ánimo. Cuando sufría ataques de pánico y fatiga suprarrenal, la eliminación del azúcar y los carbohidratos como mi principal fuente de combustible y su sustitución por proteínas y grasas saludables marcó una gran diferencia a la hora de equilibrar mi estado de ánimo, disminuir mi ansiedad y prevenir las caídas de energía.

Las proteínas se denominan comúnmente los «bloques de construcción de la vida». Proporcionan combustible esencial para nuestras células y desempeñan un papel en casi todas las funciones de nuestro cuerpo. Las proteínas se encuentran tanto en las fuentes vegetales como en las animales; sin embargo, contienen diferentes perfiles de aminoácidos. Entre las fuentes animales de proteína se encuentran la carne, las aves, los huevos y el pescado. Las fuentes vegetales de proteína abarcan legumbres, frutos secos, semillas, cáñamo y soja. Por desgracia, la dieta estadounidense estándar está cargada de proteínas de baja calidad y muchas personas consumen mucho más de lo que el cuerpo necesita para su nutrición. Cuando escojas fuentes de proteína animal, elige carne criada de manera humanitaria, orgánica y alimentada con pasto.

En el otro extremo del espectro, los vegetarianos y veganos suelen consumir muy pocas proteínas «completas» (que contienen más aminoácidos esenciales que las proteínas «incompletas»). Existen muchas fuentes excelentes de proteínas vegetales, pero, para obtener proporciones adecuadas de aminoácidos esenciales, los vegetarianos a menudo necesitan combinar proteínas para formar perfiles completos de aminoácidos. Comer muy pocas proteínas y proteínas incompletas puede repercutir en la función de los neurotransmisores y afectar el estado de ánimo y la salud mental.

Muchos vegetarianos y veganos eligen un estilo de vida basado en las plantas no solo por una mejor salud, sino también por razones espirituales y éticas profundas. El deseo de no dañar a los animales es un aspecto admirable y los científicos están de acuerdo en que puede ayudar al planeta a una gran escala medioambiental. Yo he ido y venido entre ser vegetariana y, a veces, completamente vegana, pero desde hace poco evito las etiquetas

Fuentes de proteína animal de calidad	Fuentes de proteína vegetal de calidad
· Carnes orgánicas, alimentadas con pasto, carnes criadas en forma humanitaria y en pastos, sin antibióticos ni hormonas (carne de res, cerdo, cordero, aves de corral)	· Legumbres (lentejas, frijoles, garbanzos)
· Pescado capturado de forma sostenible (salmón, sardinas, anchoas)	· Frutos secos (almendras crudas, nueces, anacardos, nueces de Brasil, etc.)
· Huevos ecológicos criados en pastos	· Semillas (cáñamo, lino, chía, calabaza, girasol)
· Caldos de hueso (pollo y carne)	· La soja orgánica, fermentada o germinada (tempeh, tofu, edamame) (la soja es un alérgeno alimenticio común y se deben evitar las fuentes no orgánicas)
· Colágeno hidrolizado orgánico (puede mezclarse con batidos o bebidas)	· Granos sin gluten (la quinua es técnicamente una semilla, pero se consume por lo general en las comidas como un grano)

Proteínas a evitar

· Carne y huevos criados de forma comercial (o «convencional»)

· Proteína de suero

· Aislados de proteína de soja (este tipo de producto de soja ha sido procesado artificialmente y está relacionado con alergias, problemas de tiroides y más)

que me parecen demasiado restrictivas. Mi dieta actual es principalmente vegetariana, con énfasis en frutas, verduras y fuentes saludables de grasa de origen vegetal, pero la complemento con aceite de pescado e incorporo cantidades moderadas de proteína animal orgánica criada de forma humanitaria y alimentada con pasto cuando mi cuerpo lo requiere. En resumen: escucha a tu propio cuerpo y toma decisiones que te hagan sentir bien.

Verduras y frutas

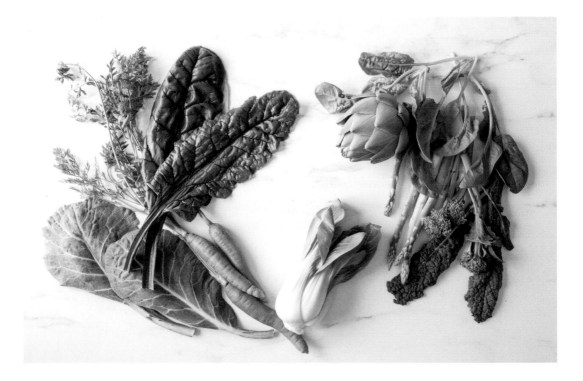

Hay algo en este confuso y a menudo polémico panorama de información nutricional en lo que todos los expertos están de acuerdo: ¡cómete tus verduras! Las verduras deben ser una parte esencial de tu dieta, ya que proporcionan una amplia gama de nutrientes necesarios, como vitaminas, minerales, fibra y antioxidantes, y se sabe que ayudan a reducir el riesgo de enfermedades crónicas.

Hay algunos grupos de verduras en particular que deberían ser un elemento básico en cualquier dieta de «buen humor».

Verduras crucíferas

Las crucíferas son una buena fuente de nutrientes, minerales y fibra. También presentan compuestos que contienen azufre, llamados glucosinolatos, que han sido estudiados por sus potenciales beneficios para combatir el cáncer. En un estudio, se encontró que las cantidades concentradas de los glucosinolatos glucorafanina mejoran los comportamientos autistas.[27] Debe notarse que algunos estudios han encontrado un vínculo entre los altos niveles de verduras crucíferas y la disfunción tiroidea, pero generalmente se piensa que el riesgo es muy bajo para la mayoría de la población.

Algunas verduras crucíferas son:

- Rúcula
- Bok choy
- Brócoli
- Coles de Bruselas
- Repollo
- Coliflor
- Col verde
- Col rizada
- Hojas de mostaza
- Rábanos
- Nabos
- Berros

Verduras de mar (algas marinas)

Las algas marinas son potentes recursos nutricionales y se encuentran entre las fuentes más ricas de minerales, como el yodo, el hierro, el magnesio, el calcio y el fósforo. Su contenido en minerales es muy alto y favorece el funcionamiento de la tiroides y del sistema nervioso. El calcio y el magnesio ayudan a fortalecer los músculos, y el magnesio en particular es un poderoso relajante muscular natural y también puede contribuir a mejorar el sueño. Las algas también contienen vitaminas, proteínas, lípidos y aminoácidos. Pueden usarse en sopas, como ingredientes para ensaladas o platos principales, como aperitivos o como alternativas saludables sin gluten a los rebozados).

Algunas de ellas son:

- Arame
- Dulse
- Alga kelp
- Kombu
- Nori
- Wakame

Tubérculos

En el Ayurveda, un antiguo sistema de curación mente-cuerpo desarrollado hace miles de años por sabios de la India, los tubérculos son venerados por sus propiedades de arraigo emocional. Se cree que sanan y equilibran en momentos de estrés y ansiedad. Los tubérculos contienen vitaminas y minerales esenciales, como la vitamina A, que se ha relacionado con una función cerebral saludable.

Entre los tubérculos tenemos:

- Zanahorias
- Chirivías
- Calabaza
- Batatas
- Nabos
- Ñames
- Yuca

Frutas

Las frutas son una parte importante de la dieta integral y, al igual que las verduras, están cargadas de vitaminas, minerales, fibra y antioxidantes esenciales. También se sabe que ayudan a reducir el riesgo de enfermedades crónicas, como las cardiopatías y el cáncer. Si tienes problemas de caídas de azúcar en la sangre, debes consumir las frutas con moderación.

Entre las frutas bajas en azúcar, están:

- Aguacates
- Bayas
- Limones
- Limas
- Calabaza

Entre las frutas con alto contenido de azúcar, tenemos:

- Albaricoques
- Bananas
- Cerezas
- Higos
- Uvas
- Mangos
- Melones
- Piñas (ananás)
- Ciruelas

Hierbas y especias

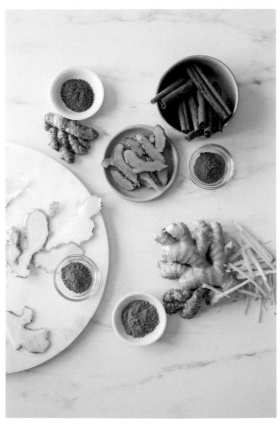

Las hierbas y especias son una magnífica fuente de nutrientes y tienen muchos beneficios para la salud física y mental. A continuación, se enumeran tres especias superestrella que serán valiosas adiciones a tu caja de herramientas para la cura del intestino y el estado de ánimo.

Cúrcuma

La cúrcuma es una especia dorada que durante mucho tiempo se ha promocionado por sus propiedades medicinales, antiinflamatorias y de prevención de enfermedades. Numerosos estudios han demostrado su efectividad para ayudar al cuerpo a combatir las inflamaciones, incluso rivalizando con el poder de algunos medicamentos antiinflamatorios. Según un estudio publicado por James A. Duke en la edición de octubre de 2007 de *Alternative & Complementary Therapy*, la cúrcuma superó en rendimiento a muchos productos farmacéuticos contra varias enfermedades crónicas e incapacitantes, sin casi ningún efecto secundario negativo.[28]

La curcumina, el compuesto activo de la cúrcuma, también se ha relacionado con la mejora de la salud cerebral y con la reducción del riesgo de enfermedades cerebrales, como el Alzheimer.

La cúrcuma se puede encontrar en la mayoría de los supermercados locales en polvo como especia o como suplemento y se vende como raíz entera en muchos supermercados especializados. Se puede utilizar en una gran variedad de platos y bebidas para condimentar cualquier plato con propiedades curativas.

Prueba el *latte* curativo de cúrcuma de la página 270 para ayudar a aliviar la inflamación, reducir el dolor y nutrirte de adentro hacia afuera.

Jengibre

El jengibre destaca como uno de los alimentos más medicinales de la tierra. Es eficaz para aliviar las náuseas y se utiliza como remedio para el mareo y como antináuseas en pacientes de quimioterapia y de recuperación de cirugía. También se ha estudiado su eficacia para aliviar las náuseas asociadas con el malestar matutino en las embarazadas.

Al ser un potente antiinflamatorio, el jengibre también alivia de forma natural el dolor muscular y articular, y diversos estudios han demostrado que es tan eficaz como el ibuprofeno para el dolor menstrual. Al igual que su prima la cúrcuma, el jengibre también puede mejorar la función cerebral y ayudar a reducir el riesgo de contraer Alzheimer. Además, ayuda en la digestión y puede aliviar el dolor de estómago y los gases.

Azafrán

El azafrán es una especia brillante y aromática famosa por su sabor y propiedades medicinales. Uno de sus beneficios curativos más notables y apasionantes es su relación con el tratamiento de la ansiedad y la depresión. En un estudio relacionado con el tratamiento de la depresión de leve a moderada, se encontró que el azafrán era similar en eficacia al fármaco imipramina.[29] También se descubrió más recientemente que afectaba de manera positiva a la ansiedad, con efectos secundarios mínimos.[30]

Probióticos

¿Qué es todo este revuelo sobre los probióticos? Los probióticos son bacterias vivas beneficiosas que contribuyen a mejorar la función inmunitaria, reducir la inflamación, facilitar la digestión y la absorción de nutrientes, prevenir infecciones y proteger nuestro intestino de bacterias dañinas. Los probióticos también pueden ayudar a restablecer el sano equilibrio

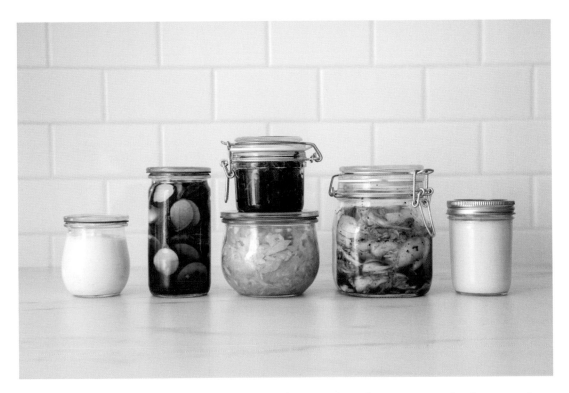

bacteriano después de un tratamiento de antibióticos (que destruye tanto las bacterias buenas como las malas). También se están estudiando cada vez más por su papel en la mejora del estado de ánimo y en la reducción de la ansiedad, el estrés y la depresión.

Recibimos probióticos al comer alimentos fermentados. Por esta razón, los alimentos fermentados son un elemento básico en mi hogar, como deberían serlo para cualquier persona que quiera mejorar su salud digestiva y su estado de ánimo. Los alimentos fermentados gozan de gran prestigio por su poder probiótico y, cuando se consumen con regularidad, ayudan a mantener nuestra flora intestinal en plena forma. Puedes preparar fácilmente alimentos fermentados en casa. De hecho, encontrarás sabrosas recetas para yogur de coco casero, kimchi, rábanos encurtidos y sopa de miso en la sección de recetas que comienza en la página 270.

Entre las fuentes alimenticias fermentadas de probióticos se incluyen:

- Kéfir
- Kimchi
- Miso
- Encurtidos
- Chucrut
- Yogur

Prebióticos

Es posible que estés familiarizada con los probióticos, pero ¿qué son los prebióticos? En *Nutrition Essentials for Mental Health*, la autora Leslie Korn lo explica así: «Los prebióticos establecen el escenario en el "jardín" del colon para que los probióticos o la microbiota puedan florecer y no permitan que las bacterias dañinas se propaguen, de la misma manera que el suelo sano permite que las semillas se conviertan en frutos y sean resistentes a los efectos de las "plagas"».[31]

Algunos prebióticos son:

- Espárragos
- Bananas
- Frijoles
- Semillas de chía
- Raíz de achicoria

- Diente de león
- Ajo
- Tupinambo (alcachofa de Jerusalén)
- Puerros
- Cebollas (tanto crudas como cocidas)

Vitaminas y suplementos para mejorar el estado de ánimo

Aunque los alimentos integrales son fuentes óptimas de nutrientes esenciales y vitaminas, en muchos casos puede ser de gran beneficio aportar refuerzos en forma de suplementos para mejorar el estado de ánimo, reducir la ansiedad y aumentar la energía. Siempre recomiendo buscar un terapeuta nutricional cualificado o un médico con quien trabajar cuando se comienza un programa de suplementación. Ellos pueden prescribir dosis precisas e individualizadas que escapan al marco de este libro. También pueden ordenar análisis de sangre y saliva para identificar nutrientes específicos de los que posiblemente carezcas, así como para identificar cualquier contraindicación y posibles reacciones farmacológicas con cualquier medicamento que estés tomando en ese momento.

Cuando tomes suplementos, asegúrate de consultar con tu terapeuta nutricional o tu médico y siempre lee la etiqueta para saber cómo y cuándo tomar un suplemento. Esto es importante porque algunos suplementos se toman mejor con los alimentos, mientras que otros funcionan mejor con el estómago vacío.

La lista que figura a continuación no es en absoluto exhaustiva. Hay una amplia variedad de vitaminas, minerales, ácidos grasos esenciales, aminoácidos, enzimas y glándulas que pueden contribuir a una variedad de problemas de salud física y mental.

Zinc

Cuando entrevisté a mi amiga la doctora Robin Berzin, médica y fundadora y directora ejecutiva de Parsley Health, acerca de sus cinco mejores suplementos para la salud cerebral, el zinc encabezaba su lista. Dijo que existe una fuerte correlación entre la deficiencia de zinc y los trastornos depresivos, el deterioro de la memoria y los trastornos del estado de ánimo. Ella afirma: «Los suplementos de zinc pueden ser eficaces para las personas con depresión que no responden a los medicamentos».

Consejo rápido: una píldora difícil de tragar

Si no te gusta tragar pastillas, siempre puedes abrir una cápsula nutricional y mezclar su contenido en batidos. Las píldoras duras sin cápsula también se pueden moler y convertir en polvo.

Vitaminas B

Las vitaminas B son críticas para regular el estado de ánimo y la función del sistema nervioso. Existen ocho vitaminas B: B1, B2, B3, B4, B5, B6, B7, B9 y B12. Puedes encontrar un complcjo B que incluya las ocho vitaminas B en cualquier supermercado o farmacia local. O puedes complementar con vitaminas B por separado según sea necesario.

Se recomienda a los vegetarianos y a los veganos suplementar con B12, ya que solo se encuentra en fuentes animales, no en fuentes vegetales. La carencia de vitamina B12 puede llevar a depresión, paranoia, pérdida de la memoria y daño en los nervios, lo cual a menudo va acompañado de entumecimiento u hormigueo. Cuando estaba luchando contra el trastorno de pánico, el suplemento de B12 fue esencial para controlar mi ansiedad y pánico. Como era vegetariana en ese momento, mi dieta no tenía fuentes de B12, lo que me hacía más susceptible a la ansiedad y la depresión. Cuando mis alumnos vegetarianos y veganos que luchan contra la ansiedad o el pánico comienzan a complementar con B12, muchos de ellos experimentan un alivio impresionante de los síntomas. También puedes ponerte inyecciones regulares de B12 con un naturópata o con un médico funcional.

Vitamina D

La vitamina D es una vitamina liposoluble que se encuentra de forma natural en solo unas pocas fuentes de alimentos. Las dos fuentes principales de vitamina D son el pescado graso (como el salmón) y los huevos. También producimos vitamina D de forma natural cuando nos exponemos a la luz solar, pero puede ser difícil obtener suficiente vitamina D solo con la dieta y la exposición al sol, lo que deja un gran déficit.

La vitamina D ayuda a regular la absorción de calcio y fósforo, y estimula nuestro sistema inmunológico. También desempeña un papel en el equilibrio de nuestro estado de ánimo. En cierto estudio, los investigadores encontraron que la deficiencia de vitamina D se relacionaba con la ansiedad y la depresión en pacientes con fibromialgia.[32] También se ha usado para mejorar los síntomas del trastorno afectivo estacional, como la depresión y la ansiedad.

Consejo rápido: evita la depresión invernal

Si vives en una parte del mundo donde la exposición al sol es limitada, toma un suplemento de vitamina D y piensa en comprar una caja de luz para que te ayude a aliviar la depresión y el trastorno afectivo estacional (SAD, por sus siglas en inglés).

Magnesio

Ah, tranquilidad. Eso es lo que el magnesio nos proporciona. Ayuda a aliviar la ansiedad, el miedo, el nerviosismo, la inquietud y la irritabilidad yendo directamente al sistema nervioso. También protege el corazón y las arterias, lo que contribuye a calmar la ansiedad y los ataques de pánico. Los estudios han demostrado que incluso pequeñas cantidades de magnesio marcan una gran diferencia, por lo que este es un ejemplo de que con un poco basta para mucho.

Consejo rápido: alivia la ansiedad y duerme profundamente con este ritual nocturno

Si tienes problemas de ansiedad o insomnio, termina la noche con un relajante baño de sal de Epsom. La sal de Epsom es una clase de magnesio que tu piel absorbe fácilmente mientras te sumerges en la bañera.

También puedes hacer tu propio brebaje para dormir con solo mezclar agua con Natural Calm, un suplemento de magnesio que, cuando se añade al agua, se transforma en una bebida antiestrés afrutada. Está disponible en línea y en la mayoría de las tiendas de alimentos naturales, así como en grandes supermercados como Walmart y Target.

Aceite de pescado

Los aceites de pescado favorecen la función cognitiva, que incluye el aprendizaje y la memoria, ayudan a mejorar la depresión y pueden aliviar los síntomas del TEPT. También son poderosos antiinflamatorios.

Probióticos

Ya hemos hablado del poder de los probióticos, que pueden tomarse a través de la dieta en forma de alimentos fermentados. Sin embargo, muchas personas no consiguen niveles adecuados solo con la dieta, en cuyo caso se recomienda un suplemento probiótico. La cepa más popular es el acidófilo.

Sin embargo, para obtener el máximo beneficio, se recomienda tomar un probiótico que incluya una amplia variedad de cepas con un gran número de bacterias. En su libro *El síndrome del intestino y la psicología*, la doctora Natasha Campbell-McBride recomienda un probiótico con al menos 8.000 millones de células bacterianas por gramo.

También hay que tener en cuenta que las diferentes cepas ofrecen diferentes beneficios. Por ejemplo, algunos probióticos son más efectivos para aliviar el estreñimiento, mientras que otros ayudan a detener la diarrea. Siempre es conveniente trabajar con un médico cualificado para que te ayude a elegir los probióticos adecuados para ti.

Cúrcuma

Ya hemos hablado mucho de esta maravillosa especia antiinflamatoria. Se puede cocinar con ella (la cúrcuma se usa tradicionalmente en los platos al curry), exprimirla, hervirla (para el té de cúrcuma) o tomarla en forma de suplemento. Sin embargo, es importante saber que, para que nuestro cuerpo la absorba mejor, la cúrcuma debe consumirse con grasas o aceites, así como con pimienta negra o piperina (un compuesto de pimienta negra), que ayuda a aumentar su biodisponibilidad. Si lo eliges como suplemento, lee la etiqueta y busca una marca que contenga extracto de pimienta negra o piperina.

Capítulo 15

Recetas para sentirse bien y para una salud óptima del intestino y del cerebro

Todo el mundo tiene un médico en su interior, solo tenemos que ayudarlo en su trabajo. La fuerza curativa natural dentro de cada uno de nosotros es la fuerza más grande para sanar. Nuestra comida debería ser nuestra medicina. Nuestra medicina debería ser nuestra comida.
—Hipócrates

Cuando empecé a explorar el mundo de una alimentación más sana, compré un montón de libros de cocina saludable y gasté una fortuna en ingredientes sofisticados, difíciles de encontrar y de pronunciar, como la *ashwagandha*, que, para ser justos, es en realidad una increíble hierba adaptogénica (lo que significa que nos ayuda a adaptarnos al estrés). Pero me voy por las ramas. Mi entusiasmo y motivación se desvanecieron pronto cuando tomé mi primer bocado de lo que se suponía era una pizza vegetal sin gluten, sin lácteos, basada en semillas de girasol (¡que me llevó casi dos horas hacer!), solo para descubrir que mi tentadora creación sabía como un pedazo de cartón empapado. Se produjo la decepción y Domino's pizza llegó a mi puerta quince minutos más tarde.

Quiero ahorrarte una decepción similar. En las páginas siguientes, encontrarás más de veinticinco recetas fáciles de seguir, que sanan las tripas y estimulan el estado de ánimo, cuidadosamente diseñadas en colaboración con Elise Museles, querida amiga y entrenadora titulada en psicología alimentaria. Las recetas se concibieron para ahorrar tiempo y dinero, utilizando ingredientes cotidianos. ¡Lo mejor de todo es que son realmente deliciosas!

Aunque muchas de las recetas se pueden preparar en treinta minutos o menos, hay algunas que requieren un poco más de paciencia (como el kimchi casero). Si la idea de fermentar tu propia comida en frascos no le agrada a tu chef interior, sáltatela y escoge la versión comprada en la tienda. ¡No hay que avergonzarse de tomar atajos que ahorran tiempo! La intención es integrar estos alimentos sanadores del intestino en tu vida de una manera accesible y sostenible.

Que estas recetas seduzcan tu paladar, levanten tu estado de ánimo, te revitalicen de adentro hacia afuera y te inspiren a recuperar el timón de tu salud.

Consejos para las compras

Aquí hay algunos consejos para ayudarte a moverte por el supermercado como una profesional experimentada.

- Compra productos orgánicos siempre que sea posible.
- Compra alimentos locales y de temporada siempre que sea posible.
- Si consumes proteína animal, opta por carne de pasto, aves de corral y huevos criados en pastos y pescado de aguas salvajes.
- Cambia los productos lácteos por cualquiera de las siguientes leches vegetales:

Almendra	Avena
Anacardo	Arroz
Coco	Guisantes
Lino	Soja (elige solo orgánica)
Avellana	Chufa
Cáñamo	

- Reduce tu tiempo en los pasillos interiores de la tienda de comestibles y haz la mayor parte de tus compras alrededor del perímetro, donde se encuentran la mayoría de los alimentos integrales, frutas y verduras frescas.
- Compra al por mayor para ahorrar dinero.
- Compra frutos rojos congelados para ahorrar dinero y conservar su valor antioxidante (los frutos rojos congelados se recogen y conservan en su punto máximo de frescura).
- Visita los mercados locales de alimentos étnicos para encontrar hierbas, especias, raíces y alimentos fermentados menos costosos.

Batidos, bebidas y cuencos

Hay que señalar que los resultados obtenidos en este capítulo pueden variar dependiendo del tamaño de los componentes utilizados, como plátanos y cocos.

Latte curativo de cúrcuma

¡A por el oro! Esta bebida cálida y relajante se prepara con cúrcuma, un pariente cercano del jengibre y una de las especias antiinflamatorias más potentes. La curcumina, el compuesto curativo de la cúrcuma, le da a la especia su vibrante color dorado, sin mencionar una gran cantidad de beneficios para la salud tanto del cuerpo como del cerebro. Añade este latte a tu rutina matutina en lugar del café o como una forma nutritiva de relajarte al final de un día ajetreado.

Para hacer un *latte* de 8 onzas (aprox. ¼ de litro)

1 vaso de leche de almendras o de coco sin azúcar
1 cucharada sopera de raíz de cúrcuma fresca rallada (o 1 cucharadita, de las del té, molida)
1 cucharada de jengibre fresco rallado (o ¾ a 1 cucharadita molida)
1 cucharadita de canela molida, más un extra para adornar
2 cucharaditas de aceite de coco
Una pizca de extracto puro de vainilla
Una pizca de pimienta negra recién molida
Miel cruda o edulcorante natural a gusto

1. Calienta suavemente la leche de almendras en una cazuela pequeña sin que hierva. Añade la cúrcuma, el jengibre, la canela, el aceite de coco y la vainilla y calienta suavemente hasta que el aceite de coco se derrita y la bebida esté a tu temperatura preferida. Vierte la mezcla tibia en una batidora y añade una pizca de pimienta y el edulcorante que prefieras. Mezcla durante 30 segundos a 1 minuto, hasta que esté bien fusionado.

2. Vierte el *latte* en una taza y cúbrelo con más canela si lo deseas. ¡Bebe y saborea esta bebida curativa!

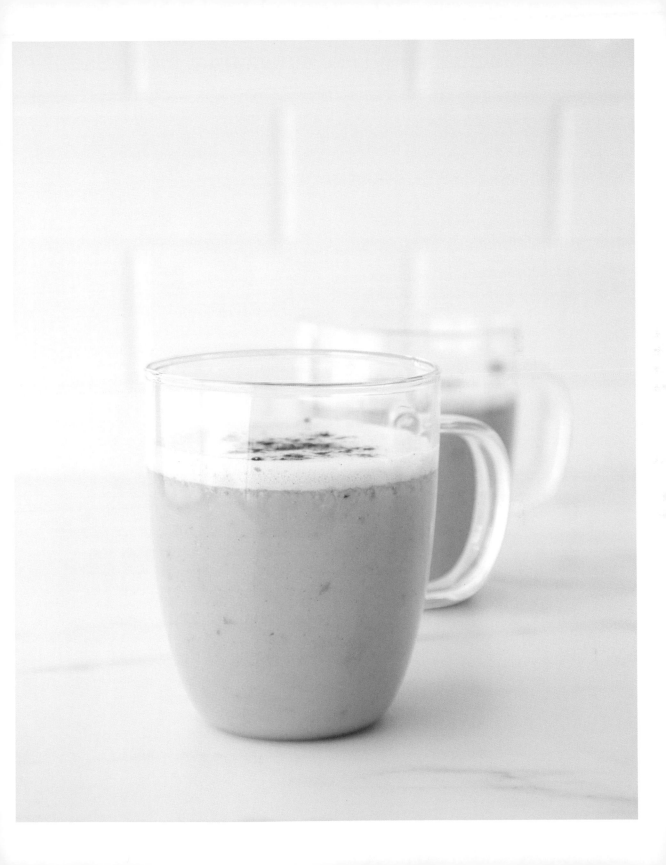

Batido de mantequilla de almendra y mermelada

¡Recrea los sabores de este popular sándwich infantil con un toque saludable! Este batido cremoso está cargado de antioxidantes, ácidos grasos omega 3 y una fuerte dosis de proteínas vegetales. Simplemente llena la batidora con estos ingredientes ricos en nutrientes y estabilizadores de azúcar en la sangre siempre que necesites una descarga de energía que te mantenga en movimiento toda la mañana (o la tarde).

Para hacer un batido de ½ litro (unas 16 onzas)

1 taza de leche de origen vegetal, como leche de almendras, o más si es necesario
1 porción de polvo de proteína vegetal a base de vainilla (me gusta VeganSmart, disponible en Whole Foods, tu tienda local de alimentos naturales, CVS y Amazon)
½ taza de cogollos de coliflor al vapor y congelados
½ taza de frambuesas congeladas

½ taza de fresas congeladas
2 cucharadas de mantequilla de almendras
2 cucharaditas de harina de lino (semillas de lino molidas)
¼ de cucharadita de canela molida
Una pizca de sal marina
1 fresa fresca (opcional), para adornar
Almendras, laminadas (opcional), para adornar

Pon la leche vegetal y las proteínas en polvo en una batidora de alta velocidad y mézclalas hasta que estén sin grumos. Añade la coliflor, las frambuesas, las fresas, la mantequilla de almendra, la harina de lino, la canela y la sal y licúa hasta que el batido esté espeso y cremoso. Ajusta el líquido a la consistencia deseada. Adorna con fresas y almendras laminadas, si lo deseas.

Fundamentos de mezclado: No todas las batidoras son iguales; hay batidoras de alta velocidad (o de alto rendimiento) y batidoras normales. Las batidoras de alta velocidad están diseñadas para una máxima eficiencia y hacen que mezclar ingredientes más duros, como frutos secos, frutas y verduras congeladas y verduras fibrosas, sea pan comido. Muchas batidoras de alta velocidad también se pueden usar para hacer leche o mantequilla de frutos secos, cremas para untar e incluso sopa. La desventaja es que la mayoría tienen un precio muy alto, pero, si planeas hacer muchas mezclas, son una inversión rentable. Las batidoras regulares son menos potentes, pero mucho más asequibles y generalmente pueden hacer el trabajo con un poco más de paciencia y planificación. Si utilizas una batidora normal, añade los ingredientes en orden, de más duros a más blandos, y mézclalos por fases en lugar de todos a la vez. También puedes ablandar ingredientes más duros, como los frutos secos, remojándolos primero en agua para que sean más fáciles de mezclar.

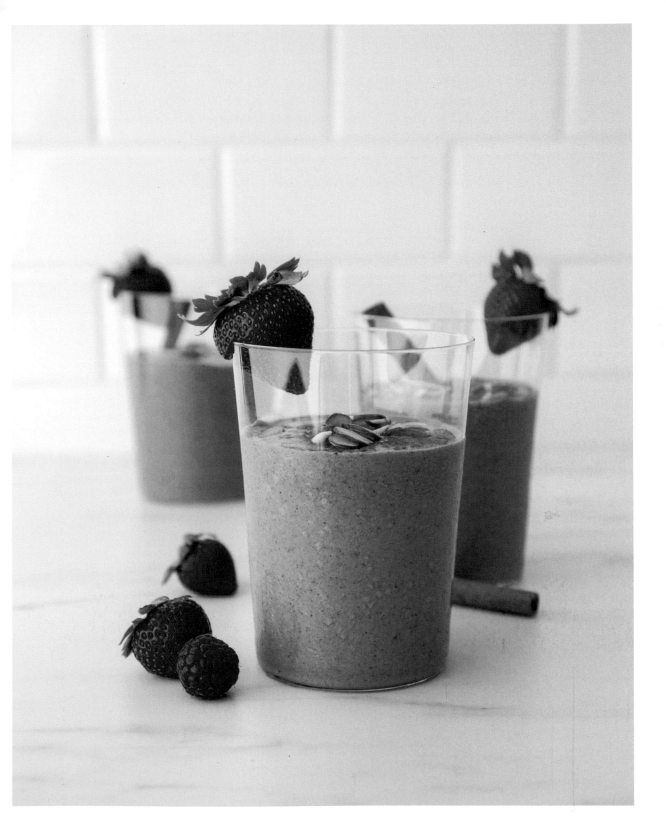

Batido chai de calabaza

La calabaza es uno de los alimentos favoritos de otoño, y no es de extrañar: tiene una cualidad energética que asienta y estabiliza. La calabaza es rica en betacaroteno y ayuda a equilibrar el azúcar en sangre y a regular sus niveles. Las especias antiinflamatorias de esta receta, como la canela, que estabilizan el azúcar en sangre, se mezclan para crear un batido curativo que te mantendrá equilibrada y firme en cada sabroso sorbo.

Para hacer un batido de ½ litro (aprox. 16 onzas)

1 taza de leche de almendras o coco sin azúcar, o más si es necesario

½ taza de leche de almendras o coco sin azúcar, o más si es necesario

¾ taza de ramilletes de coliflor al vapor y congelados

1 plátano congelado en rodajas

1 cucharada de mantequilla de almendras

½ cucharadita de extracto de vainilla pura

½ cucharadita de canela molida, más una pizca para adornar

Una pizca de clavo de olor molido

Una pizca de cardamomo molido

1½ cm de jengibre fresco

Una pizca de sal marina

1. Mezcla la leche de almendras, la calabaza, la coliflor, el plátano, la mantequilla de almendras, la vainilla, la canela, el clavo, el cardamomo, el jengibre y la sal en una batidora de alta velocidad y bátelos hasta que estén suaves y cremosos. Ajusta el líquido a la consistencia deseada.

2. Cubre con un poco de canela y sírvelo inmediatamente.

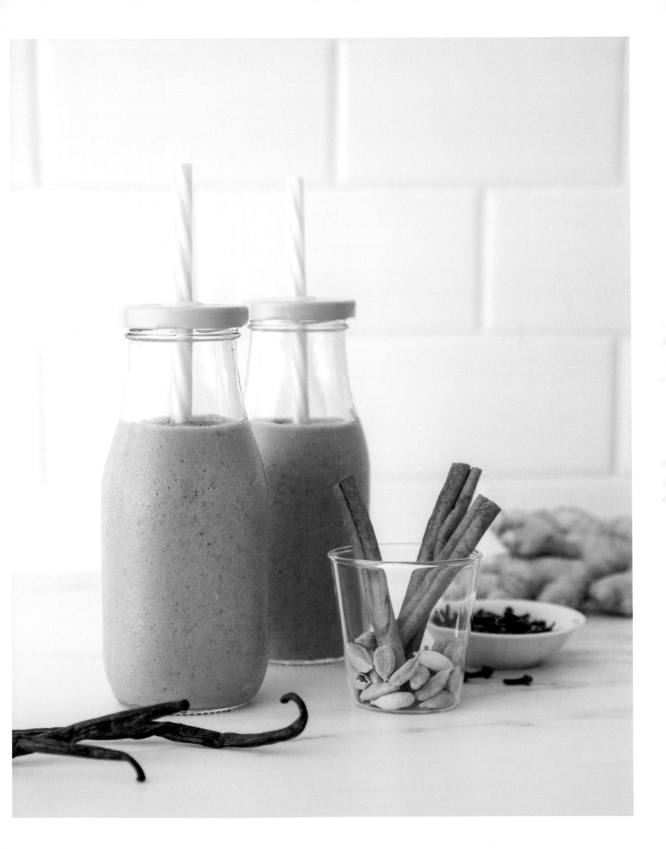

Batido verde tropical

Disfruta el sabor de los trópicos con una refrescante mezcla verde que limpia, cura, desintoxica e hidrata. Con piña para facilitar la digestión y cilantro para favorecer la desintoxicación, este batido es tan delicioso como nutritivo.

Para hacer un batido de ½ litro (unas 16 onzas)

1 taza de leche de coco sin azúcar
1 taza de espinacas
1¼ taza de trozos de piña congelada
½ aguacate
El jugo de media naranja

2 cucharadas de cilantro fresco picado
1 cucharada de semillas de cáñamo, y más para decorar si lo deseas
Una pizca de sal marina

1. Mezcla la leche de coco y las espinacas en una batidora de alta velocidad y bate hasta que estén suaves. Añade la piña, el aguacate, el jugo de naranja, el cilantro, las semillas de cáñamo y la sal y bate de nuevo hasta que se mezclen, ajustando el líquido a la consistencia deseada.

2. Para un toque extra de ácidos grasos omega, espolvorea semillas de cáñamo por encima como aderezo. Si lo deseas, coloca trozos de piña fresca en una brocheta e introdúcela en el batido para darle un toque tropical.

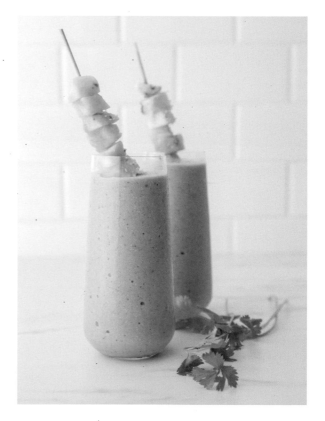

Estimulante batido de avena con chocolate

Este batido puede tener el sabor de una pecaminosa masa para galletas, pero está lleno de magnesio relajante y carbohidratos buenos para ti. Añade un poco de cacao crudo a la mezcla para una creación llena de fitonutrientes que además es estimulante y revitalizante.

Para hacer un batido de 400 ml (o 14 onzas)

1 taza de leche vegetal, o más si es necesario
¼ de taza de copos de avena de los de siempre (sin gluten si es necesario)
1 cucharada de mantequilla de anacardo (o la mantequilla de frutos secos que prefieras)
1 banana congelada en rodajas
½ taza de calabacines al vapor y congelados en cubitos
1 a 1½ cucharadas de cacao en polvo o chocolate en polvo
½ cucharadita de canela molida
1 dátil medjool, sin hueso
Una pizca de sal marina
1 cucharada de cacao nibs (opcional)

1. Pon la leche vegetal y la avena en una batidora de alta velocidad y bátelas hasta que estén bien licuadas. Agrega la mantequilla de anacardo, el plátano, el calabacín, el cacao en polvo, la canela, el dátil y la sal y bátelo hasta que esté bien mezclado. Ajusta el líquido a la consistencia deseada.

2. Añade los cacao nibs, si los usas, y pulsa 3 o 4 veces hasta que estén mezclados.

Tazón de batido de bayas matcha

Más grueso que el batido tradicional, esta combinación de frutos rojos y verdes se sirve en un tazón, cuenco o bol y se remata con el toque nutricional que prefieras. Si bien todos los ingredientes de este cuenco están cargados de antioxidantes, las espinacas y los arándanos contienen nutrientes calmantes y el matcha aporta una ráfaga de energía constante gracias a la L-teanina. Sin embargo, aunque no tengas el matcha a mano, este bol de batido sigue siendo delicioso y nutritivo.

Para hacer un cuenco de 340 ml (12 onzas)

½ a 1 taza de leche de almendras, o más según sea necesario

1 taza de espinacas

¼ de aguacate

1 cucharadita de polvo de té verde matcha

1 dátil medjool, sin hueso

1 taza de arándanos congelados

1 porción de polvo de proteína vegetal a base de vainilla (me gusta VeganSmart, disponible en Whole Foods, tu tienda local de alimentos naturales, CVS y Amazon)

Una pizca de sal marina

Aderezos a elegir (a mí me gustan las bayas frescas, los plátanos rebanados, las nueces, las semillas, el coco rallado, el polen de abeja y la granola)

1. Mezcla la leche de almendras, comenzando con menos y añadiendo más según sea necesario (¡este tazón debe ser espeso!), y las espinacas en una batidora de alta velocidad y licúa hasta que estén bien mezcladas. Agrega el aguacate, el polvo de matcha, el dátil, los arándanos, el polvo de proteína y la sal y mézclalos hasta que quede suave y cremoso. Si es necesario, ajusta el líquido a la consistencia deseada, pero asegúrate de que esté lo suficientemente espeso para que los ingredientes no se hundan.

2. Vierte la mezcla en un cuenco y añádele los potenciadores nutricionales que prefieras.

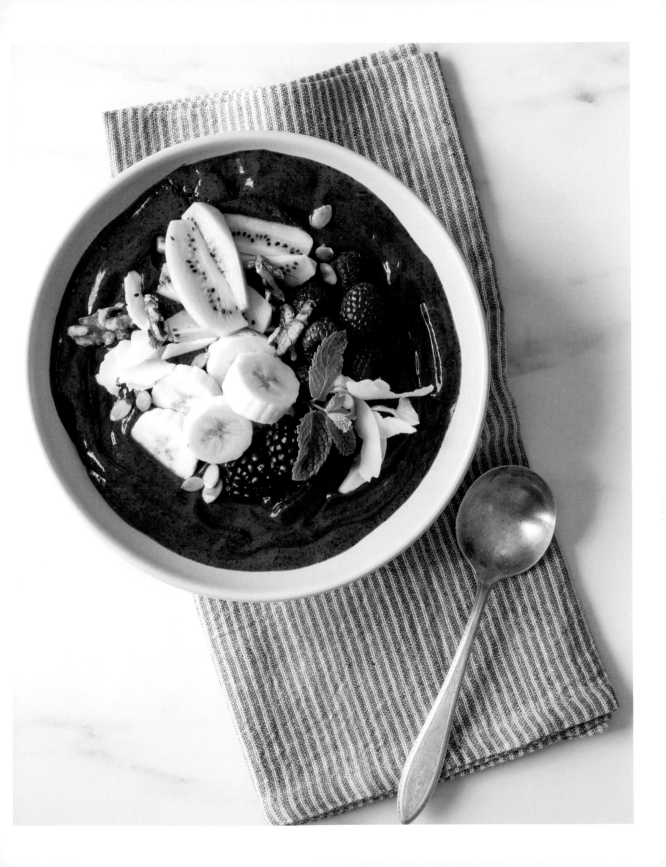

Desayuno

Yogur de vientre feliz

No hay nada más satisfactorio que reemplazar un artículo comprado en una tienda por una versión casera. Este yogur de coco de elaboración propia es fácil de hacer y está lleno de bacterias beneficiosas para mantener tu intestino sano y tu mente feliz. La pulpa de coco también es una fuente saludable de grasa vegetal para alimentar el cerebro y tiene un alto contenido de manganeso, un oligoelemento que ayuda a metabolizar la grasa y las proteínas, estabilizar los niveles de azúcar en la sangre y apoyar nuestro sistema nervioso. Añade este yogur rico en probióticos en batidos, gachas de avena o pudín de semillas de chía, ¡o simplemente cómelo solo!

Para hacer 2 o 3 raciones

2 cocos tailandeses jóvenes (disponibles en tiendas de alimentos naturales o supermercados asiáticos)
2 cucharaditas de jugo de limón recién exprimido
½ cucharadita de polvo probiótico (aproximadamente 2 cápsulas abiertas)

Aromatizantes opcionales para mezclar en el yogur después de que haya fermentado

Bayas	Mango
Melocotones	Extracto de vainilla pura
Papaya	Ralladura de limón

1. Abre los cocos y raspa la pulpa. Reserva el agua de coco en un recipiente aparte.

2. En una batidora, mezcla la pulpa de coco, 1/3 de taza de agua de coco y el jugo de limón y bátelo hasta que esté bien homogéneo. Ajusta el líquido según sea necesario. Pon la mezcla en un recipiente no metálico (esto es importante, ya que los cultivos vivos del probiótico reaccionan cuando están en contacto directo con el metal). Usa una cuchara de madera para mezclar con el polvo probiótico hasta que esté bien mezclado.

3. Vierte la mezcla en uno o dos frascos de vidrio y ciérralos bien con una tapa. Coloca los tarros en la encimera y déjalos fermentar durante 24 horas.

4. Mezcla bien el yogur en los tarros. Si prefieres una textura más cremosa, vierte la mezcla en una batidora y bátela a velocidad media hasta alcanzar la consistencia deseada. Si has mezclado el yogur, devuélvelo a los tarros y guárdalo en el refrigerador con las tapas bien cerradas por hasta 5 días.

5. Para servir, revuelve o cubre con la fruta y los sabores que prefieras ¡o disfruta de tu yogur sin más!

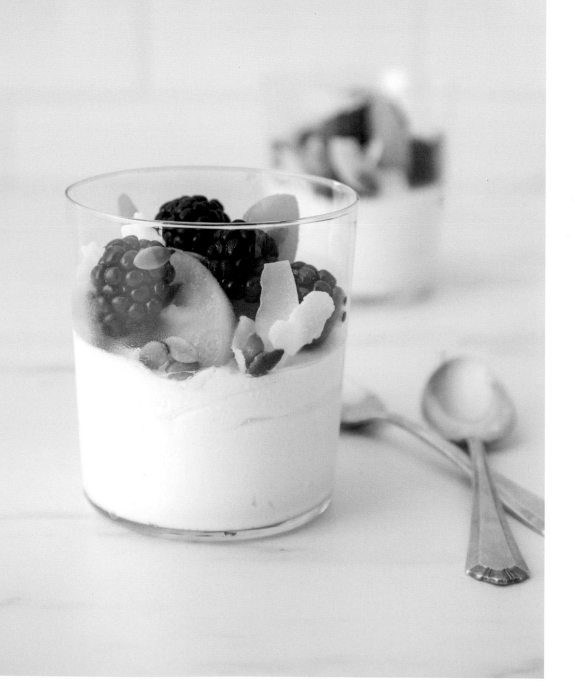

Cuenco de avena salada y kimchi

¿Quién dice que la avena debe ser dulce? Prepara la avena como lo harías tradicionalmente, pero, en lugar de añadir frutas del bosque y edulcorantes, agrega algunas verduras ricas en nutrientes, y kimchi rico en probióticos que curan el intestino, añade un huevo para estimular el cerebro y termina con semillas ricas en omega. Y un extra: algunas personas notan que comenzar el día con un toque más salado puede ser más reconfortante y estabilizador.

Para hacer 1 bol

1 taza de agua (o ½ taza de agua y ½ taza de caldo vegetal para darle más sabor)
Sal marina
½ taza de copos de avena (sin gluten si es necesario)
3 cucharaditas de aceite de oliva
2 tazas de espinacas
Una pizca de copos de pimienta roja machacados

Pimienta negra recién molida al gusto
1 huevo
½ taza de kimchi, comprado en la tienda o hecho en casa (página 284; ten en cuenta que el kimchi debe fermentar de 3 a 4 días antes de su uso)
Aguacate en rodajas
1 cucharada de semillas de cáñamo
Salsa picante (opcional)

1. Hierve el agua y una pizca de sal en una cacerola pequeña o mediana a fuego fuerte y luego agrega la avena. Baja el fuego a lento y deja que la avena hierva sin tapar de 3 a 5 minutos. Cuando la avena esté cocida a tu gusto, retírala del fuego y resérvala en la olla.

2. En una cacerola mediana, calienta 2 cucharaditas de aceite. Añade las espinacas y una pizca de pimienta roja, de sal marina y de pimienta y saltea 2 o 3 minutos, hasta que las espinacas estén ligeramente pochadas. Coloca la avena en un recipiente y cúbrela con las espinacas.

3. En la misma cacerola, calienta la cucharadita de aceite restante y añade el huevo. Cocina de 2 a 3 minutos a fuego medio-alto, hasta que el huevo esté dorado por los bordes y hecho a tu gusto. Coloca el huevo en el bol con la avena y las espinacas. Espolvorea con sal y pimienta al gusto.

4. Añade el kimchi al bol y cubre este con unas rodajas de aguacate y las semillas de cáñamo. Sazona con sal marina y pimienta al gusto y añade un poco de salsa picante si quieres.

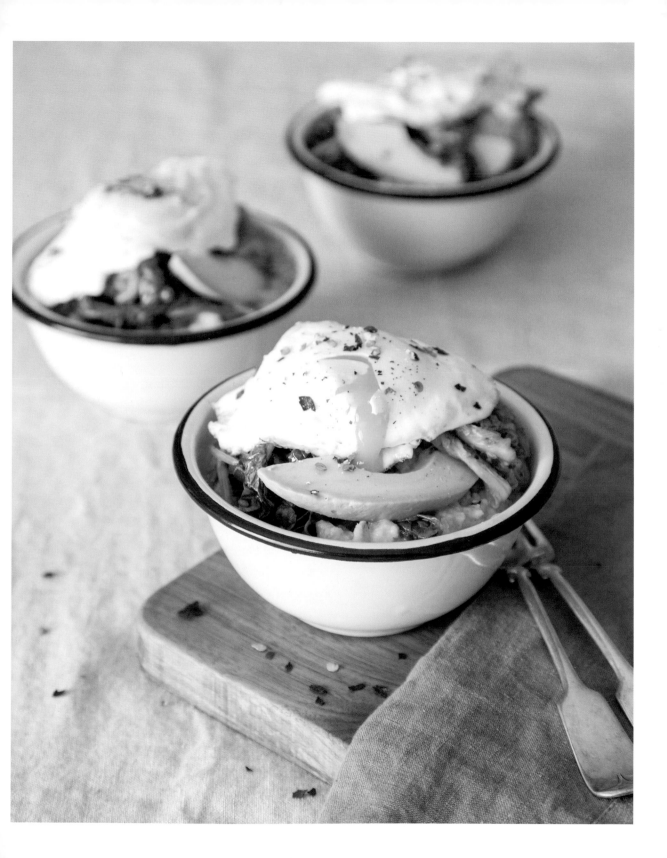

Kimchi

Los alimentos fermentados contienen probióticos que sanan el intestino y pueden ayudar a equilibrar el pH del cuerpo, regular las defensas y controlar la inflamación. Intenta hacer tu propia versión. ¡Es fácil!

Para aproximadamente 6 tazas

1 col china o col verde, cortada en tiras de 2,5 cm

6 vasos de agua tibia (filtrada si es posible)

¼ de taza de sal marina (para remojar)

3 cebollas verdes, cortadas en rodajas finas (solo partes verdes)

6 rábanos rojos, rallados

1 manzana, sin corazón y hecha puré en una batidora o procesador de alimentos

2 zanahorias, peladas y cortadas en rodajas finas

2 dientes de ajo grandes, picados

1 cucharadita de jengibre fresco rallado

2 cucharadas de escamas o pasta de chile coreano (gochugaru, disponible en los supermercados asiáticos y en Internet)

1. Pon la col en un cuenco grande.

2. En un recipiente aparte, mezcla dos tazas de agua tibia con la sal y revuelve hasta que la sal se disuelva. Añade las cuatro tazas restantes de agua tibia a la mezcla y revuelve hasta que se mezcle bien. Vierte el líquido sobre la col y asegúrate de que la col esté sumergida. Tapa el recipiente con un plato o tapadera para acelerar el proceso de fermentación. Deja la col en remojo durante cinco horas o hasta que esté macerada. Reserva ¼ de taza del líquido, luego escurre y enjuaga la col.

3. En el recipiente grande, mezcla todos los ingredientes restantes con el repollo y remuévelos hasta que estén bien mezclados. Añade a la mezcla el líquido reservado de remojo.

4. Reparte la mezcla en frascos de vidrio limpios (como frascos de conservas) y presiona hacia abajo para asegurarte de que la salmuera cubra las verduras. Coloca los frascos en un lugar cálido y soleado sobre el mostrador o encimera. Deja reposar la mezcla de 3 a 4 días, comprobando diariamente si está lista y tomando muestras para comprobar que está bien fermentada.

5. Guarda el kimchi en un frasco herméticamente cerrado en el refrigerador hasta 2 meses.

Pastel de manzana con avena de un día para otro

Dedica unos minutos antes de acostarte a juntar todos los ingredientes para este delicioso desayuno de avena en un frasco, luego duerme y despierta con un desayuno energético y denso en nutrientes que se preparó mágicamente mientras dormías. La avena aumenta las bacterias intestinales saludables, mejora el control del azúcar en la sangre y es una buena fuente de magnesio, un mineral relajante que puede ayudar a aliviar la ansiedad. También obtienes el beneficio de las manzanas ricas en fibra y la canela, que estabiliza el azúcar en la sangre.

Para 1 taza

½ taza de copos de avena
1 cucharada de semillas de lino
½ taza de leche vegetal, o más si es necesario
1 cucharada de mantequilla de almendras (u otra mantequilla de frutos secos)
½ manzana, deshuesada y rallada, más rodajas de manzana para adornar

½ cucharadita de canela molida, más una pizca para adornar
Salpicadura de extracto puro de vainilla
Una pizca de sal marina
Jarabe de arce, miel cruda u otro edulcorante natural (opcional)
Almendras laminadas, para adornar

1. Pon la avena, las semillas de lino, la leche vegetal, la mantequilla de almendra, la manzana, la canela, la vainilla y la sal en un recipiente de vidrio y revuélvelo hasta que quede bien mezclado. Tapa la avena y refrigérala durante toda la noche o al menos durante 4 horas.

2. Cuando esté lista para servir, saca la avena del refrigerador y remuévela. Agrega más leche vegetal si lo deseas para obtener una consistencia más fina.

3. Cómete la avena directamente del frasco o caliéntala en una cacerola si prefieres que esté caliente. Endúlzala si quieres. Cúbrela con canela adicional, rebanadas de manzana y almendras.

Cobbler de arándanos con avena de un día para otro

Esta receta es igual de fácil y tiene los mismos beneficios nutricionales que el pastel de manzana con avena de un día para otro (página 285), pero con arándanos ricos en antioxidantes. Los arándanos están repletos de nutrientes y vitaminas calmantes, que son beneficiosos para aliviar la ansiedad, así como para mejorar la salud cerebral.

Para 1 taza

½ taza de copos de avena (sin gluten si es necesario)

½ banana, machacada

1 cucharada de semillas de lino

½ taza de leche a base de plantas, o más según sea necesario

1 cucharada de mantequilla de almendras (u otra mantequilla de frutos secos)

½ taza de arándanos, y más para adornar

½ cucharadita de canela molida, más una espolvoreada para adornar

Salpicadura de extracto de vainilla pura

Una pizca de sal marina

Jarabe de arce, miel cruda u otro edulcorante natural (opcional)

Almendras laminadas

1. Pon la avena, el plátano, las semillas de lino, la leche vegetal, la mantequilla de almendras, los arándanos, la canela, la vainilla y la sal en un recipiente de vidrio y revuelve hasta que quede bien mezclado. Tápalo y refrigera durante toda la noche o al menos durante 4 horas.

2. Cuando esté listo para servir, sácalo del refrigerador y revuélvelo. Agrega más leche vegetal si lo deseas para obtener una consistencia más fina.

3. Cómete la avena directamente del frasco o caliéntala en una cacerola hasta que esté bien caliente, como desees. Endulza si quieres. Añade por encima más canela, arándanos frescos y almendras.

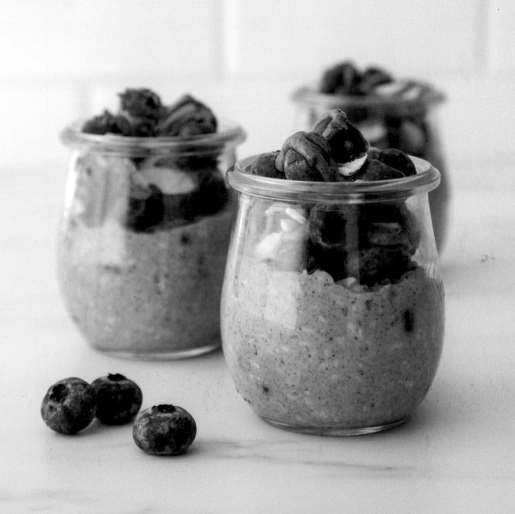

Minifritatas de energía para el cerebro

Añade una porción de proteína (¡y verduras!) a tu comida de la mañana con la facilidad y conveniencia de las fritatas. Esta versión contiene las mismas proteínas, vitaminas y minerales que la fritata tradicional —incluyendo la colina de los huevos, que estimula el cerebro—, pero está hecha con moldes de panecillos para porciones individuales fáciles y al momento. También recibirás un estímulo extra con la cúrcuma, una de las especias antiinflamatorias más potentes. La cúrcuma no solo ayuda al cerebro, sino que también se puede usar para aliviar la depresión.

Para hacer 12 magdalenas de fritata

1 cucharada de aceite de oliva, más el extra para engrasar los moldes

½ taza de espinacas cortadas muy finas

¼ de taza de cebolla picada muy fina

½ taza de calabacín rallado

12 huevos grandes

Salpicadura de leche de almendras o de coco sin azúcar

Sal marina y pimienta negra recién molida al gusto

1 cucharadita de cúrcuma molida

1. Precalienta el horno a 350° F (aprox. 180° C). Engrasa con aceite un molde para magdalenas.

2. Calienta la cucharada de aceite en una cacerola mediana, añade la espinaca, la cebolla y el calabacín y saltea de 2 a 3 minutos, hasta que las verduras estén ligeramente tiernas. Retíralas del fuego y reserva las verduras para que se enfríen.

3. En un recipiente grande, bate los huevos y agrega la leche de almendras. Sazona con sal, pimienta y cúrcuma.

4. Añade las verduras a la mezcla de huevo y mézclalo hasta que se quede homogéneo. Divide la mezcla entre los moldes de hojalata, rellenando cada uno casi hasta la parte superior.

5. Hornea de 22 a 25 minutos, hasta que las frittatas estén doradas por los bordes. Cómetelas inmediatamente o guárdalas en el refrigerador por 3 días o en el congelador por hasta 2 meses.

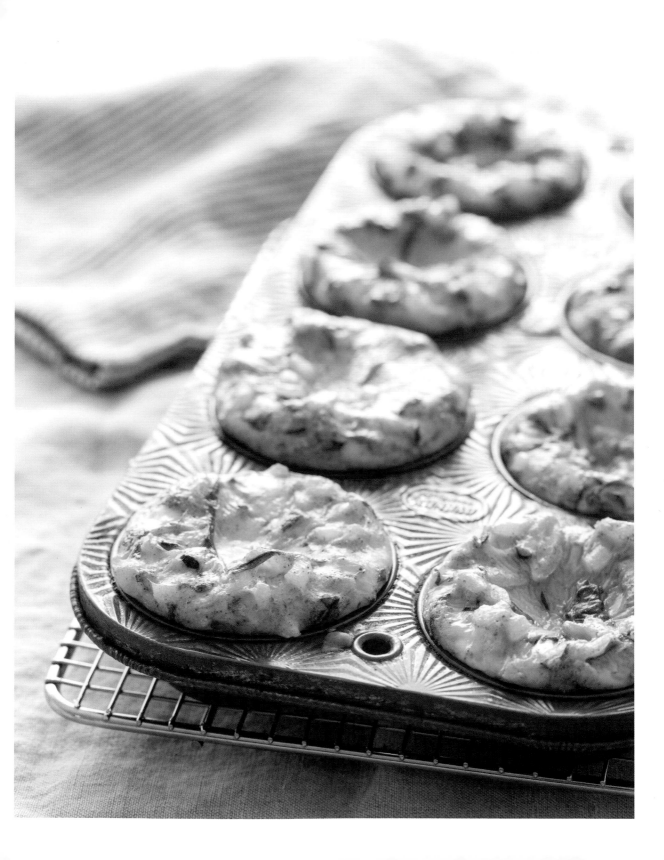

Panqueques de harina de almendras y chocolate con cacao nibs

¡Lo sano nunca supo tan bien! Mezcla un poco de cacao crudo en estas joyas sin cereales para disfrutar de un delicioso desayuno cargado de fitonutrientes y propiedades que estimulan el estado de ánimo. La harina de almendras es una rica fuente de grasas saludables y puede ayudar a mantener el nivel de azúcar en la sangre estable y el cuerpo satisfecho durante toda la mañana.

Para hacer 12 panqueques

3 huevos grandes

2 cucharadas de jarabe de arce y más cuando se sirva

1 cucharada de leche de almendras

½ cucharadita de extracto puro de vainilla

1½ tazas de harina de almendras (preferiblemente harina escaldada, para una mejor textura)

¼ a ½ cucharadita de sal marina

¼ de cucharadita de bicarbonato de sodio

1 cucharada de cacao en polvo o chocolate en polvo

½ cucharadita de canela molida

1 cucharada de aceite de coco y más si es necesario

Bayas frescas y/o rodajas de banana

1. Bate los huevos en un tazón grande. Añade el jarabe de arce, la leche de almendras y la vainilla y mézclalos hasta que estén homogéneos.

2. En un recipiente mediano, mezcla la harina de almendras, la sal, el bicarbonato sódico, el cacao en polvo y la canela. Añade la mezcla seca a la mezcla húmeda y revuelve para que se mezcle bien, pero sin sobremezclar.

3. Derrite el aceite de coco en una sartén grande a fuego medio-bajo. Coloca aproximadamente 2 cucharadas de masa en la sartén para cada panqueque, dejando suficiente espacio entre los panqueques para voltearlos. Cocina los panqueques de un lado hasta que se formen pequeñas burbujas y luego voltéalos. Repite con el resto de la masa y añade aceite nuevo si es necesario.

4. Sírvelo con un poco de jarabe de arce y frutos del bosque y/o bananas.

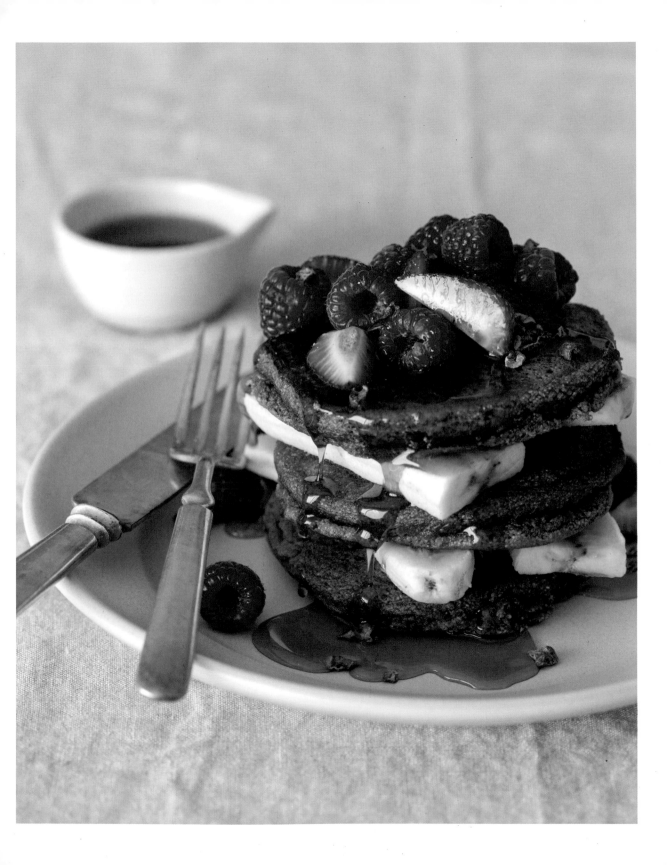

Sopas y ensaladas

Ensalada de remolacha, naranja y nuez en trozos de lechuga mantecosa con vinagreta de limón y chalote

Una ensalada sencilla pero elegante que es una gran fuente de nutrición con un mínimo de ingredientes. Las nueces son ricas en ácidos grasos omega y favorecen la salud cerebral, mientras que las remolachas son revitalizantes y están cargadas de hierro y vitaminas B. También recibirás una dosis extra de vitamina C, que refuerza el sistema inmunológico, por la naranja y el jugo de limón que contiene la vinagreta.

Para hacer 2 ensaladas para una comida o 4 ensaladas para el aperitivo

Ensalada

2 remolachas medianas a grandes

Unas gotas de aceite de oliva extra virgen

2 bulbos de hinojo, troceados, cortados en trozos y en tajadas finas

1 naranja de ombligo grande, pelada y cortada en rodajas

¼ de taza de nueces

3 cucharadas de hojas de menta fresca

1 cabeza grande de lechuga francesa (o mantecosa)

Vinagreta de limón y chalote

¼ de taza de jugo de limón recién exprimido

2 cucharaditas de mostaza Dijon

2 cucharaditas de jarabe de arce puro

1 cucharada de perejil fresco picado

2 cucharaditas de chalote picado

¼ a ½ cucharadita de sal marina

¼ de cucharadita de pimienta negra recién molida

¼ de taza de aceite de oliva

1. Prepara la ensalada: Para asar las remolachas, precalienta el horno a 400° F (aprox. 200° C). Forra una bandeja para hornear con papel vegetal.

2. Corta la parte superior de las remolachas y limpia sus raíces. Pon las remolachas en la bandeja para hornear y rocíalas con un poco de aceite. Asa las remolachas hasta que estén tiernas y se puedan perforar fácilmente con un cuchillo o tenedor, de 45 a 55 minutos. Deja que se enfríen a temperatura ambiente, luego pélalas y córtalas en dados de unos 4 centímetros.

3. En un recipiente mediano, mezcla la remolacha, el hinojo, la naranja, las nueces y la menta.

4. Prepara la vinagreta: en un recipiente aparte, bate el jugo de limón, la mostaza, el jarabe de arce, el perejil, el chalote, la sal y la pimienta. Rocía poco a poco el aceite y bátelo de nuevo hasta que quede emulsionado.

5. Coloca las hojas de lechuga en platos individuales. Rocía el aderezo sobre la mezcla de verduras, remuévelo para que se mezcle y colócalo encima de la lechuga. Sazona con sal y pimienta al gusto. Sírvelo inmediatamente.

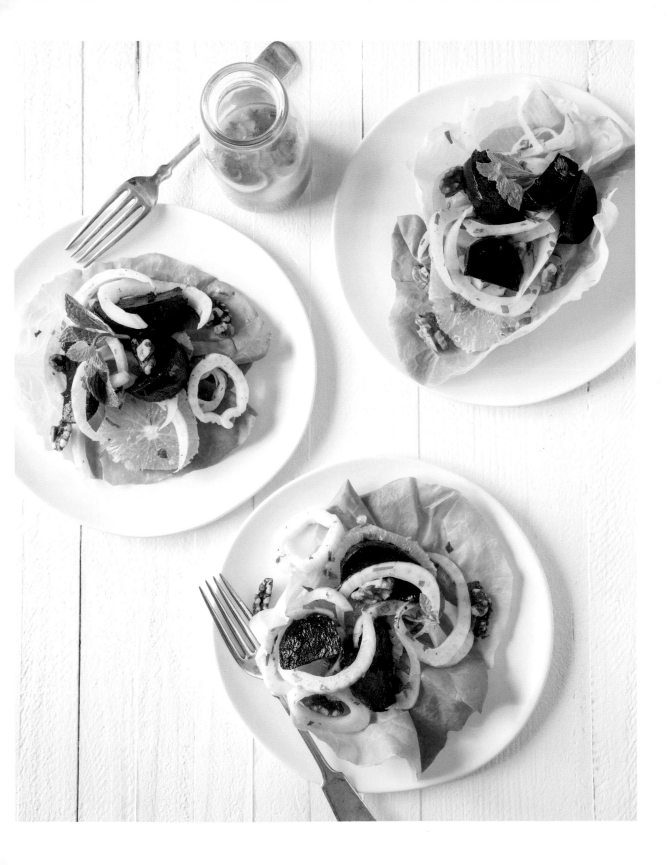

Ensalada arcoíris con pollo a la parrilla y vinagreta de sidra de manzana

Una de las maneras más sencillas de eliminar de la alimentación saludable el estrés es contar los colores, ¡no las calorías ni los carbohidratos! Concéntrate en llenar tu plato con todos los colores del arcoíris para llenar tu cuerpo con una gran variedad de nutrientes. Todos los colores poseen sus propiedades curativas y sus beneficios para la salud, ¡y esta ensalada los tiene todos! Añade el pollo a la parrilla para equilibrar la comida con proteínas o elige una proteína vegetal para una opción vegetariana. Completa este exuberante plato con una vinagreta hecha con vinagre de sidra de manzana, que favorece una digestión saludable y limpia tu sistema. Comer limpio nunca ha lucido (¡ni ha sabido!) tan bien.

Para hacer 4 ensaladas del tamaño de una comida

Pollo (ver Nota)

2 cucharadas de aceite de oliva

2 cucharadas de jugo de limón recién exprimido

½ cucharadita de páprika

1 diente de ajo, picado

¾ cucharadita de sal marina

Pimienta negra recién molida

450 gramos (1 libra) de pechugas de pollo deshuesadas y sin piel

Vinagreta de sidra de manzana

1 diente de ajo, picado

¼ de taza de vinagre de sidra de manzana

3 cucharaditas de miel cruda (o jarabe de arce puro)

2 cucharaditas de mostaza Dijon

¼ a ½ cucharadita de sal marina

Pimienta negra recién molida al gusto

¼ de taza de aceite de oliva virgen extra

Una pizca de escamas de pimienta roja machacadas (opcional)

Ensalada

6 porciones de hojas verdes (como col rizada, romana, rúcula, espinaca o verduras mixtas)

1 taza de fresas, sin la parte superior

2 zanahorias, peladas y cortadas en rodajas de ½ cm

1 taza de piña en dados de 2,5 cm

2 tazas de col morada cortada en rodajas finas

1 pepino, cortado en rodajas de ½ cm

1 aguacate grande, sin semillas, pelado y cortado en dados de 2,5 cm

¼ de taza de rábanos en rodajas finas

½ taza de microverduras

¼ de taza de semillas de girasol

Potenciadores nutricionales opcionales

Semillas de cáñamo, semillas de lino, semillas de calabaza, piñones, almendras laminadas, pecanas, arándanos secos, bayas de goji, pepitas de granada

1. Prepara el pollo: en un bol mediano, mezcla el aceite, el jugo de limón, el pimentón, el ajo, la sal y la pimienta. Pon el pollo en la marinada, báñalo por ambos lados y déjalo marinar a temperatura ambiente de 15 a 20 minutos.

2. Precalienta la parrilla a fuego intenso (o coloca una bandeja para asar a fuego intenso). Asa el pollo a la parrilla hasta que esté bien hecho, con una temperatura interna de 165° F (aprox. 75° C), de 7 a 8 minutos por lado. Aparta el pollo para que se enfríe, luego córtalo en tiras. (El pollo puede prepararse el día anterior y refrigerarse).

3. Prepara la vinagreta de manzana: en un recipiente mediano, mezcla el ajo, el vinagre, la miel, la mostaza, la sal y la pimienta. Rocía poco a poco el aceite y bátelo hasta que el aderezo esté emulsionado. Sazona con sal y pimienta negra o pimienta roja triturada al gusto.

4. Prepara la ensalada: mezcla las verduras, las fresas, las zanahorias, la piña, el repollo, el pepino, el aguacate, los rábanos y las microverduras en una ensaladera grande. Coloca el pollo en rodajas encima de la ensalada. Remueve la ensalada con suficiente aderezo. Guarda el resto de la vinagreta en un recipiente herméticamente cerrado en el refrigerador hasta por 5 días.

5. Espolvorea la ensalada con semillas de girasol y añade los refuerzos nutricionales que prefieras. ¡Disfruta comiendo todos los colores del arcoíris!

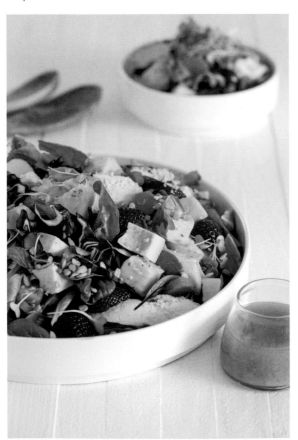

Nota. Usa pollo o la proteína que elijas. Las sobras se pueden mezclar con otras ensaladas o comidas a lo largo de la semana para obtener una fuente rápida y nutritiva de proteínas añadidas.

Ensalada de col rizada y quinua con aderezo de zanahoria y jengibre

Prepara esta ensalada de inspiración asiática en cuestión de minutos. La col rizada es llamada a menudo la reina de las verduras porque es una gran fuente de nutrientes. La quinua vegetal contiene todos los aminoácidos esenciales y es una proteína, no un cereal ni un carbohidrato. El espolvoreado de semillas de cáñamo y el aderezo de zanahoria y jengibre son la guinda de este pastel nutricional. ¡Espera y verás cómo esta ensalada estimulante inunda tu cuerpo de nutrientes y sabor!

Para hacer 4 ensaladas del tamaño de una comida

Aderezo

3 zanahorias medianas, peladas y picadas en trozos grandes

2,5 cm de jengibre fresco, pelado

¼ de cebolla blanca pequeña, picada en trozos grandes

3 cucharadas de vinagre de arroz

1 cucharada de jarabe de arce

1 cucharada de aceite de sésamo tostado sin refinar

1 cucharada de tamari o aminos de coco

3 cucharadas de aceite de oliva

¼ de cucharadita de sal marina, o al gusto

Escamas de pimienta roja trituradas (opcional)

Ensalada

1 taza de quinua cocida

1 manojo de col rizada o col crespa en rodajas finas y maceradas con aceite de oliva

4 tazas de col china o de Saboya rebanada

2 zanahorias, peladas y ralladas

1 pepino, pelado y cortado en rodajas de aprox. 1,5 cm

2 cebollas verdes, cortadas en rodajas finas

1 pera grande, sin corazón y cortada en rodajas de aprox. 1,5 cm

2 cucharadas de semillas de cáñamo

1. Prepara el aderezo: pon las zanahorias en un procesador de alimentos o en una batidora de alta velocidad y tritúralas hasta que estén casi batidas. Añade el jengibre, la cebolla, el vinagre, el jarabe de arce, el aceite de ajonjolí y el tamari y vuelve a triturar. Vierte el aceite de oliva y 1 cucharada de agua y tritura hasta que el aderezo tenga una textura suave y cremosa. Añade más aceite de oliva para alcanzar la consistencia deseada. (Cualquier resto del aderezo se conservará en un recipiente herméticamente cerrado en el refrigerador hasta por 5 días).

2. Prepara la ensalada: mezcla la quinua, la col rizada, la col china, las zanahorias, el pepino, la cebolla verde y la pera en un tazón grande. Vierte el aderezo sobre la ensalada y mézclalo para que se cubra ligeramente. Espolvorea las semillas de cáñamo por encima y sírvelo.

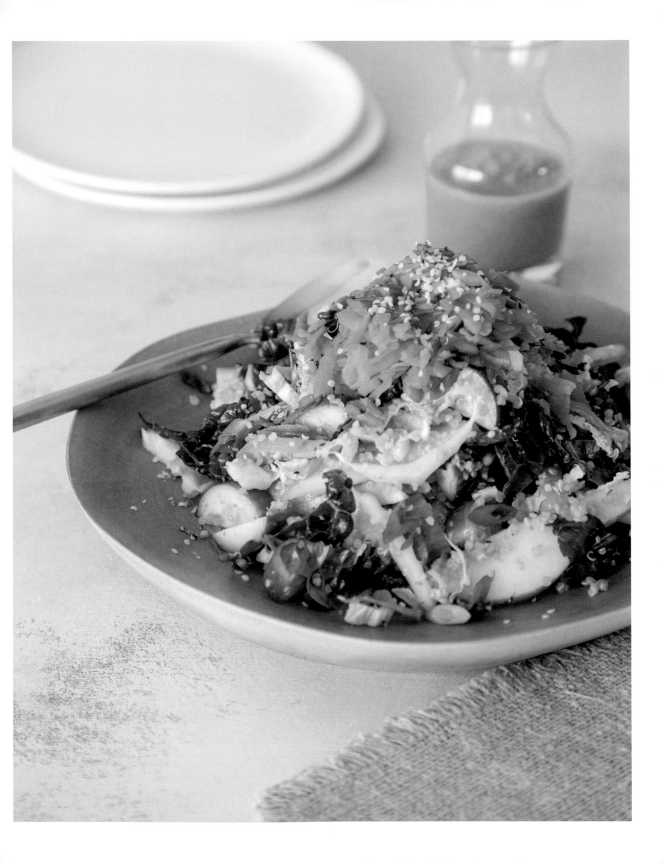

Sopa de lentejas rojas

Nada nutre mejor tu cuerpo y tu alma que un plato caliente de sopa. Este plato, lleno de comino, ajo, cúrcuma, verduras, proteínas vegetales, limón y verduras, lleva la comida reconfortante a un nuevo nivel sanador. Las lentejas son una fuente rica de colina y vitaminas B1 y B5, que contribuyen al bienestar mental. El ajo y la cebolla son alimentos altamente prebióticos que agregan un elemento de curación intestinal a esta comida vegetariana rica en fibra. Por si todo eso no fuera suficiente, la incorporación de espinacas y limón le da un toque de nutrición y sabor.

Para 6 a 8 raciones

2 cucharadas de aceite de oliva

1 cucharada de aceite de oliva

2 dientes de ajo, picados

1 cucharadita de comino molido

1 cucharadita de cúrcuma molida

1 cucharadita de orégano seco

2 zanahorias grandes, peladas y cortadas en rodajas de aprox. 1,5 cm

2 tallos grandes de apio, picados bien finos

1½ tazas de tomates picados, incluyendo el jugo (si no se encuentran buenos tomates frescos de temporada, usa una lata de 400 gramos o 15 onzas de tomates sin BPA o tomates cortados en dados)

4 tazas de caldo vegetal orgánico bajo en sodio, o más, según sea necesario

1 taza de lentejas rojas sin cocinar, lavadas

½ a 1 cucharadita de sal marina, o más, al gusto

Pimienta negra recién molida al gusto

2 cucharadas de perejil fresco picado

3 tazas de espinacas

1½ cucharadas de zumo de limón recién exprimido (o zumo de ½ limón grande)

1. En una olla grande, calienta el aceite a fuego medio-alto. Añade la cebolla y saltéala hasta que esté casi transparente, de 5 a 6 minutos. Agrega el ajo, el comino, la cúrcuma, el orégano, las zanahorias y el apio y cocina, revolviendo continuamente, durante 7 a 8 minutos, hasta que las verduras comiencen a ablandarse. Añade los tomates y cocina por 1 minuto, luego tritura hasta que todo esté bien mezclado.

2. Agrega el caldo, las lentejas, ½ a 1 cucharadita de sal y una generosa cantidad de pimienta. Lleva la mezcla a ebullición, luego pon el fuego a intensidad media-baja. Tapa la olla y deja que la sopa hierva a fuego lento hasta que las lentejas se ablanden, de 35 a 40 minutos. Agrega agua o caldo extra para lograr una consistencia más fina o si el líquido se evapora demasiado rápido. Añade el perejil, la espinaca y el jugo de limón y sazona la sopa con sal y pimienta al gusto.

3. Vierte la sopa en tazones y sírvela caliente. Guarda la sopa que quede en un recipiente herméticamente cerrado en el refrigerador hasta por 5 días o hasta por 3 meses en el congelador. ¡Disfruta!

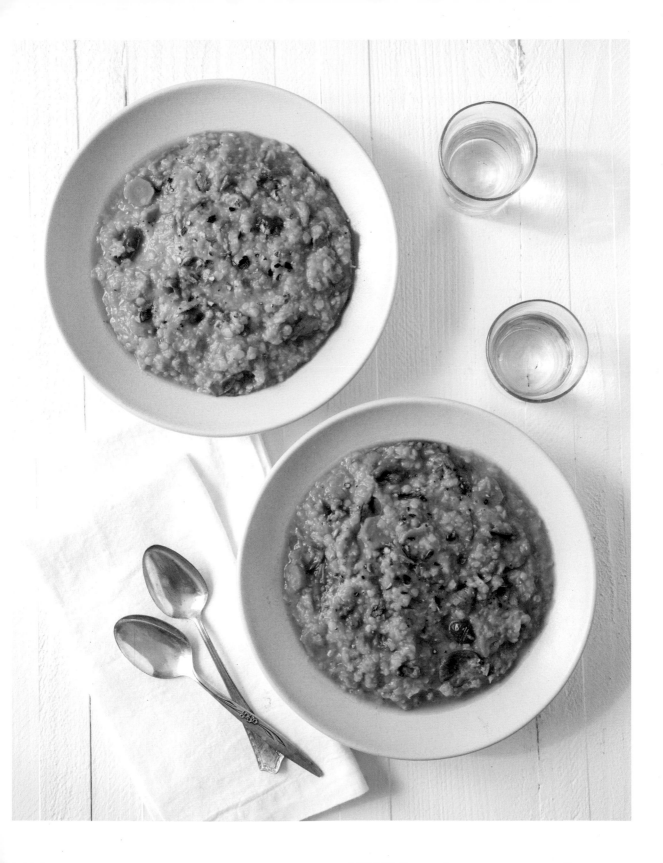

Adelante con tu sopa de miso para el intestino

¡La sopa de miso es una superestrella de la curación intestinal! También es fácil de preparar y un complemento ligero para cualquier comida. Las setas shiitake son famosas por sus propiedades antiinflamatorias y su capacidad para mejorar la función inmunitaria. Las algas tienen un contenido especialmente alto de minerales, incluyendo magnesio, hierro, yodo, calcio, fósforo y sodio, que favorece el funcionamiento del sistema nervioso, el bienestar mental y la relajación muscular. ¡Cubre este plato ligero con verduras para darle un extra de nutrición!

Para hacer de 2 a 4 raciones

4 tazas de agua o caldo vegetal
½ taza de cebollas verdes cortados en rodajas finas, y más para adornar
½ taza de setas shiitake, en trozos (o cualquier seta)
1 taza de espinaca picada (o cualquier hoja verde)
1 hoja de alga nori, cortada en tiras finas
¼ de taza de pasta de miso
Sal marina y pimienta negra recién molida al gusto

1. Lleva el agua a ebullición baja en una cacerola mediana a fuego medio. Baja el fuego a lento, agrega las cebollas verdes y las setas, y cocina por 2 minutos, hasta que estén bien calientes. Añade las espinacas y las algas y cocínalas durante 1 minuto, o hasta que estén pochadas, teniendo cuidado de que la sopa no vuelva a hervir.

2. Retíralo del fuego y sírvelo con un cucharón en un recipiente. Añade la pasta de miso al bol y revuelve hasta que se disuelva. Vuelve a poner la mezcla en la sopa y revuelve para mezclar. Sazona con sal y pimienta adicionales.

3. Sirve la sopa en tazones y decórala con más cebolla verde. Esta sopa se sirve mejor inmediatamente, pero durará hasta 3 días en el refrigerador.

Caldo de hueso

Los expertos en salud no paran de hablar del caldo de huesos, ¡y con razón! Lo recomiendan los principales médicos como un superalimento que puede ayudar a aliviar la ansiedad y la depresión como parte de un protocolo de curación intestinal. El caldo de hueso puede integrarse fácilmente en tu estilo de vida y disfrutarse por sí solo como una bebida caliente o utilizarse para añadir nutrientes a sopas, arroz, quinua o platos de verduras. Es un proceso simple, pero largo. Planea comenzar en la mañana y dejarlo hervir a fuego lento todo el día. Asegúrate de que los huesos sean de pollos de granja u orgánicos. Además, asegúrate de no saltarte el paso del vinagre de sidra de manzana, ya que ayuda a descomponer los minerales y mejora el perfil nutricional del caldo de hueso.

Para hacer de 3,5 a 5,5 litros de caldo

900 o 1.300 gramos (2 o 3 libras) de huesos de pollo (de la carnicería o de un pollo asado)

2 cucharadas de vinagre de sidra de manzana

Suficiente agua filtrada para cubrir los huesos de pollo, más 3'5 litros de agua filtrada

1 cebolla, cortada en cuartos

1 puerro, cortado, lavado y picado en trozos grandes

2 zanahorias, picadas en trozos grandes

3 tallos de apio

2,5 cm de jengibre fresco, pelado

2,5 cm de raíz de cúrcuma fresca, pelada

2 dientes de ajo

¼ de taza de perejil fresco (y otras hierbas de tu elección, como romero y orégano)

1 cucharadita de sal marina, o más al gusto

Pimienta negra recién molida al gusto

1. Lava bien todos los huesos. Pon los huesos y el vinagre en una olla grande y agrega suficiente agua filtrada para cubrir los huesos. Deja reposar por 1 hora para permitir que el vinagre extraiga los minerales de los huesos.

2. Después de 1 hora, añade la cebolla, el puerro, las zanahorias, el apio, el jengibre, la cúrcuma y 3,5 litros de agua filtrada y deja hervir a fuego fuerte. Quita toda la espuma que suba a la parte superior de la olla. Baja el fuego, tápalo y cocina a fuego lento durante al menos 12 horas, y hasta 18, revisando periódicamente para eliminar las impurezas de la parte superior del caldo.

3. Aproximadamente 30 minutos antes de terminar la cocción, añade el ajo, el perejil y cualquier otra hierba fresca que quieras incluir.

4. Retíralo del fuego y deje enfriar el caldo. Saca los huesos y cuela el caldo. Pon en el refrigerador el caldo enfriado durante al menos 2 horas (y hasta toda la noche), hasta que la grasa se solidifique por encima. Retira la grasa con una espumadera y deséchala. Sazona con sal y pimienta.

5. Guarda el caldo en un recipiente herméticamente cerrado en el refrigerador por hasta 5 días o en el congelador por hasta 4 meses.

Platos principales

Brochetas de la felicidad

El salmón se encuentra entre las fuentes dietéticas más ricas de vitamina B12, estudiada por sus efectos en el alivio de la depresión y el impacto en el estado de ánimo. También tiene un alto contenido de colina, una vitamina que mejora el metabolismo cerebral y la memoria. Aparte de todos estos beneficios curativos, ¡las brochetas son deliciosas, vistosas y placenteras para el público también!

Para 8 brochetas

Salmón y marinado

2 cucharadas de aceite de oliva

1 diente de ajo, picado fino

2 cucharadas de tamari

2 cucharadas de vinagre de arroz

¼ de cucharadita de mostaza seca

Escamas de pimienta roja trituradas

1 cucharada de miel

1 cucharada de aceite de sésamo

450 gramos (1 libra) de filete de salmón, cortado en dados de 2,5 cm

3 cucharadas de semillas de sésamo, y más para adornar

Brochetas

1 calabacín, cortado en rodajas de aprox. 1,5 cm de grosor

1 calabaza amarilla, cortada en rodajas de aprox. 1,5 cm de grosor

Aceite de oliva virgen extra

Sal marina y pimienta negra recién molida al gusto

1 cebolla verde, en rodajas

Equipo especial: 8 brochetas de bambú

1. Marinar el salmón: En un recipiente mediano, mezcla el aceite de oliva, el ajo, el tamari, el vinagre, la mostaza, la pimienta roja, la miel y el aceite de sésamo y remuévelo bien. Añade el salmón y revuélvelo para cubrirlo con el adobo. Deja marinar el salmón en el refrigerador por 1 hora, luego agrega las semillas de sésamo y remuévelo para bañar los dados.

2. Mientras tanto, sumerge los pinchos en agua durante 45 minutos. Precalienta la parrilla a fuego medio-alto.

3. Hacer las brochetas: Coloca el salmón marinado, el calabacín y la calabaza en los pinchos, alternando los ingredientes. Rocía los pinchos con aceite y espolvorea con sal y pimienta al gusto. Usa pinzas para colocar las brochetas en la parrilla y cocina de 3 a 4 minutos por cada lado, hasta que el salmón y las verduras estén bien hechos, pero no demasiado. Coloca las brochetas en un plato o fuente para que reposen unos minutos antes de ser servidas.

4. Espolvorea las brochetas con semillas de sésamo y cebolla verde para servirlas.

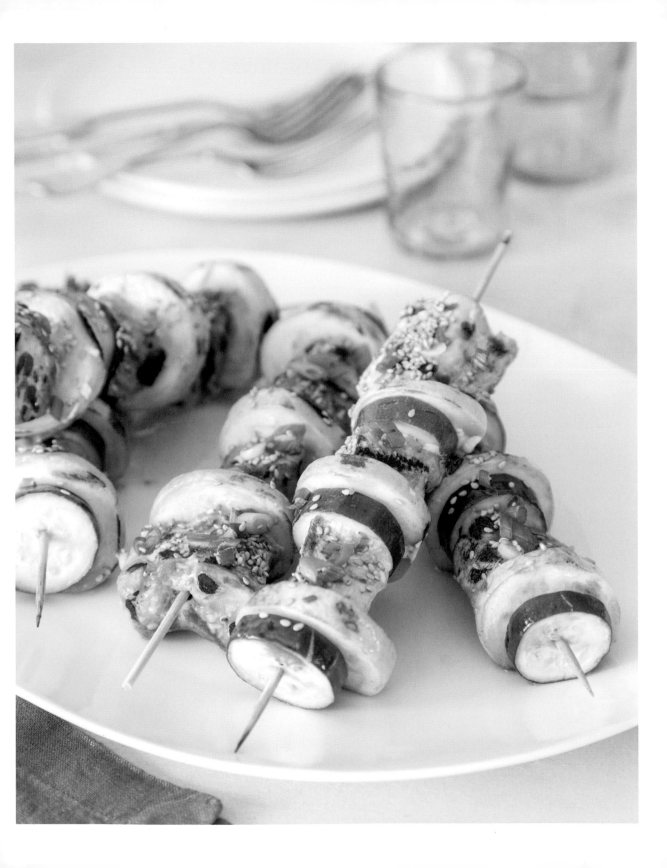

Cena de bandeja libre de estrés

Elimina el estrés (¡y el caos!) de las cenas de entre semana con esta comida de una sola sartén que se asa y se sirve en una sola bandeja para hornear. Esta es una de las cenas a las que recurro cuando necesito algo de comida rápida al final de un día largo. Las especias antiinflamatorias marroquíes incluidas en este plato son curativas, mientras que el pollo contiene triptófano, que puede ayudarte a relajarte y acomodarte después de un día agotador. Agrega algunas verduras para obtener fibra y nutrientes adicionales. Y un extra: puedes guardar las sobras en el refrigerador y ponerlas en una ensalada o recalentarlas para tener dos comidas por el precio de una.

Para 4 raciones

Pollo a la marroquí

1 cucharada de aceite de oliva extra virgen
¼ de cucharadita de páprika
¼ de cucharadita de comino molido
¼ de cucharadita de cilantro molido
¼ de cucharadita de cúrcuma molida
½ cucharadita de sal marina
Una pizca de pimienta de cayena
450 gramos (1 libra) de pechugas de pollo
   deshuesadas y sin piel

Verduras

1 limón, cortado en rodajas semifinas
1 batata grande, pelada y cortada en dados
   de 1,5 a 2,5 cm (aproximadamente 2 tazas)
1 calabacín, cortado en rodajas de ½ cm
1½ tazas de cogollos de coliflor
1 taza de tomates cherry o tomatitos de uva
1 cucharada de aceite de oliva virgen extra
½ cucharadita de sal marina
¼ de cucharadita de pimienta negra recién
   molida
1 diente de ajo, bien picado
¼ de taza de cilantro fresco picado

1. Precalienta el horno a 450° F (aprox. 230° C).

2. Forra una bandeja para hornear con borde con papel vegetal.

3. Prepara el pollo especiado a la marroquí: En un recipiente grande, bate el aceite, el pimentón, el comino, el cilantro, la cúrcuma, la sal y la cayena. Añade el pollo y revuélvelo hasta que se impregne. Apártalo.

4. Coloca las rodajas de limón, batata, calabacín, coliflor y tomates en una bandeja grande forrada de papel vegetal. (Puede que sea necesaria una segunda sartén). Rocía con aceite y sazona con sal y pimienta. Espolvorea el ajo sobre las verduras.

5. Coloca las pechugas de pollo entre las verduras en una sola capa. Hornea de 20 a 25 minutos, luego remueve y voltea las pechugas de pollo. Hornea 10 minutos más, hasta que las verduras y el pollo estén dorados por los bordes y el pollo alcance una temperatura interna de 165° F (aprox. 75° C). Espolvorea el cilantro y exprime la otra mitad de limón sobre la sartén.

6. ¡Sírvelo caliente en la bandeja del horno para que sea fácil de limpiar!

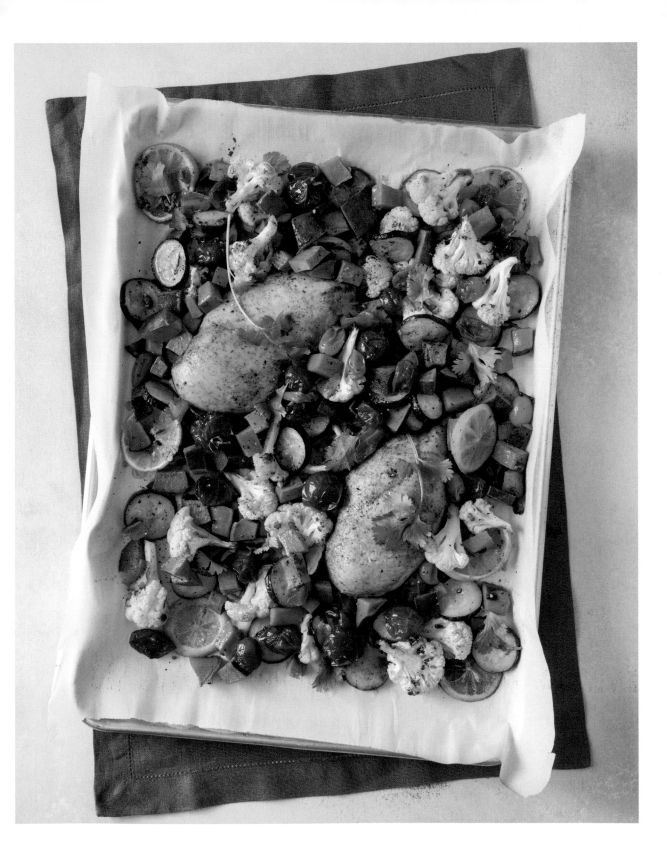

Albóndigas de pavo

Prueba esta versión moderna del plato clásico. Sustituye la carne de res por pavo para conseguir una buena dosis de vitamina B6, un nutriente necesario para el mantenimiento de los sistemas nervioso e inmunológico, luego prepara una remesa de salsa marinara casera y mézclala con fideos de calabacín para obtener una porción extra de verduras y fibra. ¡Eso es lo que yo llamo un toque saludable! Si no tienes mucho tiempo, no dudes en usar la salsa marinara comprada en el supermercado en lugar de la versión casera de esta receta, pero asegúrate de que sea baja en azúcares añadidos.

Para 4 raciones

Albóndigas de pavo

450 gramos (1 libra) de pechuga de pavo triturada

1 huevo batido

1 cucharadita de orégano seco

½ cucharadita de albahaca seca

1 cucharada de pasta de tomate

¼ de taza de perejil fresco picado

¾ de cucharadita de sal marina

¼ de taza de harina de lino (semillas de lino molidas)

½ taza de cebolla rallada

1 diente de ajo, picado

Salsa de tomate

2 cucharadas de aceite de oliva

2 dientes de ajo, picados

½ cucharadita de escamas de pimienta roja trituradas (opcional)

900 gramos (2 libras) de tomates, cortados en cuartos (tomates frescos o tomates orgánicos en frascos de vidrio o en lata sin BPA)

2 a 3 cucharadas de pasta de tomate (o más para una salsa más espesa)

½ cucharadita de sal marina, o más, al gusto

1 cucharada de albahaca fresca cortada fina, y más para adornar si lo deseas

Hojas frescas de perejil de hoja plana (opcional)

Pasta de calabacín

4 calabacines grandes

Unas gotas de aceite de oliva virgen extra

1. Haz las albóndigas de pavo: precalienta el horno a 400° F (aprox. 200° C). Forra una bandeja para hornear con papel vegetal.

2. En un bol grande, mezcla el pavo, el huevo, el orégano, la albahaca, la pasta de tomate, el perejil, la sal y la harina de lino. Mézclalo bien a mano o con una cuchara de madera. Añade la cebolla y el ajo y revuelve hasta que estén bien mezclados, pero no demasiado.

3. Haz bolas de unos 4 cm y colócalas en la bandeja para hornear preparada. Hornea de 16 a 18 minutos, hasta que las albóndigas estén doradas por fuera y el centro ya no esté rosado.

4. Mientras se cocinan las albóndigas, prepara la salsa de tomate: Calienta el aceite en una cacerola mediana a fuego medio. Añade el ajo y la pimienta roja, si los usas, y saltea por aproximadamente 1 minuto, hasta que el ajo se dore por los bordes. Agrega los tomates, la pasta de tomate y la sal, cubre la sartén, baja la llama a fuego lento y cocina de 18 a 20 minutos, hasta que la salsa comience a espesar. Ajusta los condimentos al gusto. Para conseguir una salsa más fina, haz un puré con la mitad de la mezcla en una batidora de inmersión o en una batidora normal. Vuelve a verter la salsa en la sartén y añade la albahaca y las albóndigas cocidas a fuego lento durante 3 o 4 minutos.

5. Haz la pasta de calabacín: usa un pelador de juliana o un cuchillo para hacer rebanadas largas y delgadas de calabacín. Si tienes un Spiralizer, es la forma menos laboriosa de hacer los fideos. Mientras las albóndigas están hirviendo a fuego lento, echa aceite en una sartén y calienta los fideos a fuego medio-bajo durante 2 o 3 minutos, hasta que estén bien calientes.

6. Traslada la pasta a un bol y cúbrela con las albóndigas y la salsa de tomate. Adorna con escamas de pimienta roja y albahaca o perejil.

7. Conserva el resto de la salsa en un recipiente herméticamente cerrado en el refrigerador durante 5 días o en el congelador hasta por 3 meses.

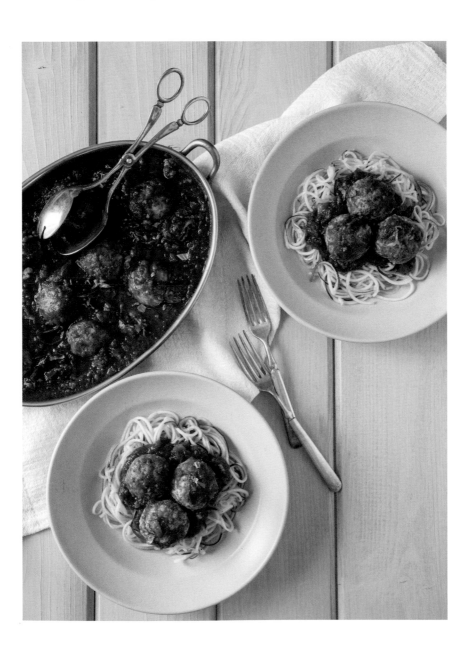

Colorido estofado de curry y camarones

Este brillante plato lo tiene todo: especias curativas antiinflamatorias, raíces molidas, verduras abundantes, proteínas vegetales y nutrientes que estimulan el cerebro gracias a los mariscos. Con solo mirar la variedad de colores incluidos en este plato bastará para hacerte sonreír incluso antes de experimentar la calidez y la satisfacción de consumir esta comida. ¡Sirve sobre quinua con un chorrito de limón para darle más aroma y sabor!

Para 4 a 6 raciones

1 cucharada de aceite de coco o de oliva

1 cebolla amarilla pequeña, bien picada

1 a 2 cucharadas de pasta de curry rojo tailandés (al gusto, ya que algunas pastas son más picantes que otras)

1 cucharada de jengibre fresco rallado

1 a 2 dientes de ajo, picados

1 cucharada de raíz de cúrcuma fresca rallada o 1 cucharadita de cúrcuma seca

2 cucharaditas de sal marina

Una pizca de pimienta de cayena

2 zanahorias, peladas y cortadas en rodajas de aprox. 1,5 cm

2 tallos de apio, cortados en rodajas de aprox. 1,5 cm

2 tazas de cogollos de coliflor o brócoli

1 batata, pelada y cortada en dados de aprox. 1,5 cm

¼ de taza de cilantro fresco picado, y más para adorno si quieres

Una lata de 400 ml (o 14 onzas) de leche de coco entera sin azúcar

1 a 2 tazas de caldo de verduras (según sea necesario), comprado en la tienda o hecho en casa

450 gramos (1 libra) de camarones grandes, pelados, sin vena y sin cola

1 manojo de col rizada, sin tallos, con las hojas cortadas en rodajas holgadas

Jugo de 1 limón, y más para adornar

Sal marina y pimienta negra recién molida al gusto

Escamas de pimienta roja trituradas

1. En una olla holandesa grande o en una olla de fondo hondo, calienta el aceite a fuego medio-alto, agrega la cebolla y saltea hasta que esté blanda. Añade la pasta de curry, el jengibre, el ajo, la cúrcuma, la sal y la cayena y cocina durante 1 minuto. Agrega las zanahorias, el apio, la coliflor y la batata y cocina por 5 minutos, hasta que se ablanden ligeramente. Añade el cilantro, la leche de coco y el caldo suficiente para cubrir las verduras y llévalo a ebullición. Reduce a fuego lento, tápalo y cocina de 20 a 25 minutos, hasta que todas las verduras se puedan perforar con un tenedor.

2. Agrega los camarones, tapa la olla y cocina de 2 a 3 minutos, hasta que los camarones estén rosados y bien cocidos. Apaga el fuego y añade la col rizada, mezclando con una cuchara para distribuirla uniformemente. Echa dentro el jugo de lima y sazona con sal, pimienta negra y pimienta roja al gusto.

3. Sirve el curry caliente y adórnalo con un chorrito de limón, un poco de cilantro y escamas de pimienta roja.

Bol elevador con salsa tahini

¡Levántate! El poder de la salud está en tus manos con este bol. Puedes aumentar tu energía, aliviar la ansiedad, regular tu estado de ánimo y sanar desde adentro hacia afuera. Ten en cuenta que para esta receta necesitarás un poco de planificación, ya que tendrás que darle a los rábanos entre tres y cuatro horas para encurtirse antes de servir. Si no tienes mucho tiempo, puedes usar kimchi, chucrut o cualquier otra verdura encurtida que tengas a mano en lugar de los rábanos.

Cada ingrediente de este bol exclusivo ha sido cuidadosamente seleccionado para nutrir el cuerpo y la mente. Los probióticos beneficiosos que contienen las verduras fermentadas son una parte vital de cualquier procedimiento de curación intestinal. La calabaza es una fuente rica en vitamina A, que aumenta las defensas. Las setas shiitake son ricas en vitamina B5 que ayuda a los neurotransmisores, equilibra el azúcar en la sangre y protege contra el estrés emocional y la ansiedad. Los aguacates alimentan tu cerebro y la salsa tahini junta todo esto con grasas saludables para mantenerte feliz y satisfecha.

Para hacer 2 boles o cuencos

Rábanos encurtidos

1 manojo de rábanos, cortados en rodajas finas
1 diente de ajo
1 cucharadita colmada de pimienta negra en grano
½ cucharadita de escamas de pimienta roja trituradas
⅔ de taza de vinagre de manzana crudo
2 cucharadas de miel cruda
1 cucharadita de sal marina

Calabaza asada

1 calabaza (o zapallo) pequeña o mediana
1 cucharada de aceite de oliva extra virgen
Sal marina y pimienta negra recién molida al gusto

Salsa tahini

3 cucharadas de tahini
2 cucharadas de jugo de limón recién exprimido
1 diente de ajo, picado
½ cucharadita de jengibre fresco rallado

1 cucharada de vinagre de sidra de manzana
1 cucharada de jarabe de arce puro
2 cucharadas de aceite de oliva extra virgen
½ cucharadita de sal marina

Bol elevador

1 cucharada de aceite de oliva virgen extra
1 manojo de col rizada, sin tallo, hojas cortadas en rodajas finas
1 taza de setas shiitake
Sal marina y pimienta negra recién molida al gusto
1 a 2 tazas de quinua cocida
½ taza de wakame seco (disponible en la mayoría de las tiendas de alimentos naturales, supermercados asiáticos y en línea), remojado en agua durante 4 a 5 minutos
½ a 1 aguacate, deshuesado, pelado y cortado en rebanadas finas
¼ de taza de almendras laminadas, tostadas (ver página siguiente)

1. Prepara los rábanos encurtidos: pon los rábanos en un frasco de medio litro, o una pinta, de vidrio resistente al calor y añade el ajo, los granos de pimienta y las escamas de pimienta roja. Asegúrate de que haya suficiente espacio en el frasco para el líquido.

2. En una cacerola pequeña, mezcla el vinagre, la miel, la sal y 2/3 de vaso de agua. Lleva el líquido a ebullición durante 2 minutos, luego retíralo del fuego. Remueve hasta que la miel se disuelva. Cuando el líquido se haya enfriado un poco, viértelo en el frasco sobre la mezcla de rábanos. Tapa el frasco y refrigera de 3 a 4 horas, hasta que esté listo para servir. Los rábanos encurtidos se conservan en la nevera hasta 2 semanas.

3. Prepara la calabaza asada: precalienta el horno a 400° F (aprox. 200° C). Forra una bandeja para hornear con papel vegetal. Pela el zapallo, luego córtalo por la mitad a lo largo. Usando una cuchara, saca las semillas y deséchalas. Corta la calabaza en dados del tamaño de un bocado (aproximadamente 2,5 cm). Pon los dados en un recipiente grande y cúbrelos uniformemente con el aceite, la sal y la pimienta. Extiéndelos en una sola capa sobre la bandeja para hornear. Ásalo, removiendo los dados de calabaza de vez en cuando, durante unos 30 minutos, o hasta que estén tiernos y dorados por los bordes.

4. Prepara la salsa tahini: en un bol mediano, mezcla el tahini, el jugo de limón, el ajo, el jengibre, el vinagre, el jarabe de arce, el aceite y la sal. Bátelo, agregando una cucharada de agua cada vez hasta que haya alcanzado una consistencia cremosa que permita verterla sobre el bol.

5. Prepara el bol elevador: calienta una sartén mediana o grande a fuego medio-alto y agrega el aceite. Añade la col rizada y los champiñones y saltea durante 2 ó 3 minutos, hasta que los champiñones empiecen a ablandarse y las verduras se pochen ligeramente. Retíralo del fuego. Sazona las verduras con sal marina y pimienta al gusto.

6. Para componer los cuencos, reparte la quinua, la mezcla de col rizada y champiñones y el zapallo entre los boles. Coloca los rábanos encurtidos y el wakame encima de las verduras, luego añade el aguacate y las almendras. Rocía los tazones con el aderezo de tahini. Sazona con sal y pimienta al gusto, sírvelo caliente y ¡disfruta!

Nota. Para tostar las almendras, precalienta el horno a 350° F (aprox. 180° C). Coloca las almendras en una sola capa sobre una bandeja para hornear o para tostar. Hornéalas de 3 a 4 minutos, hasta que las almendras estén doradas por los bordes. Asegúrate de revisar las almendras cada minuto, ya que los hornos varían y los frutos secos se pueden quemar rápidamente.

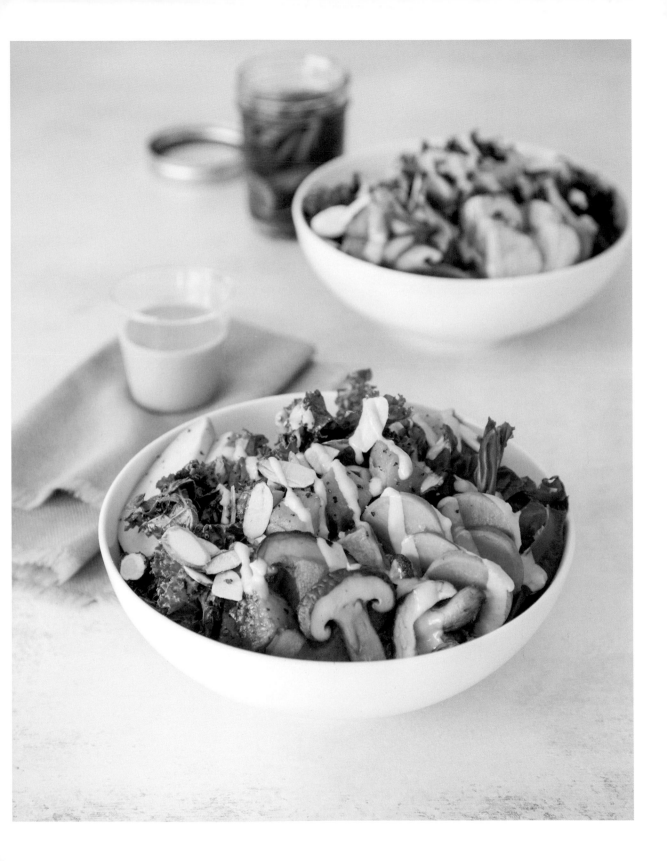

Tentempiés y golosinas

Helado saludable de chocolate y almendras

Esta crema deliciosa y fácil de hacer no contiene lácteos ni azúcar y tiene como base plátanos ricos en potasio. Agrega una dosis de grasas saludables de mantequilla de almendras, una porción de cacao rico en antioxidantes y una dosis de probióticos que sanan el intestino para obtener una receta que estimula el estado de ánimo ¡y además satisface tu gusto por los dulces!

Para hacer 2 boles de crema

3 bananas en rodajas y congeladas
1 a 2 cucharadas de leche vegetal
   (según se necesite para mezclar)
2 cucharadas de mantequilla de almendras
2 cucharadas de cacao en polvo
   o chocolate en polvo

1 cucharada de cacao (opcional)
½ cucharadita de polvo probiótico
   (o 2 cápsulas abiertas)

1. Coloca las bananas en un procesador de alimentos, agregando solo la leche vegetal suficiente para batir. Elaborar la mezcla, que mantendrá una textura gruesa y luego se volverá cremosa y lisa. Si es necesario, raspa los lados de la máquina hasta la mitad. Cuando la mezcla esté bien homogénea, añade la mantequilla de almendras y el cacao en polvo. Procesa de nuevo hasta que todos los ingredientes estén bien mezclados. Si quieres añadir un toque extra de chocolate crujiente, ponle un toque de cacao.

2. Vierte la mezcla en un tazón y revuelve el polvo probiótico (asegúrate de añadir los probióticos después de haber elaborado la crema, ya que el contacto con la hoja metálica de la batidora puede debilitar su eficacia).

3. ¡Toma unas cucharas y a comer! Una buena crema es mejor cuando se come inmediatamente.

Trufas con limón y coco

¡Estas deliciosas, dulces y ácidas golosinas están hechas para picar! Con grasas saludables de coco y anacardos, además de una dosis de proteína vegetal, las bolitas Bliss ricas en vitamina C te ayudarán a mantener tu nivel de azúcar en la sangre estable y tu gusto por los dulces satisfecho. ¡Asegúrate de preparar un lote al principio de la semana para tener un tentempié o postre saludable disponible cuando te apetezca!

Para hacer veinte bolas de 2,5 cm

1 taza de anacardos o almendras
1 taza de dátiles Medjool deshuesados
½ taza de coco rallado sin azúcar, o más para recubrir las bolas
½ cucharadita de extracto puro de vainilla

3 cucharadas de jugo de limón recién exprimido
Una pizca de sal marina
2 cucharaditas de ralladura de limón

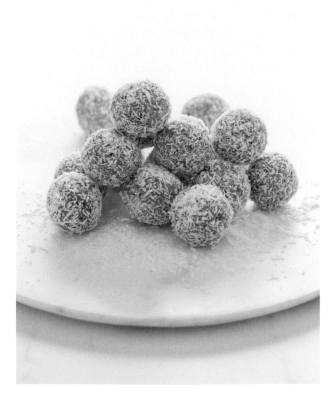

1. Coloca los frutos secos en un procesador de alimentos y mézclalos hasta que estén finamente picados pero no del todo blandos. Agrega los dátiles, el coco, la vainilla, el jugo de limón y la sal y tritura hasta que la mezcla esté bien hecha. Añade la ralladura de limón y pulsa varias veces, hasta que todos los ingredientes estén homogéneos.

2. Usando una cuchara pequeña, saca la mezcla y usa tus manos para hacer bolas de 2'5 cm. Haz rodar cada bola en coco rallado.

3. Refrigera las trufas durante al menos 1 hora antes de servir. Guarda las restantes en un recipiente de vidrio hermético en el congelador hasta por 1 mes.

Pudín de chía, fresas y crema

La pequeña semilla de chía tiene grandes beneficios. Aparte de ser un poderoso aporte nutricional rico en una forma de proteína de fácil digestión y rica en hierro, magnesio, calcio y fósforo, las semillas de chía también contienen ácidos grasos esenciales omega 3. Prepara este pudín fácil y gratificante y luego llévalo al siguiente nivel añadiendo fresas para darle una porción extra de nutrientes que estimulan el sistema inmunológico. Si las fresas no son de tu agrado o te apetece mezclarlas, puedes experimentar con otras frutas, como duraznos, frambuesas, moras o arándanos. ¡Si lo deseas, pásate de la raya añadiendo un remolino de yogur de vientre feliz (página 280) para una dosis de TLC!

Para hacer 2 raciones

1 taza de leche de coco sin azúcar
   (u otra leche de frutos secos)
½ cucharadita de extracto de vainilla pura
1½ cucharadas de jarabe de arce
¾ taza de fresas, y más fresas en rodajas
   para adornar

Una pizca de sal marina
½ cucharadita de cáscara de limón
   (opcional), y más para adornar
¼ de taza de semillas de chía
Coco rallado sin azúcar (opcional), para
   adornar

1. Pon la leche de coco, la vainilla, el jarabe de arce, las fresas y la sal en una batidora y bate hasta que quede bien homogénea. Si quieres utilizarla, añade la ralladura de limón y mézclala hasta que esté bien ligada. Pon las semillas de chía en un tazón o tarro grande. Vierte la mezcla sobre las semillas de chía y mézclala bien. Remueve cada pocos minutos durante unos 10 minutos, luego coloca el pudín en el refrigerador durante al menos 1 hora para que se asiente.

2. Para servirlo, reparte el pudín entre dos tazas o boles y pon encima fresas rebanadas, coco rallado y más ralladura de limón, si lo usas.

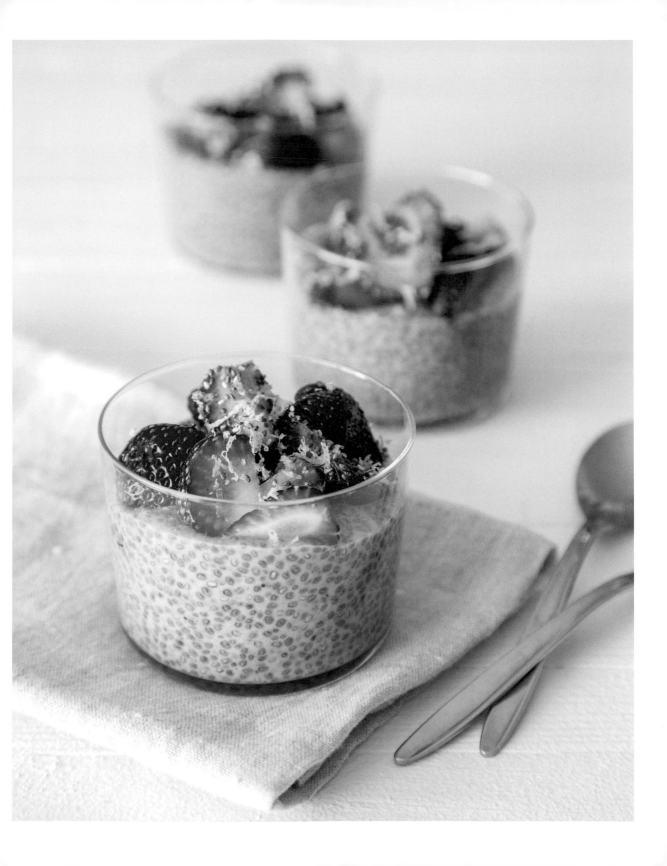

Pudín de aguacate con chocolate para levantar el ánimo

Este rico y delicado pudín de chocolate no solo es rápido y fácil de preparar, sino que también cuenta con ingredientes que estimulan el estado de ánimo y el cerebro para mantener tu mente y tu cuerpo felices. ¡El aguacate se transforma en un postre tan cremoso y placentero que nadie sabrá que está escondido bajo el chocolate!

Para hacer de 2 o 3 raciones

2 aguacates grandes maduros, sin semillas y
  pelados
3 cucharadas de cacao en polvo o chocolate
  en polvo
¼ de taza de jarabe de arce
½ cucharadita de extracto puro de vainilla
1 cucharada de mantequilla de almendras
Una pizca de sal marina
2 cucharadas de leche de coco
  o de almendras

Aderezos opcionales

Frambuesas
Virutas de chocolate
Coco rallado

1. Mezcla los aguacates, el cacao en polvo, el jarabe de arce, la vainilla, la mantequilla de almendras, la sal y la leche de coco en una batidora y bátelo hasta que quede cremoso, raspando por los lados si es necesario.

2. Reparte el pudín entre dos o tres cuencos y cúbrelo con frambuesas, virutas de chocolate, coco rallado o cualquier otro refuerzo nutricional que te parezca sabroso. El pudín de aguacate es mejor cuando se come al momento.

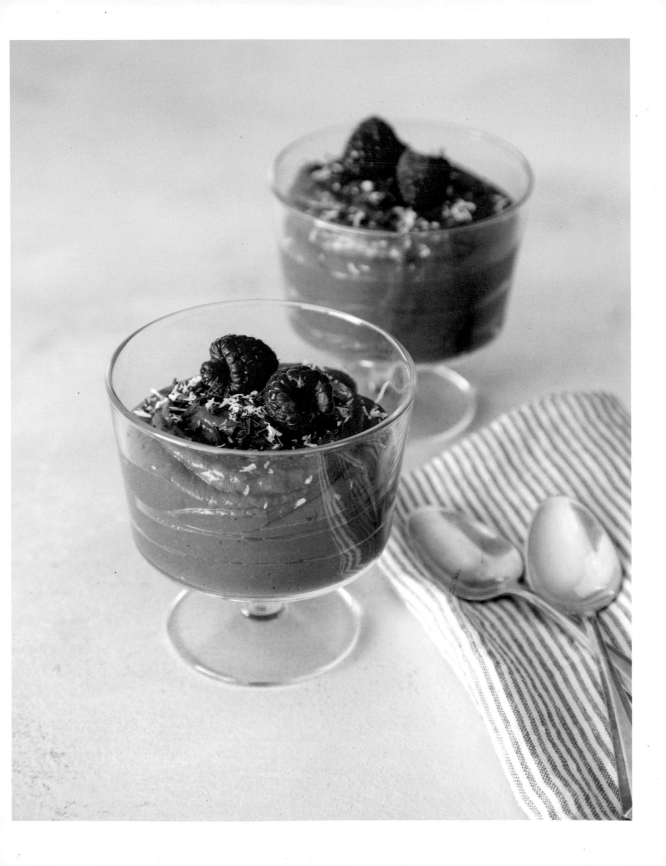

Tostadas de batata con aderezos

¡Estas batatas son mejores que el pan en rebanadas! Satisface ese antojo de tostadas usando batatas en lugar de cereales procesados. Los tubérculos crecen debajo de la tierra, donde no solo son el ancla y la raíz de una planta, sino que también se impregnan de enormes cantidades de minerales. Sirve esta «tostada» tan fácil de hacer como servirías una tostada tradicional y cúbrela con tus ingredientes favoritos estimulantes del cerebro y del estado de ánimo, como el aguacate, huevos escalfados o fritos, microverduras, tahini, frutas del bosque frescas, semillas de cáñamo, mantequilla de frutos secos, plátanos o fresas para un tentempié rico en nutrientes que también puede servir como desayuno.

Para unos 5 rebanadas

1 batata grande, lavada
   (pélala si lo deseas, pero no es necesario)
Aderezos a elegir (me gustan la mantequilla
   de almendra y las frutas del bosque para
   una versión más dulce o el aguacate y un
   huevo para un toque sabroso)
Una pizca de sal marina

1. Corta la batata a lo largo en rodajas de 1'5 cm. Tuéstalas en una tostadora (probablemente te harán falta dos ciclos) o en un horno tostador durante unos 10 minutos, hasta que las batatas estén bien hechas y doradas por los bordes. Añade los ingredientes que prefieras y espolvorea una pizca de sal marina. ¡Sé creativa!

2. Guarda las «tostadas» que no hayas usado en un recipiente hermético en el refrigerador hasta 3 días y recaliéntalas antes de servirlas.

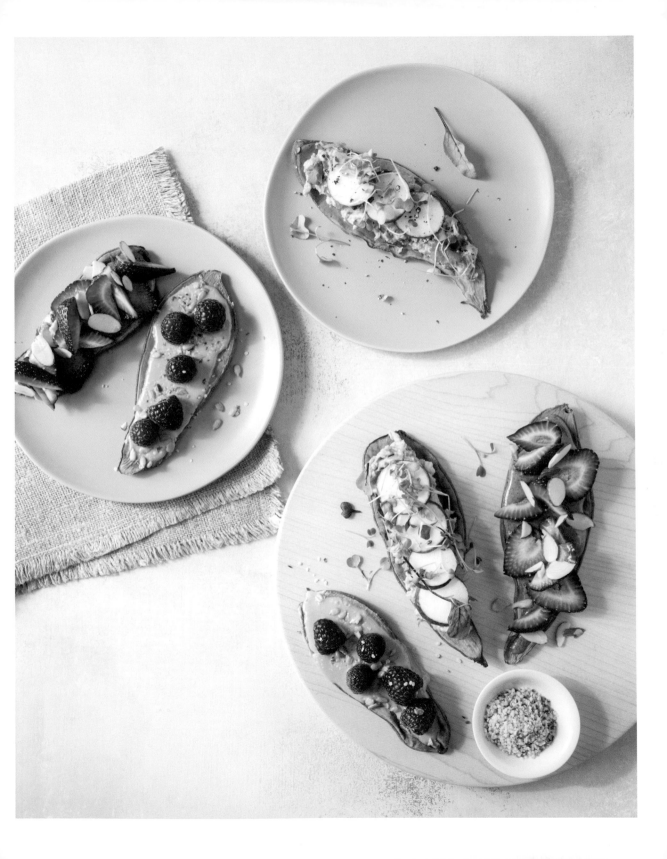

Supercomida de mezcla de frutos secos

La mezcla de frutos secos es un tentempié fácil para llevar que ayuda a estabilizar el estado de ánimo y el azúcar en la sangre entre comidas. Los frutos secos son una fuente de grasas saludables que estimulan el cerebro, y las bayas de goji y el cacao son superalimentos porque son fuentes poderosas de nutrientes que contienen grandes dosis de antioxidantes, polifenoles, vitaminas y minerales. Prepara un frasco y guárdalo en tu escritorio, haz porciones individuales para tu bolso o llévalo en tu próxima aventura de viaje.

Para 6 raciones de media taza

¾ de taza de nueces
¾ de taza de semillas de calabaza
½ taza de semillas de girasol
¼ de taza de nueces de Brasil
2 cucharadas de cacao nibs
¼ de taza de bayas de goji
½ taza de copos de coco

1. En un bol grande, mezcla todos los ingredientes.

2. Guarda la mezcla de frutos secos en un frasco de vidrio o divídelo en porciones individuales para una opción fácil de tomar y llevar.

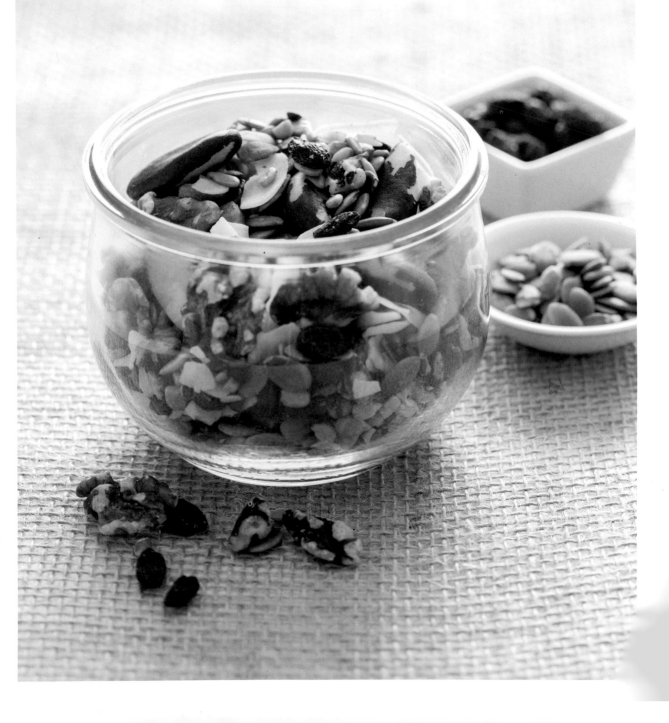

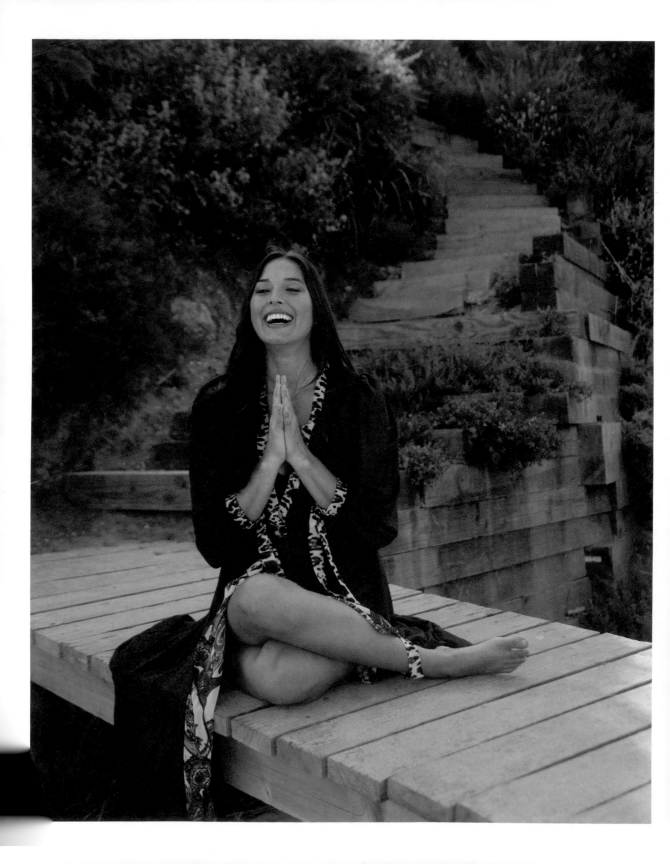

Agradecimientos

Nunca entendí completamente el significado de «para eso hace falta un pueblo» hasta que me embarqué en esta aventura de dar a luz un libro. Primero debo dar las gracias a mi increíble agente literaria, Coleen O'Shea, que es la única responsable de hacer realidad este libro. Su paciencia, apoyo, guía y fe en mí fueron inquebrantables. Gracias de todo corazón por todo lo que eres y por todo lo que haces.

Para mi talentosa editora, Nikki Van Noy, el «gracias» ni siquiera empieza a expresar la profundidad de mi gratitud. No es un error que el universo nos haya unido. Gracias desde el fondo de mi corazón por ser mi principal defensora y mantenerme cuerda durante todo este proceso. Este libro es tanto tuyo como mío. Realmente no podría haberlo hecho sin ti. Tienes una amiga en mí de por vida.

Mi más profunda gratitud a mi maravillosa editora en William Morrow, Cassie Jones, y a toda la familia editorial de HarperCollins. Trabajar con este equipo de estrellas ha sido un sueño hecho realidad. Gracias por arriesgarse con una autora desconocida y darme una plataforma para compartir mi voz, pasión y propósito.

Muchas gracias a Elise Museles, mi creadora de recetas favorita. ¡Eres como una fuente de energía! Estoy impresionada por tu energía y talento. Realmente hiciste más de lo que debías, y estoy eternamente agradecida por tu enorme contribución a este libro.

A mi mánager, Amy Stanton, y a todo el equipo de Stanton & Co, especialmente a Denege Prudhomme, Kara Froula y Sadie Ruben, gracias por todo el apoyo a lo largo de los años y por ser mis mejores promotoras.

A mi amigo más querido, Robert Sturman. No puedo pensar en un honor mayor que tenerte frente a la cámara para engalanar las páginas de este libro conmigo. Me has acompañado en mis horas más oscuras, has tenido mi corazón en tus manos y has restaurado mi fe en la humanidad en más ocasiones de las que puedo contar.

A mi alma gemela, Kate Berlin, algo debo de haber hecho bien en esta vida para poder andar este camino contigo a mi lado. Gracias por el valor de mostrarte tan autentica en la vida y por inspirarme a hacer lo mismo.

A las mujeres ferozmente resistentes, salvajemente talentosas y maravillosamente empoderadas que prestaron sus voces valientes y sus historias personales a este libro, como Sheri Poe, Susan Alden, Jenny Burke Mathews, Tori Palatas, Kristin y Nancy Shappell: gracias, gracias, gracias. Sus palabras son el corazón de este libro. Y a todos aquellos que me apoyaron y defendieron este libro con sus elogios, testimonios, entrevistas, contribuciones y apoyo moral, como Rachel Brathen, Kimberly Snyder, la doctora Robin Berzin, Dezryelle Arcieri, Jennifer Pastiloff y Annalise Oberts: me inclino profundamente ante ustedes con amor y gratitud.

A mi gran equipo creativo, que incluye a mi talentoso fotógrafo de estilo de vida y tendencias, Collin Stark; a la maquilladora y peluquera Jessica Stark; a la fotógrafa gastronómica Christina Peters; a la estilista de gastronomía Nicole Kruzick; a la estilista de accesorios Aneta Florczyk; y a la asistente Yuuki Yamagiwa: gracias por toda su incansable ayuda entre bastidores. Su apoyo para darle vida a este libro fue incalculable. Les estoy eternamente agradecida.

A Adam Brewer, gracias por tu amor incondicional. Tu bondad es mi brújula. No podría haber pedido un mejor compañero o un padre más increíble para nuestro hijo. Te amo.

A mi papá, Ken Ordenstein, y a mis hermanas, Cherie Akina y Milika'a Vierra: gracias por amarme a lo largo de todas mis curvas de aprendizaje. Me han ayudado a convertirme en la mujer que soy hoy. Heredé mi fuerza, coraje y resistencia de todos ustedes. Mamá solía decir siempre bromeando que nuestra familia le ponía «diversión» a lo *disfuncional*, pero no hay otra familia en la que yo hubiera elegido nacer. A mi madre, Anne Sage: heredé mi amor por los libros de ti. Desearía que aún estuvieras aquí en la tierra para verme dar vida a mi primer libro. Tus palabras fluyeron entre mis dedos, y espero que te haga sentir orgullosa. Te amo hasta la luna, ida y vuelta

Y, por último, para todas las personas que han experimentado el trauma, ustedes son las más valientes y fuertes. Recuerden siempre su luz. Este libro es para ustedes.

Recursos

LIBROS

Brogan, Kelly. *Tu mente es tuya: la verdad sobre la depresión femenina, ¿enfermedad o síntoma?* Barcelona: Urano, 2016.

Campbell-McBride, Natasha. *El síndrome del intestino y la psicología GAPS: tratamiento natural autismo, dispraxia, T.D.A., dislexia, T.D.A.H., depresión, esquizofrenia.* Cambridge, UK: Medinform Publishing, 2010.

Chapman, Alexander, Kim Gratz, y Matthew Tull. *The Dialectical Behavior Therapy Skills Workbook for Anxiety: Breaking Free from Worry, Panic, PTSD & Other Anxiety Symptoms.* Oakland, CA: New Harbinger, 2011.

Emerson, David, y Elizabeth Hopper. *Overcoming Trauma Through Yoga: Reclaiming Your Body.* Berkeley, CA: North Atlantic, 2011.

Herman, Judith. *Trauma y recuperación: cómo superar las consecuencias de la violencia.* Pozuelo de Alarcón, Madrid: Espasa Calpe, 2004.

Korn, Leslie. *Nutrition Essentials for Mental Health: A Complete Guide to the Food-Mood Connection.* New York: W. W. Norton, 2016.

Levine, Peter A. *Curar el trauma: descubriendo nuestra capacidad innata para superar experiencias negativas.* Argentina: Urano, 1999.

———. *En una voz no hablada: cómo el cuerpo libera el trauma y restaura el bienestar.* Buenos Aires: Grupal Logistica Y Distribucion, 2013.

———. *Sanar el trauma: un programa pionero para restaurar la sabiduría de tu cuerpo.* Madrid: Neo Person, 2016.

Maté, Gabor. *El precio del estrés: cuando el cuerpo dice no.* Barcelona: Integral, 2008.

Mayer, Emeran. *Pensar con el estómago: cómo la relación entre digestión y cerebro afecta a la salud y el estado de ánimo.* México, D.F.: Grijalbo, 2017.

Perlmutter, David. *Cerebro de pan: la devastadora verdad sobre los efectos del trigo, el azúcar y los carbohidratos en el cerebro (y un plan de 30 días para remediarlo).* México, D.F.: Grijalbo, 2015.

Ratey, John, con Eric Hagerman. *Spark: The Revolutionary New Science of Exercise and the Brain.* New York: Little, Brown, 2008.

Ross, Julia. *The Mood Cure: The 4-Step Program to Take Charge of Your Emotions—Today.* New York: Penguin, 2002.

Scott, Trudy. *The Antianxiety Food Solution: How the Foods You Eat Can Help You Calm Your Anxious Mind, Improve Your Mood & End Cravings.* Oakland, CA: New Harbinger, 2011.

Van der Kolk, Bessel. *El cuerpo lleva la cuenta: cerebro, mente y cuerpo en la superación del trauma.* Sitges: Eleftheria, 2017.

Wolynn, Mark. *Este dolor no es mío: identifica y resuelve los traumas familiares heredados.* Madrid: Gaia, 2017.

LÍNEAS DIRECTAS NACIONALES DE ESTADOS UNIDOS

National Child Abuse Hotline
(**Línea Nacional para Abuso Infantil**)
(800) 422-4453
www.childhelp.org/hotline

National Domestic Violence Hotline
(**Línea Nacional para Violencia Doméstica**)
(800) 799-7233 (SAFE) or (800) 787-3224
www.thehotline.org

National Parent Helpline
(**Línea Nacional de Ayuda para Padres**)
(855) 427-2736
www.nationalparenthelpline.org

National Suicide Prevention Lifeline
(**Línea Nacional de Prevención del Suicidio**)
(800) 273-8255
www.suicidepreventionlifeline.org

National Teen Dating Abuse Helpline
(Línea Nacional de Ayuda para el Abuso en las Citas de Adolescentes)
(866) 331-9474
www.loveisrespect.org

Trevor Lifeline
(La línea salvavidas de Trevor)
(866) 488-7386

24/7 crisis support for LGBTQ youth
(Apoyo en crisis 24/7 para jóvenes LGBTQ)
www.thetrevorproject.org

Rape, Abuse, and Incest National Hotline
(Línea Directa Nacional sobre Violación, Abuso e Incesto)
(800) 656-4673 (HOPE)
www.rainn.org

Veterans Crisis Line
(Línea de Crisis para Veteranos)
(800) 273-8255, press 1 or text to 838255
www.veteranscrisisline.net

PROGRAMAS DE YOGA Y *MINDFULNESS*

Give Back Yoga Foundation
(Fundación de Yoga para la Restitución)
Una organización nacional sin fines de lucro que ofrece programas de yoga para grupos de población desatendidos, como veteranos, reclusos y reclusas, sobrevivientes de cáncer, personas con trastornos alimenticios y personas en recuperación por adicción a las drogas y al alcohol.
900 Baseline Road 13B
Boulder, CO 80302
www.givebackyoga.org

Integrative Restoration Institute (iRest)
(Instituto de Restauración Integral)
Una organización sin fines de lucro que ofrece programas de yoga nidra iRest en escuelas, talleres de yoga, centros comunitarios, hospitales, hospicios, hospitales para veteranos, bases militares, y refugios para personas sin hogar en todo Estados Unidos.
900 Fifth Avenue, Suite 204
San Rafael, CA 94901
(415) 456-3909
www.irest.us

Mindful Yoga Therapy
(Terapia de Yoga Consciente)
Una organización que apoya a veteranos y otros con TEPT a través de prácticas de yoga consciente.
122 Market Square
Newington, CT 06111
(860) 757-3200
www.mindfulyogatherapy.org

Purple Dot Yoga Project
(Proyecto Yoga Punto Púrpura)
Una organización sin fines de lucro que apoya y empodera a las personas afectadas por la violencia doméstica y el trauma utilizando el yoga como herramienta de sanación.
email: info@purpledotyogaproject.org
www.purpledotyogaproject.org

Warriors at Ease
(Guerreros en Paz)
Una organización sin fines de lucro que apoya la salud y la resistencia de las comunidades militares de todo el mundo a través del yoga y la meditación basados en las evidencias.
8400 Cedar Street
Silver Spring, MD 20910
(512) 516-5031
email: info@warriorsatease.org
www.warriorsatease.org

EDUCACIÓN SOBRE EL TRAUMA, INVESTIGACIÓN, MODALIDADES DE TRATAMIENTO Y APOYO GENERAL

EMDR Institute
(Instituto EMDR)
Base de datos nacional para encontrar médicos clínicos de EMDR (desensibilización y reprocesamiento del movimiento ocular).
www.emdr.com

National Center for PTSD
(Centro Nacional para el TEPT)
Recursos gubernamentales para la investigación y educación sobre el trauma y el TEPT.
www.ptsd.va.gov

National Center on Domestic Violence, Trauma & Mental Health
(Centro Nacional de Violencia Doméstica, Trauma y Salud Mental)
Provee entrenamiento, apoyo y consulta a defensores, salud mental y abuso de sustancias.
profesionales del derecho y formuladores de políticas.
www.nationalcenterdvtraumamh.org

National Child Traumatic Stress Network
(Red Nacional para el Estrés Traumático Infantil)
Provee recursos, educación y servicios para niños y adolescentes expuestos a eventos traumáticos.
www.nctsn.org

National Institute of Mental Health
(Instituto Nacional de Salud Mental)
La organización científica más grande del mundo dedicada a la investigación centrada en la

comprensión, el tratamiento y la prevención de los trastornos mentales y la promoción de la salud mental.
www.nimh.nih.gov

Instituto de Psicoterapia Sensoriomotriz
Ofrece educación, práctica e investigación en psicoterapia somática en todo el mundo.
www.sensorimotorpsychotherapy.org

Somatic Experiencing
(Experimentación Somática)
Un enfoque orientado al cuerpo para curar traumas y otros trastornos de estrés, fundado por el doctor Peter A. Levine.
www.traumahealing.com/somatic-experiencing

Tension & Trauma Releasing Exercises (TRE)
(Ejercicios de Tensión y Liberación de Trauma)
Una modalidad basada en el cuerpo para liberar patrones musculares de estrés, tensión y trauma, por el doctor David Berceli
www.traumaprevention.com

The Trauma Center at Justice Resource Institute
(Centro para el Trauma del Instituto de Recursos de Justicia)
Una organización sin fines de lucro fundada por el doctor Bessel van der Kolk que ofrece recursos para sectores especiales de la población, varios enfoques de tratamiento de traumas, investigación, conferencias y cursos.
www.traumacenter.org

Notas

INTRODUCCIÓN

1. J. Douglas Bremner, «Traumatic Stress: Effects on the Brain», *Dialogues in Clinical Neuroscience* 8(4) (Diciembre 2006): 445–61, https://www .ncbi.nlm .nih.gov/pmc/articles/PMC3181836/.
2. Infografía sobre el estudio de ACE (siglas en inglés de Experiencias Adversas en la Infancia) con recursos para sus casos, https://www.cdc.gov/ violenceprevention/acestudy/resources.html.
3. Bessel van der Kolk, *El cuerpo lleva la cuenta* (Sitges: Eleftheria, 2017), pp. 203–4 de la edición en inglés.

UNA INTRODUCCIÓN ADECUADA

1. Bessel van der Kolk *et al.*, «Yoga as an Adjunctive Therapy for PTSD», *Journal of Clinical Psychiatry* 75(6) (junio 2014): pp. 559–65.
2. Madhav Goyal *et al.*, «Meditation Programs for Psychological Stress and Well-Being», *JAMA Internal Medicine* 174(3) (2014): pp. 357–68.
3. Emeran Mayer, *Pensar con el estómago* (Barcelona: Grijalbo, 2017), p. 21 de la edición en inglés.
4. Brené Brown, *I Thought It Was Just Me: Women Reclaiming Power and Courage in a Culture of Shame* (New York: Avery, 2007).

CAPÍTULO 1: EL TRAUMA ES MÁS COMÚN DE LO QUE SE CREE

1. Van der Kolk, *El cuerpo lleva la cuenta*, p. 31 de la edición en inglés.
2. Roger Saint-Laurent *et al.*, «Somatic Experiencing: How Trauma Can Be Overcome», *Psychology Today*, 26 marzo 2015, https://www.psychologytoday .com/blog/the-intelligent-divorce/201503/ somatic-experiencing.
3. U.S. Department of Veterans Affairs, «What Is PTSD?», https://www.ptsd.va.gov/public/PTSD-overview/basics/what-is-ptsd.asp.
4. National Center for Injury Prevention and Control of the Centers for Disease Control and Prevention, «National Intimate Partner and Sexual Violence Survey: 2010 Summary Report», https://www.cdc.gov/violenceprevention/pdf/ nisvs_report2010-a.pdf.
5. U.S. Department of Veterans Affairs, «How Common Is PTSD?», https://www.ptsd.va.gov/ public/ptsd-overview/basics/how-common-is-ptsd.asp.
6. Van der Kolk, *El cuerpo lleva la cuenta*, p. 21 de la edición en inglés.

CAPÍTULO 2: CÓMO FUNCIONA EL TRAUMA

1. Viktor E. Frankl, *El hombre en busca de sentido* (Barcelona: Herder, 2010), p. 112 de la traducción inglesa.
2. Peter A. Levine, *Sanar el trauma: un programa pionero para restaurar la sabiduría de tu cuerpo* (Madrid: Neo Person, 2016), p. 9 de la edición en inglés.
3. About the CDC-Kaiser ACE Study: https://www. cdc.gov/violenceprevention/acestudy/about.html.

CAPÍTULO 3: EL CICLO DEL TRAUMA

1. Judith Herman, *Trauma y recuperación: cómo superar las consecuencias de la violencia* (Pozuelo de Alarcón, Madrid: Espasa Calpe, 2004), pp. 7–8 de la edición en inglés.
2. Christine Wolf Harlow, «Prior Abuse Reported by Inmates and Probationers», Bureau of Justice Statistics, Abril 1999, NCJ 172879.
3. E. Romano y R. V. De Luca, «Exploring the Relationship Between Childhood Sexual Abuse and Adult Sexual Perpetration», *Journal of Family Violence* 12(1) (Marzo 1997): pp. 85–98.
4. Harlow, «Prior Abuse Reported by Inmates and Probationers».
5. Christine Grella and Nena Messina, «Childhood Trauma and Women's Health Outcomes in a California Prison Population», *American Journal of Public Health* 96(10) (Octubre 2006): pp. 1842–48.

6. Brené Brown, *Los dones de la imperfección: libérate de quien crees que deberías ser y abraza a quien realmente eres: guía para vivir de todo corazón* (Doral, FL: Aguilar, 2014).
7. Bessel van der Kolk, «The Compulsion to Repeat the Trauma: Re-enactment, Revictimization, and Masochism», *Psychiatric Clinics of North America* 12(2) (Junio 1989): pp. 389–411.

CAPÍTULO 4: EL TRAUMA Y TU CEREBRO

1. Jordan Grafman and Michael Koenigs, «Post-traumatic Stress Disorder: The Role of Medial Prefrontal Cortex and Amygdala», *Neuroscientist* 15(5) (Octubre 2009): pp. 540–48.
2. Peter A. Levine, *En una voz no hablada: cómo el cuerpo libera el trauma y restaura el bienestar* (Buenos Aires: Grupal Logistica Y Distribucion, 2013), p. 58 de la edición en inglés.

CAPÍTULO 5: CREAR UN CAMINO DE SANACIÓN

1. Centers for Disease Control and Prevention, «Mental Health and Mental Disorders (MHMD)», *Healthy People 2020*, cap. 28, https://www.cdc.gov/nchs/data/hpdata2020/HP2020MCR-C28-MHMD.pdf.
2. Carolyn Gregoire, «Why the Science Behind Anti-Depressants May Be Completely 'Backwards'», *Huffington Post*, 28 febrero 2015, http://www.huffingtonpost.com/2015/02/28/how-anti-depressants-work_n_6707272.html.
3. Sharon Begley, «Why Antidepressants Are No Better Than Placebos», *Newsweek*, 28 enero 2010, http://www.newsweek.com/why-antidepressants-are-no-better-placebos-71111.
4. Tracy Harrison, «Depression & Anxiety, Part 1», School of Applied Functional Medicine, Depression and Anxiety Solutions Clinical Course transcript, 2016, p. 4.
5. Ana Swanson, «Big Pharmaceutical Companies Are Spending Far More on Marketing Than Research», *Washington Post*, 11 febrero 2015, https://www.washingtonpost.com/news/wonk/wp/2015/02/11/big-pharmaceutical-companies-are-spending-far-more-on-marketing-than-research/?utm_term=.125a30221be3.
6. E. H. Turner *et al.*, «Selective Publication of Antidepressant Trials and Its Influence on Apparent Efficacy», *New England Journal of Medicine* 358(3) (17 enero 2008): pp. 252–60.
7. Jay Fournier *et al.*, «Antidepressant Drug Effects and Depression Severity: A Patient-Level Meta-analysis», *Journal of the Medical Association* (2010) 303(1): pp. 47–53, http://jamanetwork.com/journals/jama/article-abstract/185157.
8. Begley, «Why Antidepressants Are No Better Than Placebos».
9. Irving Kirsch, «Antidepressants and the Placebo Effect», *Zeitschrift für Psychologie* 222(3) (Enero 2014): pp. 128–34, https://www.ncbi.nlm.nih.gov/pmc/articles/PMC4172306/.
10. Kelly Brogan, *Tu mente es tuya: la verdad sobre la depresión femenina, ¿enfermedad o síntoma?* (Barcelona: Urano, 2016), p. 3 de la edición en inglés.
11. *Ibid.*, p. 63.

CAPÍTULO 6: EL MOVIMIENTO ES MEDICINA

1. Rodolfo R. Llinás, *El cerebro y el mito del yo: el papel de las neuronas en el pensamiento y el comportamiento humanos* (Bogotá: Grupo Editorial Norma, 2003), pp. 15–17, 35 de la edición en inglés.
2. Gretchen Reynolds, «Which Type of Exercise Is Best for the Brain?», *New York Times*, 17 febrero 2016, https://well.blogs.nytimes.com/2016/02/17/which-type-of-exercise-is-best-for-the-brain/?mcubz=0.
3. *Ibid.*
4. Amanda Macmillan, «It's Official: Yoga Helps Depression», *Time*, 8 marzo 2017, http://time.com/4695558/yoga-breathing-depression/.
5. Charles Engel *et al.*, «Yoga Nidra as an Adjunctive Therapy for Post-Traumatic Stress Disorder: A Feasibility Study», Samueli Institute (2007) http://www.irest.us/sites/default/files/WRAMH_PTSD_YN_Results_0.pdf.; Neal Pollack, «Warriors at Peace», *Yoga Journal*, 230 (Agosto 2010): pp. 74–77; van der Kolk, «Clinical Implications of Neuroscience Research in PTSD», *Annals of New York Academy of Sciences* 1071 (26 julio 2006): pp. 277–293; Denise Kersten Wills, «Healing Life's Traumas with Yoga», *Yoga Journal* 203 (23 octubre 2007): pp. 41–44.
6. Van der Kolk, «Clinical Implications of Neuroscience Research in PTSD».
7. D. D. Blake *et al.*, «The Development of a Clinician-Administered PTSD Scale», *Journal of Traumatic Stress* 8 (1) (Enero 1995):

pp. 75–90; van der Kolk, «Clinical Implications of Neuroscience Research in PTSD».

8. Charles Engel *et al.*, «Yoga Nidra as an Adjunctive Therapy for Post-Traumatic Stress Disorder: A Feasibility Study».

CAPÍTULO 7: EL PODER SANADOR DE LA RESPIRACIÓN

1. David Coulter, *Anatomía del hatha yoga: un manual para estudiantes, profesores y practicantes* (Barcelona: Ediciones Obelisco, 2011), p. 105 de la edición en inglés.

2. Bangalore G. Kalyani *et al.*, «Neurohemodynamic Correlates of 'Om' Chanting: A Pilot Functional Magnetic Resonance Imaging Study», *International Journal of Yoga* 4(1) (2011): pp. 3–6, http://www.ijoy.org.in/article.asp?issn=0973-6131;year=2011;volume=4;issue=1;spage=3;epage=6;aulast=Kalyani.

CAPÍTULO 9: SECUENCIAS DE MOVIMIENTO PARA LA SANACIÓN FÍSICA Y EMOCIONAL

1. John Ratey, con Eric Hagerman, *Spark: The Revolutionary New Science of Exercise and the Brain* (New York: Little, Brown, 2008), p. 140.

2. «Facts & Statistics», Anxiety and Depression Association of America, https://adaa.org/about-adaa/press-room/facts-statistics.

3. Jeff Green, «#MeToo Snares More Than 400 High-Profile People», Bloomberg, 25 junio 2018, https://www.bloomberg.com/news/articles/2018-06-25/-metoo-snares-more-than-400-high-profile-people-as-firings-rise

4. American Psychological Association, «Social Isolation, Loneliness Could Be Greater Threat to Public Health than Obesity», *Science Daily*, 5 agosto 2017, https://www.sciencedaily.com/releases/2017/08/170805165319.htm.

5. Michelle Janelsins *et al.*, «Yoga for the Treatment of Insomnia Among Cancer Patients: Evidence, Mechanisms of Action, and Clinical Recommendations», *Oncology and Hematology Review* 10(2) (2014): pp. 164–68, https://www.ncbi.nlm.nih.gov/pmc/articles/PMC4386006/.

6. Michael J. Breus, «Yoga Can Help with Insomnia», *Psychology Today*, 4 octubre 2012, https://www.psychologytoday.com/blog/sleep-newzzz/201210/yoga-can-help-insomnia.

7. Thomas Beggs y Susan Holtzman, «Yoga for Chronic Low Back Pain: A Meta-analysis of Randomized Controlled Trials», *Pain Research and Management* 18(5) (Septiembre-Octubre 2013): 18(5): pp. 267–72, https://www.ncbi.nlm.nih.gov/pmc/articles/PMC3805350/.

8. Christopher Bergland, «How Does Yoga Relieve Chronic Pain? Yoga Has the Opposite Effect on Your Brain as Chronic Pain», *Psychology Today*, 27 mayo 2015, https://www.psychologytoday.com/blog/the-athletes-way/201505/how-does-yoga-relieve-chronic-pain.

9. C. Villemure *et al.*, «Insular Cortex Mediates Increased Pain Tolerance in Yoga Practitioners», *Cerebral Cortex*, 21 mayo 2013, https://www.ncbi.nlm.nih.gov/pubmed/23696275.

10. T. Alraek *et al.*, «Traditional Chinese Medicine for Chronic Fatigue Syndrome: A Systematic Review of Randomized Clinical Trials», *Complementary Therapies in Medicine* 22(4) (2014): pp. 826–33, https://www.ncbi.nlm.nih.gov/books/NBK292885/.

11. Don Rauf, «High-Intensity Exercise May Be Bad for the Bowels», *Chicago Tribune*, 23 junio 2017, http://www.chicagotribune.com/lifestyles/health/sc-high-intensity-exercise-bowels-health-0628-20170623-story.html.

CAPÍTULO 10: CONFIGURADOS PARA DIVAGAR

1. National Institutes of Health, «Fact Sheet—Pain Management», https://report.nih.gov/nihfactsheets/ViewFactSheet.aspx?csid=57.

2. Nancy Shappell, *A Voice in the Tide: How I Spoke My Truth in the Undertow of Denial and Self-Blame* (Amazon Digital Services LLC, 2015).

3. Fadel Zeidan *et al.*, «Brain Mechanisms Supporting the Modulation of Pain by Mindfulness Meditation», *Journal of Neuroscience* 31(14) (Abril 2011): pp. 5540–48.

4. Amanda Macmillan, «Yoga and Meditation Can Change Your Genes, Study Says», *Time*, 16 junio 2017, http://time.com/4822302/yoga-meditation-genes-stress/.

5. Jancee Dunn, «Save Yourself from Stress», *Time*, 25 agosto 2017, p. 19.

6. Gabor Maté, *El precio del estrés: cuando el cuerpo dice no* (Barcelona: Integral, 2008), p. 3 de la edición en inglés.

7. Van der Kolk, *El cuerpo lleva la cuenta*, p. 212 de la edición en inglés.

8. Qing Li, «Effect of Forest Bathing Trips on Human Immune Function», *Environmental Health and Preventative Medicine* 15(1) (2010):

pp. 9–17, https://www.ncbi.nlm.nih.gov/pmc/articles/.PMC2793341/.

9. Lisa Quast, «Want to Be More Productive? Stop Multitasking», *Forbes*, 6 febrero 2017.

10. Mary Elizabeth Williams, «Why Every Mind Needs Mindfulness», *Time*, 25 agosto 2017.

11. Klaus Manhart, «The Limits of Multitasking», *Scientific American Mind* 14(5) (Diciembre 2004–Enero 2005): pp. 62–67.

12. Deloitte, «Global mobile consumer survey: US edition», https://www2.deloitte.com/us/en/pages/technology-media-and-telecommunications/articles/global-mobile-consumer-survey-us-edition.html.

13. Patti Neighmon, «For the Children's Sake, Put Down That Smartphone», *Morning Edition*, 21 abril 2014, https://www.npr.org/sections/health-shots/2014/04/21/30/4196338/for-the-childrens-sake-put-down-that-smartphone.

CAPÍTULO 12: MEDITACIONES Y PRÁCTICAS DE ATENCIÓN PLENA PARA SANAR

1. Brown, *Los dones de la imperfección*.

2. Pamela Pence, Lori Katz, Cristi Huffman, y Geta Cojucar, «Delivering Integrative Restoration-Yoga Nidra Meditation (iRest®) to Women with Sexual Trauma at a Veteran's Medical Center: A Pilot Study», *International Journal of Yoga Therapy* 24(1) (2014): pp. 53-62.

3. Danny Penman, «Can Mindfulness Meditation Really Reduce Pain and Suffering?», *Psychology Today*, 9 enero 2015.

CAPÍTULO 13: TODA LA SALUD COMIENZA EN EL INTESTINO

1. Mayer, *Pensar con el estómago*, pp. 10–11 de la edición en inglés.

2. *Ibid.*, p. 44.

3. *Ibid.*, pp. 130–31.

4. *Ibid.*, pp. 45–46.

5. Jennifer S. Labus *et al.*, «Differences in Gut Microbial Composition Correlate with Regional Brain Volumes in Irritable Bowel Syndrome», *Microbiome*, 1 mayo 2017, https://microbiomejournal.biomedcentral.com/articles/10.1186/s40168–017–0260-z.

6. Christopher Bergland, «Is Gut Microbiome a New Biomarker for PTSD Susceptibility?», *Psychology Today*, 27 octubre 2017, https://www.psychologytoday.com/blog/the-athletes-way/201710/is-gut-microbiome-new-biomarker-ptsd-susceptibility.

7. Stellenbosch University. «Role of Gut Microbiome in Posttraumatic Stress Disorder: More Than a Gut Feeling». *ScienceDaily*, 25 octubre 2017, https://www.sciencedaily.com/releases/2017/10/171025103140.htm.

8. Natasha Campbell-McBride, *El síndrome del intestino y la psicología GAPS: tratamiento natural autismo, dispraxia, T.D.A., dislexia, T.D.A.H., depresión, esquizofrenia* (Cambridge, U.K.: Medinform Pub, 2010), p. 35 de la edición en inglés.

9. Christiane Bode y J. Christian, «Alcohol's Role in Gastronintestinal Tract Disorders», *Alcohol Health and Research World* 21(1) (1997): pp. 76–83, https://pubs.niaaa.nih.gov/publications/arh21–1/76.pdf.

CAPÍTULO 14: HÉROES Y VILLANOS DE LA COMIDA

1. Matt Payton, «Sugar Addiction 'Should Be Treated as a Form of Drug Abuse,'» *The Independent*, 12 abril 2016, http://www.independent.co.uk/news/science/sugar-has-similar-effect-on-brain-as-cocaine-a6980336.html.

2. Brogan, *Tu mente es tuya*, p. 107 de la edición en inglés.

3. Andrew Weil, «An Allergy Impasse?», 15 marzo 2007, https://www.drweil.com/health-wellness/body-mind-spirit/allergy-asthma/an-allergy-impasse/.

4. Brogan, *Tu mente es tuya*, pp. 90–91 de la edición en inglés.

5. David Perlmutter, *Cerebro de pan: la devastadora verdad sobre los efectos del trigo, el azúcar y los carbohidratos en el cerebro (y un plan de 30 días para remediarlo* (México, D.F.: Grijalbo, 2015), p. 49 de la edición en inglés.

6. *Ibid.*, p. 53.

7. Brogan, *Tu mente es tuya*, p. 90 de la edición en inglés.

8. Trudy Scott, *The Antianxiety Food Solution: How the Foods You Eat Can Help You Calm Your Anxious Mind, Improve Your Mood & End Cravings* (Oakland, CA: New Harbinger, 2011), p. 74.

9. D. R. Lara, «Caffeine, Mental Health, and Psychiatric Disorders», *Journal of Alzheimer's Disease* 20 (Suppl. 1) (2010): S239–48.

10. G. L. Clementz y J. W. Dailey, «Psychotropic Effects of Caffeine», *American Family Physician* 37(5) (1988): pp. 167–72, citado en

Trudy Scott, *The Antianxiety Food Solution: How the Foods You Eat Can Help You Calm Your Anxious Mind, Improve Your Mood & End Cravings* (Oakland, CA: New Harbinger Publications, 2011).

11. J. E. Pizzorno y M. T. Murray, *Textbook of Natural Medicine* (London: Harcourt, 2000).

12. D. S. Charney, G. R. Heninger, y P. I. Jatlow, «Increased Anxiogenic Effects of Caffeine in Panic Disorders», *Archives of General Psychiatry* 42(3) (1985): pp. 233–43.

13. Scott, *The Antianxiety Food Solution*, 60.

14. Mark Hyman, «Ten Reasons to Quit Your Coffee!» 13 junio 2012, http://drhyman.com/blog/2012/06/13/ten-reasons-to-quit-your-coffee/.

15. Pizzorno y Murray, *Textbook of Natural Medicine*.

16. A. A. Badaway, «Alcohol and Violence and the Possible Role of Serotonin», *Criminal Behaviour and Mental Health* 12(1) (2003): pp. 31–44.

17. Scott, *The Antianxiety Food Solution*, pp. 63–64.

18. Ibid, p. 65.

19. Perlmutter, *Cerebro de pan*, p. 72 de la edición en inglés.

20. Ibid, p. 90.

21. V. Pitozzi *et al.*, «Effects of Dietary Extra-Virgin Olive Oil on Behavior and Brain Biochemical Parameters in Ageing Rats», *British Journal of Nutrition* 103(11) (2010): pp. 1674–83.

22. Pizzorno y Murray, *Textbook of Natural Medicine*.

23. P. M. Kris-Etherton *et al.*, «Polyunsaturated Fatty Acids in the Food Chain in the United States», *American Journal of Clinical Nutrition* 71(1) (Enero 2000): S179–88.

24. The Center for Genetics, Nutrition, and Health, «The Importance of the Ratio of Omega-6/Omega-3 Essential Fatty Acids», *Bloomed Pharmacother* 56(8) (Octubre 2002): pp. 365–79, https://www.ncbi.nlm.nih.gov/pubmed/12442909.

25. Perlmutter, *Cerebro de pan*, p. 187 de la edición en inglés.

26. Ibid., p. 186.

27. Leslie Korn, *Nutrition Essentials for Mental Health: A Complete Guide to the Food-Mood Connection* (New York: W. W. Norton, 2016), p. 187.

28. Andrew Weil, «Top 3 Reasons to Use Turmeric» https://www.drweil.com/diet-nutrition/nutrition/3-reasons-to-eat-turmeric/.

29. Shahin Akhondzadeh *et al.*, «Comparison of Crocus sativus L. and Imipramine in the Treatment of Mild to Moderate Depression: A Pilot Double-Blind Randomized Trial», *BMC Complementary and Alternative Medicine* 4 (2 septiembre 2004): p. 12, https://bmccomplementalternmed.biomedcentral.com/articles/10.1186/1472–6882-4–12.

30. M. Mazidi *et al.*, «A Double-Blind, Randomized and Placebo-Controlled Trial of Saffron (Crocus sativus L.) in the Treatment of Anxiety and Depression», *Journal of Complementary and Integrative Medicine* 13(2) (1 junio 2016): pp. 195–99, https://www.ncbi.nlm.nih.gov/pubmed/27101556.

31. Korn, *Nutrition Essentials for Mental Health*, 51.

32. D. J. Armstrong *et al.*, «Vitamin D Deficiency Is Associated with Anxiety and Depression in Fibromyalgia», *Clinical Rheumatology* 26(4) (Abril 2007): pp. 551–54, https://www.ncbi.nlm.nih.gov/pubmed/16850115.

Índice

NOTA: Las referencias a páginas en *cursivas* se refieren a fotos o recetas.

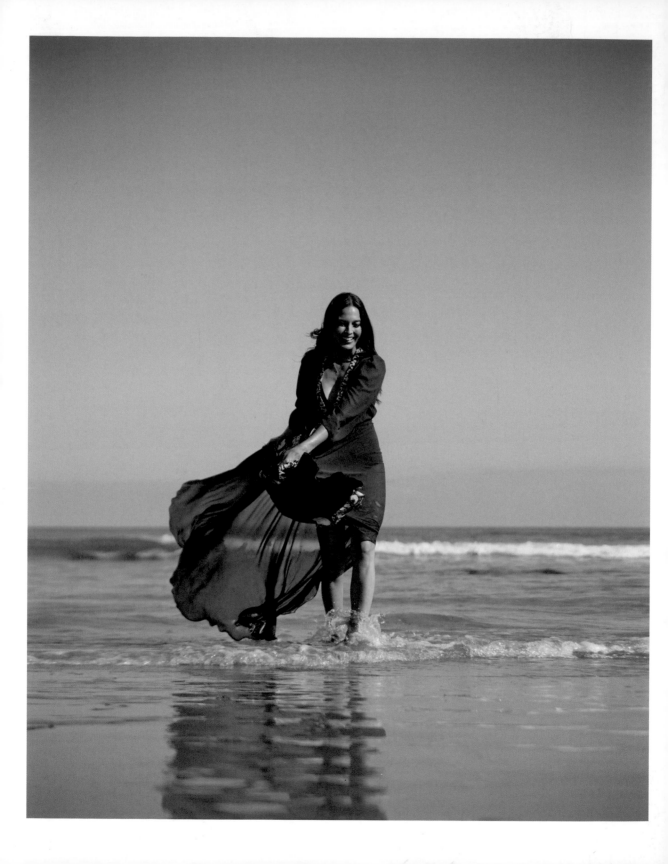